妇幼疾病药物治疗与防控

主 编　孙衍鹏　蒋丽丽　时秀芳　刘惠平
　　　　周晓丽　武　蕾　李　燕

四川科学技术出版社

图书在版编目（CIP）数据

妇幼疾病药物治疗与防控/孙衍鹏等主编. —成都：
四川科学技术出版社，2023.5
ISBN 978 - 7 - 5727 - 0955 - 5

Ⅰ.①妇…　Ⅱ.①孙…　Ⅲ.①妇科病—药物疗法②小
儿疾病—药物疗法　Ⅳ.①R711.05②R720.5

中国国家版本馆CIP数据核字（2023）第066239号

妇幼疾病药物治疗与防控

FUYOU JIBING YAOWU ZHILIAO YU FANGKONG

主　　编　孙衍鹏　蒋丽丽　时秀芳　刘惠平　周晓丽　武　蕾　李　燕

出 品 人　程佳月
责任编辑　吴晓琳
助理编辑　王天芳
封面设计　刘　蕊
责任出版　欧晓春
出版发行　四川科学技术出版社
　　　　　成都市锦江区三色路 238 号　邮政编码 610023
　　　　　官方微博：http://weibo.com/sckjcbs
　　　　　官方微信公众号：sckjcbs
　　　　　传真：028 - 86361756
成品尺寸　185mm×260mm
印　　张　18.5
字　　数　430 千
印　　刷　成都博众印务有限公司
版　　次　2023 年 5 月第 1 版
印　　次　2023 年 5 月第 1 次印刷
定　　价　78.00 元

ISBN 978 - 7 - 5727 - 0955 - 5

邮　　购：成都市锦江区三色路 238 号新华之星 A 座 25 层　邮政编码：610023
电　　话：028 - 86361770

本书编委会

主　编　孙衍鹏　蒋丽丽　时秀芳　刘惠平
　　　　周晓丽　武　蕾　李燕

副主编　石小璐　李玉静　王艺颖　周　刚

编　委　孙衍鹏　安丘市妇幼保健院
　　　　蒋丽丽　枣庄市峄城区中医院
　　　　时秀芳　滨州市沾化区大高镇卫生院
　　　　刘惠平　肥城市仪阳街道卫生院
　　　　周晓丽　庆云县人民医院
　　　　武　蕾　日照市中心医院
　　　　李　燕　鹤壁市市场监管综合行政执法支队
　　　　石小璐　山东中医药大学第二附属医院
　　　　李玉静　山东中医药大学第二附属医院
　　　　王艺颖　胜利油田中心医院
　　　　周　刚　淄博市桓台县人民医院

前　言

　　妇幼疾病防治工作体现一个国家的社会文明程度和经济发展水平。因此，保护妇女儿童的健康，提高民族素质已成为全世界普遍关注的重大问题。为总结交流经验，促进妇幼疾病防治工作迅速、健康地发展，我们组织了全国部分妇幼保健院、妇产医院、儿童医院、各级综合医院妇产科和儿科的药学和临床专家、学者，认真整理了多年来的临床实践，参阅国内外近年的文献等多种资料，精心编写成《妇幼疾病药物治疗与防控》一书。

　　全书共分十五章，内容在阐述妇幼疾病的病因和发病机制、药物的作用和作用机制基础上，根据患者特定的病理、生理、心理状况和遗传特征，结合药物经济学特点，阐明如何给患者选用合适的药物、合适的剂量、合适的用药时间和疗程，制订和实施个体化的药物治疗方案，发挥药物的最佳治疗效果，以期取得良好的治疗效果，避免不良的药物反应和药物相互作用。

　　本书内容新颖实用，适合各级妇幼医师阅读，对药学工作者和医学院校师生也有重要的参考价值。由于编写人员水平所限，书中难免存在不足之处，恳请广大读者予以批评指正。

编　者

2022 年 12 月

目　录

第一章　绪　论 ……………………………………………………… 1

　第一节　临床药理学的发展概况 ………………………………… 2

　第二节　临床药理学的主要任务和研究内容 …………………… 4

第二章　药物对机体的作用 ………………………………………… 6

　第一节　药物的基本作用 ………………………………………… 7

　第二节　药物的作用机制 ………………………………………… 8

第三章　机体对药物的作用 ………………………………………… 11

　第一节　药物的跨膜转运 ………………………………………… 12

　第二节　药物的体内过程 ………………………………………… 13

第四章　药物不良反应及观察 ……………………………………… 19

　第一节　药物的不良反应 ………………………………………… 20

　第二节　影响药物疗效的因素 …………………………………… 26

　第三节　药物相互作用 …………………………………………… 28

　第四节　药品质量检查和不良反应的观察 ……………………… 31

第五章　妇幼人群的药物治疗 ……………………………………… 34

　第一节　妊娠期妇女用药 ………………………………………… 35

　第二节　小儿用药 ………………………………………………… 46

第六章　产科疾病 …………………………………………………… 50

　第一节　流　产 …………………………………………………… 51

　第二节　异位妊娠 ………………………………………………… 55

　第三节　前置胎盘 ………………………………………………… 61

　第四节　胎盘早剥 ………………………………………………… 64

　第五节　妊娠剧吐 ………………………………………………… 66

　第六节　妊娠期高血压疾病 ……………………………………… 69

第七节　早　产 ………………………………………………… 79

第八节　妊娠合并心脏病 ……………………………………… 84

第九节　妊娠合并病毒性肝炎 ………………………………… 90

第十节　妊娠合并糖尿病 ……………………………………… 94

第七章　妇科疾病 ……………………………………………… 100

第一节　阴道炎 ………………………………………………… 101

第二节　盆腔炎 ………………………………………………… 108

第三节　生殖器结核 …………………………………………… 115

第四节　功能失调性子宫出血 ………………………………… 119

第五节　闭　经 ………………………………………………… 125

第六节　痛　经 ………………………………………………… 129

第七节　围绝经期综合征 ……………………………………… 133

第八节　子宫内膜异位症 ……………………………………… 137

第九节　不孕症 ………………………………………………… 143

第八章　新生儿疾病 …………………………………………… 150

第一节　新生儿呼吸窘迫综合征 ……………………………… 151

第二节　新生儿败血症 ………………………………………… 153

第三节　新生儿破伤风 ………………………………………… 156

第四节　新生儿寒冷损伤综合征 ……………………………… 158

第五节　新生儿缺氧缺血性脑病 ……………………………… 160

第六节　新生儿黄疸 …………………………………………… 164

第九章　呼吸系统疾病 ………………………………………… 168

第一节　小儿急性上呼吸道感染 ……………………………… 169

第二节　急性支气管炎 ………………………………………… 172

第三节　支气管肺炎 …………………………………………… 175

第四节　支气管哮喘 …………………………………………… 180

第十章　消化系统疾病 ………………………………………… 186

第一节　小儿腹泻 ……………………………………………… 187

第二节　消化性溃疡 …………………………………………… 195

第十一章　循环系统疾病 ……………………………………… 199

第一节　病毒性心肌炎 ………………………………………… 200

第二节　充血性心力衰竭 ……………………………………… 203

第三节　风湿热 ………………………………………………… 208

第十二章 泌尿系统疾病 ······ 212

第一节 急性肾小球肾炎 ······ 213

第二节 原发性肾病综合征 ······ 216

第三节 泌尿系感染 ······ 222

第十三章 血液系统疾病 ······ 225

第一节 缺铁性贫血 ······ 226

第二节 营养性巨幼红细胞性贫血 ······ 228

第三节 再生障碍性贫血 ······ 230

第四节 特发性血小板减少性紫癜 ······ 237

第五节 血友病 A ······ 243

第六节 白血病 ······ 246

第十四章 神经肌肉系统疾病 ······ 253

第一节 化脓性脑膜炎 ······ 254

第二节 急性感染性多发性神经根炎 ······ 256

第三节 小儿癫痫 ······ 259

第十五章 儿科口腔疾病 ······ 266

第一节 口腔黏膜病 ······ 267

第二节 药物过敏性口炎 ······ 282

第三节 多形性红斑 ······ 283

第四节 流行性腮腺炎 ······ 285

第一章 绪 论

第一节　临床药理学的发展概况

药理学是研究药物与机体（包括病原体）相互作用规律和机制的学科。药理学的研究对临床合理用药防治疾病协同其他学科阐明生命活动规律有着十分重要的作用。药物是指能影响机体细胞的生理、生化或病理过程，并用以预防、治疗和诊断疾病的物质。从作用对象来看，可分为以人体为作用对象的药物和以微生物、寄生虫和肿瘤组织等为作用对象的药物。

长期以来，基础药理学的教学、科研和临床治疗用药之间存在着较大的距离，因此，如何将药理学的基本原理和知识具体应用于临床治疗就成为迫切需要解决的问题。临床药理学是药理和临床相结合的一门独立的新兴学科，是研究药物与人体相互作用规律的学科，包括药物在体内的分布、转运与转化、毒性反应、药物相互作用及临床评价等。根据临床药理学研究结果，制订合理的给药方案，指导临床安全有效地用药；对药物的有效性和安全性做出正确评价，并为药品的质量监督和管理提供科学依据。从事临床药理学的专业人员需要具备临床医学和药理学两项专业基础知识，并经过临床药理学的专业训练。目前在许多医疗单位中，大多由药理工作者与临床工作者密切合作，共同进行临床药理研究。

药理学是在药物学基础上发展起来的。早在公元 1 世纪，我国即有《神农本草经》问世，载有各种动物、植物、矿物药共 365 种，涉及 120 余种疾病的疗法，是中国最早的药书，也是世界上第一部药物学著作。公元 7 世纪，唐代的《新修本草》是我国第一部由政府颁布的药典。公元 16 世纪，明代李时珍写成的《本草纲目》，是举世闻名的药物学巨著，其内容极为丰富，全书共 52 卷，约 190 万字，共收药 1 892 种，植物图志1 120幅，复方11 096条，并提出了科学的药物分类法。其中不少药物和方剂至今仍在使用。现已被译成英、德、法、俄、日、朝鲜、拉丁语七种语言文字，传播到世界各地。公元 17 世纪末人们仿效物理学的研究方法，开始用实验和观察的方法取代纯理论化的医学思想。

化学合成药起源于中国，328 年晋代葛洪在浙江炼丹，炼成的丹砂主要成分为硫化汞。1803 年德国药师 Serturner 首次从阿片中分离出吗啡，此后又从植物药材中分离出士的宁（1818 年）、咖啡因（1819 年）、阿托品（1831 年）等有效成分。1828 年化学家 Wohler 用氰酸铵合成尿素，建立了有机化学，为药理学提供了方法学基础，推动了合成药物的发展。意大利生理学家 Fontana 用动物测定了数以千计的药物毒性，开创了实验动物生理学和药理学实验方法。

1819 年 Magendie 用青蛙实验证明了士的宁的作用部位。但是，药理学作为独立的学科应从德国的 Buchheim 算起，他建立了第一个药理实验室，写出第一本药理学教科书，也是世界上第一位药理学教授。其学生 Schmiedeberg 继续发展了实验药理学，开始研究药物的作用部位，被称为器官药理学。1878 年 Langley 根据阿托品与毛果芸香碱对猫唾液分泌的拮抗作用研究，首先提出受体的概念，为后来药物作用的受体学说奠定了基础。1957 年 Sutherland 发现 cDNA，1965 年提出第二信使学说，是人们认识受体介导和细胞信号转导的一个里程碑，使受体的研究更加深入。

1909 年德国微生物学家 Ehrlich 发现砷凡钠明能治疗梅毒，从而开创了应用化学合成药物治疗传染病的新纪元。1928 年英国 Fleming 发现青霉素；1935 年德国 Domagk 发现百浪多息（磺胺类药物）能治疗链球菌感染；1940 年 Florey 和 Chain 继续研究青霉素，并开始应用于临床，从而进入了研究抗生素的新时代。1946 年后，随着科学技术的发展，涌现出大量抗生素、抗癌药、抗精神病药、抗高血压药、抗组胺药、抗胆碱酯酶药、抗肾上腺素药、抗溃疡病药等新领域的新药。

我国的药理工作者在 1961 年全国药理学术会议上就曾进行有关临床药理的介绍和讨论，呼吁在全国范围内组织专业队伍，开展与建立此项工作。1963 年卫生部（今国家卫生健康委员会）委托北京医学院（今北京大学医学部）和上海第一医学院（今复旦大学上海医学院）成立抗生素临床应用研究室，从事抗菌药物的临床药理和临床评价工作，对我国抗生素事业的发展和应用起了重要作用。由于种种原因，其他药物的临床药理研究则起步较晚。1979 年第一次全国临床药理专题讨论会在北京召开，重点讨论了临床药理研究的重要性、性质和任务，以及新药临床前药理与临床药理研究的项目、指标和要求，对我国临床药理专业的发展起了推动作用。1980 年北京医学院成立临床药理研究所，此后在上海医科大学（今复旦大学上海医学院）、武汉医学院（今华中科技大学同济医院院）、湖南医学院（今中南大学湘雅医学院）、浙江卫生实验院（今浙江省医学科学院）、南京军区总医院（今中国人民解放东部战区总医院）及安徽、四川、广州、天津等地相继成立了 20 多个临床药理研究机构。现在我国已初步形成一支临床药理研究队伍，很多医学院校已开设临床药理课，并已出版了临床药理学高等医药院校选修教材和大型参考书《临床药理学》；《中国临床药理学杂志》亦于 1985 年起发刊。可以预期，在各方面的共同努力下，我国的临床药理专业必将得到更快的发展，为促进新药开发和药物治疗学的发展做出贡献。

近年来，由于分子生物学、生物化学、免疫学、生物统计学等学科的迅猛发展，以及新技术在药理学中的应用，如组织和细胞培养、电子显微镜和生物工程技术等的广泛应用，药理学有了很大发展，产生了许多各具特色的分支学科，如生化药理学、分子药理学、神经药理学、免疫药理学、遗传药理学、时辰药理学等边缘学科，分别从不同方面研究药物作用的基本理论。对药物作用机制的研究，已从原来的系统、器官水平进入分子水平。对药物安全性的高度重视，促进了药理学研究从实验药理向临床药理发展。目前报批各类新药，必须同时呈报临床药理研究结果。

（孙衍鹏）

第二节 临床药理学的主要任务和研究内容

一、药理学的主要任务

药理学是研究药物与机体间相互作用规律的一门学科。它的任务主要包括下列几方面：

（一）药物效应动力学

药物效应动力学简称药效学，主要研究药物对机体的作用及其作用规律，阐明药物防治疾病的机制。

（二）药物代谢动力学

药物代谢动力学简称药动学，主要研究机体对药物的处置过程及血药浓度随时间而变化的规律。

药理学的任务是阐明药物的药效学和药动学规律，为临床合理用药提供理论依据，药理学研究也是开发新药的必要环节，有助于弄清药物与机体相互作用的关系，为阐明生物体的生理、生化现象提供实验资料。

（三）上市药物的再评价

由于新药品种的不断增加，使临床上应用的药物不可避免地面临优胜劣汰的问题。为此需要为解决这一问题提供科学依据。上市药物的再评价可以根据对象品种存在的问题进行实验或临床对比研究，决定对该品种的处理。

（四）药物不良反应的监察

药物不良反应的监察包括正在评价的新药与常用药物，必须经常进行。已有不少国家建立了不良反应监察系统，并在 1968 年设有国际不良反应监察组织，目的在于及时掌握各种药物产生的不良反应情况，及早做出判断并采取必要的措施，防止或减少不良反应的发生。

（五）协助有关部门加强药政管理

临床药理研究的资料对于药品的生产与管理、提高药品质量都具有重要意义。①新药的鉴定和审批必须有充分的临床药理研究资料；②药物不良反应报告制度是药物上市后监督的重要手段，例如及时发现沙利度胺（反应停）引起的致畸毒性，安他唑啉对结缔组织的严重不良反应等；③生物利用度的研究对于保证制剂质量有重要作用，例如无味氯霉素可因不同工艺而成 A 晶型或 B 晶型，前者口服后的生物利用度极低，临床疗效差，因而不宜生产。

（六）教学与培训

教学与培训包括医学生临床药理学教学和对临床医生进行临床药理专业培训。

二、药理学的研究内容

药理学研究是一门实验性的学科，即在严格控制的条件下观察药物对机体或其组成部分的作用规律并分析其客观作用原理。药理学是以生理学、生物化学、病理学、微生物学和免疫学等理论知识来解释药理作用，又为内科学、外科学、妇产科学和儿科学等临床学科的合理用药提供理论依据。它的主要内容包括药物的体内过程、作用、作用机制、临床应用、不良反应、禁忌证、制剂及用法等。因此，药理学既是基础医学与临床医学之间的桥梁学科，也是医学与药学之间的桥梁学科。

药物、食物与毒物之间并无绝对的界限，如食盐、葡萄糖及维生素等均为食物成分。在人体缺乏上述物质时，生理盐水、葡萄糖注射液和维生素等就成了药物。所有的药物用量过多都会引起毒性反应，如充血性心力衰竭或高血压患者，若吃过多的食盐或补充生理盐水过量，反而会使原有的疾病加重。因此，药物与毒物之间存在着剂量的差别。对于研究药物对机体的毒性反应、中毒机制及其防治方法，尽管已形成一门独立的学科——毒理学，但它也是药理学研究不可缺少的内容之一。

对于新药研究，必须进行临床前的药理实验研究，充分了解其药效学、药动学作用规律以及进行安全性评价后，才能申请临床试用。20 世纪 70 年代以后，以临床患者为研究和服务对象的应用学科——临床药理学按我国新药审批办法规定，临床试验分 4 期，其中第 4 期在上市后进行。临床药理学将药理学的基本理论和知识推向临床应用，并与临床应用技术结合起来，将药理效应转化为临床疗效，大大丰富了药理学的研究内容，也大大提高了临床用药的安全性和有效性。因此，可把临床药理学作为基础药理学的后继部分。

（孙衍鹏）

第二章 药物对机体的作用

　　药物对机体的作用是药理学研究的主要内容，也是应用药物防治疾病的依据。药物作用是指药物对机体产生的影响，如阿托品可与胃肠道平滑肌上的毒蕈碱型受体（M受体）结合，从而阻断乙酰胆碱（ACh）与M受体的结合。而药物效应是指由药物作用所引发的机体组织、器官原有功能的变化，如阿托品阻断M受体后，可解除胃肠道痉挛。因为药物作用与药物效应密切相关，因此两者常相互通用。

第一节　药物的基本作用

一、药物作用的性质和方式

（一）药物作用的性质

　　药物作用是指药物与机体细胞间通过分子相互作用所引起的初始作用，有特异性。药物效应是指药物原发作用所引起的机体器官原有功能的改变。实际上，二者相互通用。药物对机体的作用，凡能使机体生理、生化功能增强的作用称为兴奋，引起兴奋的药物称兴奋药或激动药，如咖啡因能提高中枢神经系统的功能活动。凡能引起机体生理、生化功能减弱的作用称抑制，其药物称抑制药，如钙拮抗药硝苯地平可舒张外周小动脉血管平滑肌，降低外周阻力，而产生降压作用。

　　化学治疗（简称化疗）药物如抗生素等化学合成药物，可抑制或杀灭病原微生物和寄生虫。有一些化疗药物具有抗肿瘤的作用。维生素和激素等可补充机体的不足。

（二）药物作用的方式

1. 局部作用

局部作用指药物无须吸收而在用药部位发挥的直接作用。如口服硫酸镁在肠道不易吸收而产生导泻作用。

2. 吸收作用

吸收作用也称全身作用或系统作用，是指药物被吸收入血后分布到机体各部位而产生的作用，如口服地高辛吸收后产生的强心作用。

二、药物的治疗效应

　　药物的治疗效应分为对因治疗和对症治疗。

1. 对因治疗

用药目的在于消除原发致病因子，治愈疾病，也称治本。如青霉素用于脑膜炎，目的在于杀灭脑膜炎双球菌。

2. 对症治疗

用药目的在于改善疾病的症状，也称治标。如吗啡用于严重疼痛，阿司匹林用于发热，这种治疗不能消除病因，仅能减轻或消除患者的痛苦，但在某些情况下也是必不可少的。

（李燕）

第二节 药物的作用机制

药物的作用机制，或称作用原理，是指药物在何处起作用及如何起作用。研究药物的作用机制，对提高疗效、防止不良反应及开发新药等都有重要意义。

药物的作用机制可分为药物作用的受体机制和非受体机制。

一、受体的概念和特征

受体是存在于细胞膜上、细胞质内或细胞核上的大分子蛋白质，是细胞长期进化过程中形成的蛋白，能接受自身活性物质、神经递质、激素等，并与之结合，激活一系列中介机制，导致各种效应。能与受体特异性结合的物质称为配体，激活受体的配体称为激动药，能阻断其活性的配体称为拮抗药。受体本身不具效应力，必须通过第二信使传导、放大、分析、整合而产生独特的效应。受体具有以下特征：

（一）特异性

特异性指特定受体只与其特定的配体结合，微量的配体（可为 $10^{-15} \sim 10^{-12} \, \text{mol/L}$）与受体结合，即能激活中介机制，触发一系列生理效应。

（二）饱和性

饱和性是指每一细胞内的受体仅占细胞蛋白的很小部分，能与之结合的配体量是有限的，配体间存在着竞争结合现象。

（三）可逆性

可逆性是指配体与受体通过分子间化学键结合是可逆的，配体可以从配体—受体复合物中解离，得到的仍是配体原型本身。

（四）立体专一性

有的配体具有旋光异构体，与受体结合具有立体专一性，同一化合物的不同旋光异构体与受体的亲和力相差很大。

（五）内源性配体

受体是先天存在的，有其天然内源性配体。

（六）配体结合区

较小的配体分子只与大分子的受体一部分结合，该结合部位称为配体结合区。

二、受体学说

经典的受体学说——占领学说认为：受体必须与药物结合后才能被活化并产生效

应，药物作用的强度与被药物占领的受体数量成正比，当被占领的受体数量增多时，药物效应也随之加强。占领学说提出已有 60 多年，得到许多实验资料的支持，并做过不少补充和修正，尽管尚有不足之处，但至今仍不失为受体学说的基础。该学说认为药物与受体结合产生效应须具备两个条件：一是药物与受体相结合的能力即亲和力；二是内在活性，即药物与受体结合后，激活受体产生效应的能力。

（一）受体激动药和受体拮抗药

根据有无内在活性，可将药物分为两类：

1. 受体激动药

受体激动药是指既有较强的亲和力，又有内在活性的药物。根据其内在活性的大小又可分为完全激动药和部分激动药。完全激动药与受体结合后可产生较强的激动作用；而部分激动药虽与受体有较强的亲和力，但仅有较弱的内在活性，只能引起较弱的生物效应，当其与激动药合用时，因其已占据了受体而拮抗激动药的作用，其特点为单用时，表现为激动作用，而与激动药并用时，表现为拮抗作用。

2. 受体拮抗药

受体拮抗药是指能与受体结合，具有较强亲和力而无内在活性的药物。受体拮抗药与受体结合后，不能激动受体，而且占据受体后，也阻断了激动药与受体的结合，出现拮抗作用或阻断作用。

（二）受体激动药激活受体的基本过程

受体激动药与受体结合后激发生理效应的过程有以下几种形式：①影响细胞膜上的离子通道，使细胞内相应离子浓度发生改变。如烟碱型受体（N-受体）激动时，钠通道开放，Na^+ 内流，引起细胞膜除极化而产生效应。②通过 G 蛋白偶联受体而激活细胞膜上的某些酶（如腺苷酸环化酶等），由此影响细胞内第二信使水平，进而影响细胞内多种活性蛋白质的活性，并继续传导信息。如 β 受体激动时，可激活细胞膜内侧的腺苷酸环化酶，使细胞内环磷酸腺苷（cAMP）浓度升高而产生效应。③受体激动后，可使受体中所包含的某些酶被激活，通过这些酶传导信息。通过此种形式进行信息转导的主要是具有酪氨酸激酶活性的受体，如胰岛素受体等。这类受体被激动药激活后，可催化底物蛋白的酪氨酸残基磷酸化，而将细胞外信息传递到细胞内。④通过调节基因转录，影响特异活性蛋白质的生成等。如甾体激素与细胞质受体结合后，进入细胞核内，作用于 DNA，促进基因转录并合成具有生物活性的蛋白质而表现其生理效应。

（三）受体的调节

受体并不是固定不变的，由于经常受到各种生理、病理、药理因素的影响而处于动态平衡状态，其数量、亲和力及效应力会不时发生变化。这是由于细胞和受体蛋白都在不断更新，其合成和降解速率不断进行调节。受体的调节方式有增敏和脱敏两种类型。

1. 受体脱敏

受体脱敏是指长期使用激动药，或受体周围的某种生物活性物质浓度高，组织或细胞对激动药的敏感性和反应性下降的现象。例如，哮喘患者长期使用 $β_2$ 受体激动药时，可产生耐受性。如脱敏只涉及受体密度的下降，称之为受体的下调。

2. 受体增敏

受体增敏是指长期使用拮抗药，或受体周围的某种生物活性物质浓度低，组织或细胞对激动药的敏感性和反应性升高的现象。如长期使用 β 受体拮抗药普萘洛尔，β 受体的敏感性增高，突然停药会出现反跳现象，可诱发高血压、心动过速等。如增敏只涉及受体密度的增高，称之为受体的上调。

三、药物的其他作用机制

（一）改变细胞周围环境的理化条件

如抗酸药碳酸氢钠、氢氧化铝等中和过多的胃酸，可治疗消化性溃疡；静脉注射甘露醇高渗溶液，利用其脱水作用，可消除脑水肿。

（二）参与或干扰细胞物质代谢过程

如维生素、铁剂等补充疗法，能供给机体缺乏的物质，参与正常生理代谢过程，用于纠正缺乏症。

（三）影响酶的活性

如胰岛素促进己糖激酶活性产生降血糖作用；新斯的明抑制胆碱酯酶产生拟胆碱作用等。

（四）影响细胞膜离子通道

如维拉帕米阻滞心肌细胞膜的 Ca^{2+} 通道，抑制 Ca^{2+} 内流而产生抗心律失常作用。

（五）影响生理递质的释放或激素的分泌

如麻黄碱通过促进交感神经末梢释放去甲肾上腺素而引起升压作用；大剂量碘可抑制甲状腺激素的分泌，产生抗甲状腺作用。

（李燕）

第三章　机体对药物的作用

药物进入机体后，对机体来说是外来的"异物"，因而机体就以各种方式阻止它们进入，并尽快使已进入的药物失效和排出体外，这就是药物的体内过程，它包括药物的吸收、分布、生物转化和排泄等。研究药物体内过程的动态变化和规律的科学称药动学。它是药理学的重要组成部分，由于药物的作用与药物的体内过程是不能分开的，后者是决定前者的重要因素之一，因此了解药物的体内过程，对临床合理用药具有非常重要的意义。

第一节　药物的跨膜转运

药物在体内被吸收、分布、代谢和排泄时都要通过各种生物膜，这一过程称为药物的跨膜转运，可分为被动转运和载体转运两种方式。

一、被动转运

被动转运，也称被动扩散，是药物依赖生物膜两侧的浓度差，从浓度高的一侧向浓度低的一侧运动的方式。转运动力来自膜两侧的浓度差，当膜两侧药物浓度达到平衡时，转运即停止。它不耗能、不需要载体、不受饱和限速及竞争抑制的影响。

多数药物以此种方式进行转运。转运的速度除与生物膜两侧的浓度差有关外，还与药物的理化性质有关，分子量小、极性小、解离度小及脂溶性大的药物易通过生物膜。多数药物属弱酸性或弱碱性化合物，所处体液酸碱度（pH 值）的变化会影响药物的解离度，从而影响药物的转运。弱酸性药物在酸性环境中解离度小、极性小、脂溶性大，易通过生物膜；反之，弱碱性药物在酸性环境中解离多，不易吸收，而在碱性环境中不易解离易吸收。

二、载体转运

载体转运是指少数与正常代谢产物相似的药物，如多种离子、维生素、糖类、氨基酸等通过细胞膜载体转运的一种特殊方式。载体转运具有化学结构特异性、饱和性和竞争性抑制等共同特征。凡能逆浓度梯度或逆电化学梯度进行的载体转运，称为主动转运，需要耗能；而顺浓度梯度进行的载体转运，称为易化扩散，无须耗能。

三、其他转运方式

（一）滤过

滤过是指在流体静压或渗透压作用下，相对分子质量小于 150 的药物可通过亲水膜孔的转运。

（二）胞饮

胞饮是指一些大分子的肽类药物（如胰岛素）通过胞饮方式完成的一种跨膜转运。

（周刚）

第二节 药物的体内过程

药物的体内过程可概括为药物的转运（吸收、分布、排泄）和药物的转化（代谢）过程。

一、药物的吸收

吸收是指药物从给药部位进入血液循环的过程。药物吸收的快慢和多少，影响药物效应产生的快慢和强弱。影响药物吸收的因素有：

（一）口服给药

口服给药是最常用的给药方式，小肠是药物吸收的主要部位，吸收方式主要为脂溶扩散。影响药物口服吸收的因素很多，现就主要因素讨论如下：

1. 药物的理化性质

药物的脂溶性、解离度、分子量等均可影响药物的吸收。

2. 药物的剂型

剂量相同的同一药物，因剂型不同，药物的吸收速度、药效产生快慢与强度都会表现出明显的差异，如水剂、注射剂、混悬剂、固体剂，固体剂起效迅速，但维持时间较短。近年来药剂学的发展，为临床提供了许多新的剂型，如缓释制剂就是利用无药理活性的基质或包衣阻止药物迅速溶出，以达到非恒速缓慢释放的效果；而控释制剂则可以控制药物按零级动力学恒速或近恒速释放，以保持药物的恒速吸收。这些新剂型不仅保证了长期疗效，也大大方便了患者。

3. 药物的制剂工艺

即使药物的剂量、剂型相同，因制剂工艺的不同，制剂崩解时间、固体剂型的添加剂、制剂在胃肠道中的稳定性、药物的晶体形态等均发生变化，也会对药物作用产生明显影响，而改变口服药物的吸收速度和程度。

4. 首过消除

首过消除是指口服给药后，部分药物在胃肠道和肝脏被代谢灭活，使进入体循环的药量减少的现象。首过消除明显的药物一般不宜口服给药（如硝酸甘油、利多卡因等）；但首过消除也有饱和性，若剂量加大，虽有首过消除存在，仍可使血中药物浓度明显升高。

5. 吸收环境

胃排空的速度、肠蠕动的快慢、胃内容物多少和性质等因素均可影响口服药物的吸收。如肠道功能亢进（如腹泻）或肠道功能减退（如消化不良）等，均会妨碍药物的吸收；空腹服药，药物的吸收速率一般都会增加。另外，由于油和脂肪类的食物可促进脂溶性药物的吸收，所以服用驱虫药时，应尽可能少进油性或高脂肪食物，这样既有利于提高药物在肠道的驱虫疗效，又能降低药物吸收后产生的毒性。

（二）舌下给药

舌下给药可经舌下静脉迅速吸收，无首过消除现象。但吸收面积小，药物溶出速度慢，适用于用量小、脂溶性高的药物。

（三）直肠给药

直肠给药吸收面积小，吸收量较少，无首过消除现象，仅用于少数刺激性强的药物或不能口服给药的患者。

（四）注射给药

皮下或肌内注射药物多先沿结缔组织迅速扩散，再经毛细血管和淋巴内皮细胞进入血液循环。毛细血管具有微孔，常以简单扩散及滤过方式转运。药物的吸收速率常与注射部位的血流量及药物的剂型有关。肌肉组织的血流量比皮下组织丰富，故肌内注射比皮下注射吸收快。水溶液吸收迅速，油剂、混悬剂或植入片可在局部滞留，吸收慢，故作用持久。

（五）呼吸道给药

经呼吸道给药，小分子脂溶性、挥发性的药物或气体可被肺泡上皮细胞迅速吸收。气雾剂为分散在空气中的微细气体或固体颗粒，颗粒直径为 $3\sim10~\mu m$ 的可到达细支气管，如异丙肾上腺素气雾剂可用于治疗支气管哮喘；小于 $2~\mu m$ 的可进入肺泡，但粒子过小又可随气体排出；而粒径过大的喷雾剂大多滞留在支气管，可用于鼻咽部的局部治疗，如抗菌、消炎、祛痰、通鼻塞等。

（六）皮肤和黏膜给药

近年来研究发现有些药物仍能经皮吸收，尤其是在皮肤较单薄部位（如耳后、臂内侧、胸前区、阴囊皮肤等）或有炎症等病理变化的皮肤。儿童的皮肤因含水量较高，经皮肤吸收的速率也比成年人快。特别是当药物中再加入了透皮吸收剂，如氮酮、二甲亚砜、月桂酸等制成贴皮剂或软膏，经皮给药后都可达到局部或全身疗效，如以硝苯地平、雌二醇（E_2）、芬太尼等制成的贴皮剂就可被皮肤吸收，产生全身疗效。贴皮剂还可制成缓释剂型，以维持持久的作用，如硝酸甘油缓释贴皮剂，每天只需贴 1 次，就可用于全天预防心绞痛发作。另外，中医学的膏药也是经皮给药而产生局部治疗作用的。因此，经皮给药也不失为一种有效的给药途径。

近年来，药物生物利用度的研究日渐深入。生物利用度是指药物制剂被机体吸收的速度和吸收程度的一种量度。药物的制剂因素及人体的生物因素均可影响药物的生物利用度。研究表明，同一种药物的不同剂型、不同制剂、不同批号，其生物利用度可能不同，改变制剂中的赋剂型，也能使药物的生物利用度发生改变。因此，在使用药物时，应考虑生物利用度对药物吸收利用的影响。

二、药物的分布

药物的分布是指药物随血液循环转运到组织、器官的过程。多数药物在体内的分布是不均匀的。在血流丰富的组织中，药物的分布常较多。药物进入某组织的速率取决于该组织的血流量和膜的通透性。当分布到达平衡时，组织和细胞外液的药物浓度随血药浓度的变化而变化，此时组织中的药量取决于组织与血浆的分配比例和组织体积的大小，脂溶性高的药物容易通过细胞膜到达细胞内，水溶性药物在细胞内的浓度则较低。肝、肾、肺等血供丰富组织中的药物浓度常较高，可接近或等于血药浓度。分布容积高的原因有：①药物渗透性高；②体内代谢多；③消除快。药物的表观分布容积越大，指示着组织中药物的分布越广，血中药量则越少。

影响药物分布的因素主要有：

（一）药物与血浆蛋白结合率

药物与血浆蛋白结合率是影响药物在体内分布的重要因素之一。大多数药物可与血浆蛋白可逆性结合，结合后，由于分子量加大，不能跨膜转运，影响其在体内的分布。结合型的药物既不被代谢，也不被排泄，暂时失去药理活性，储存在血液中。当血中游离型药物减少时，结合型药物可随时释放出游离型药物。不同的药物与血浆蛋白的结合率不同，结合能力不同，结合率高的药物其分布速度慢，故起效慢，作用时间较长；结合能力强的药可将另一种与其结合的同一血浆蛋白的药物置换下来，使后一种药物的血药浓度增高。药物与血浆蛋白的结合具有饱和性，当血药浓度过高，血浆蛋白结合率达饱和时，可致血浆中游离药物突然增多，药效加强，甚至出现毒性，在用药时应多加注意。

（二）局部器官血流量

局部器官血流量大的组织和器官，其药物分布得较多。吸收后有些药物首先分布到血流量大的器官，然后向血流量小的组织转移，此即为药物的再分布，如脂溶性很高的硫喷妥钠先分布到脑组织，很快产生麻醉效应，然后再向脂肪组织等转移，麻醉作用很快消失。因此，即使在药物分布平衡时，各组织中的药物浓度也不均匀。但临床上仍可通过测定血浆药物浓度来推测靶器官药物浓度的高低，并决定药物效应的强弱。

（三）药物本身性质

药物的解离度和体液的 pH 值亦是影响药物分布的重要因素。细胞内液和细胞外液 pH 值分别为 7.0 和 7.4，因而弱酸性药物在细胞外液中的浓度略高，而弱碱性药物在细胞内液中的浓度略高。

（四）血脑屏障和血胎盘屏障

药物从血液进入脑组织及脑脊液中，必须通过血脑屏障。由于脑组织中毛细血管壁的内皮细胞排列非常紧密，细胞间的间隙极小；同时毛细血管内皮细胞的基底膜外面有神经胶质细胞的突触紧密包裹，使水溶性药物不能迅速进入脑实质；血中药物进入脑脊液也需通过脉络丛或脑室管膜上皮细胞基底膜。脂溶性物质、离子化程度低及相对分子质量较小的物质易通过血脑屏障，相对分子质量大（>1 000）、水溶性或解离型药物则较难进入。有些药物则必须通过主动转运系统才能完成交换过程。

决定药物进入脑脊液速率的主要因素为蛋白结合和离子化程度以及药物油/水分配系数。血浆和脑脊液的 pH 值差异也可影响药物的分布。抗菌药物通过正常脑膜进入脑组织及脑脊液的量较少，炎症时则可增加。

多数药物靠简单扩散由母体转运给胎儿，其相对分子质量在 1 000 以下，许多脂溶性药物及某些抗生素都易于转运，并可在胎儿血中测到。胎儿血液和组织内药物浓度通常与母体相似。有些药物对胎儿有毒性，可引起先天性耳聋等毒性反应，甚至导致畸胎，故孕妇用药应特别谨慎。

三、药物的生物转化

药物的生物转化是指药物作为外源性的活性物质在体内发生化学结构改变的过程，又称药物的代谢。体内代谢药物的主要器官是肝脏，其次是肠、肾、肺等组织。

肝脏是药物在体内代谢的主要器官，但在肺、肾、胃肠道或血液中，药物也能代谢。通常可将药物分为极性高、水溶性的和极性低、脂溶性的两类。水溶性药物主要以原形从肾脏排出，肾功能减退时体内药物浓度即可积聚，甚至达到中毒水平，因此肾功能减退患者，水溶性药物剂量应减少。脂溶性药物则需先在体内代谢后转变成极性较高的化合物，才能经肾排泄。多数药物经体内代谢后转变为无活性或低活性的代谢物，但有的药物也能产生有效或有毒的代谢物。例如，抗肿瘤药物环磷酰胺（CTX）必须经过酶的作用才能激活成为烃化剂。许多药物本身是有效的，在体内经代谢后的产物仍产生有效或活性较低的代谢物，如地西泮、普萘洛尔、头孢菌素类药物、保泰松等。哌替啶的去甲基代谢物是有毒的。

药物代谢通常分两个阶段进行：①非合成反应，即氧化、还原和水解反应；②合成或结合反应。进行结合反应时，分子中须具有能起反应的阴离子基团，许多药物原来并不具备这些基团，必须通过第一阶段的反应使其显露或引进这些基团。

（一）非合成反应

非合成反应包括氧化、还原、水解或上述反应的组合，形成的代谢物仍可具有药理活性。多数氧化、还原反应需通过肝细胞内织网的微粒体酶系统催化，少数氧化、还原以及水解反应则通过非微粒体酶系统催化。需经过第一阶段反应的药物如苯丙胺、氯丙嗪、非那西丁、奎尼丁、苯妥英钠、普鲁卡因胺、丙咪嗪、苯巴比妥和华法林等。

（二）合成或结合反应

合成反应是指具有羧基、羟基或氨基的药物或代谢物与内源性物质（如氨基酸或葡萄糖醛酸）结合的一种反应。形成的结合物大多已失去药理活性，水溶性增加，容易经肝脏（胆汁）或肾脏（尿）排出。主要的结合反应有：①与葡萄糖醛酸结合是最常见的一种结合反应，在肝脏微粒体酶系内进行，形成的葡萄糖醛酸苷经胆汁或尿液排泄。水杨酸、吗啡、氯霉素等经此反应代谢。②谷酰胺和甘氨酸与氨基酸结合后经尿液排出。③乙酰化是磺胺类药物、异烟肼、氨基水杨酸的主要代谢途径。④与硫酸结合，如对乙酰氨基酚的结合反应。⑤甲基化是儿茶酚胺（去甲肾上腺素和肾上腺素）、烟酰胺、硫尿嘧啶等的主要灭活途径。

药物的生物转化过程需要酶的参与，转化药物的酶根据存在部位不同可分为微粒体酶和非微粒体酶。非微粒体酶存在于肝、肠、肾细胞的线粒体、细胞质及血浆中，如线粒体中的单胺氧化酶、血浆中的酯解酶、细胞质中的乙酰化酶等。微粒体酶是存在于肝细胞内质网上的细胞色素 P450 酶系，有 100 余种同工酶，是促进药物转化的主要酶系统，因此又称其为肝药酶。

许多药物可以通过改变肝药酶的活性而影响药物转化的速度，进而改变药物的作用强度和维持时间的长短。凡能增强药酶活性或增加药酶生成的药物称为药酶诱导剂。它可以加速某些药物和自身的转化，这是药物产生耐受性的原因之一。如苯巴比妥连续用药后，可加速自身的代谢和抗凝血药华法林的代谢，为典型药酶诱导剂。凡能降低药酶活性或减少药酶生成的药物称为药酶抑制剂药，常见的有氯霉素等。当氯霉素与苯妥英钠合用时，会产生抑制药酶的效果，使后者代谢减慢，血药浓度升高，药效增强，甚至出现毒性，故联合用药时应多加注意。

四、药物的排泄

药物的排泄是指药物原形及其代谢产物通过排泄器官或分泌器官排出体外的过程。肾为最重要的排泄器官，肺、胆囊、乳腺、唾液腺及汗腺等也有一定的排泄功能。

（一）经肾排泄

大多数游离药物及其代谢产物通过肾小球的过滤排泄，少数药物在近曲小管经载体主动分泌到肾小管腔中。

1. 肾小球滤过

大多数药物及代谢产物经此种方式排泄。经肾小球滤过的药物在肾小管中可有不同程度的重吸收，重吸收的程度与药物的脂溶性、解离度、尿液的 pH 值有关。脂溶性的未解离型药物重吸收多，排泄慢，而水溶性药物排泄较快。尿量增加，可降低尿液中药物浓度，加快药物的排泄。改变尿液的 pH 值对弱碱性或弱酸性药物的影响较大。尿液呈酸性时，弱碱性药物解离多，重吸收少，排泄快。而尿液呈碱性时，弱酸性药物解离多，重吸收少，排泄快。临床利用改变尿液 pH 值的办法加速药物的排泄以治疗药物中毒。

2. 肾小管分泌

有些弱酸性药物和弱碱性药物可分别通过两种不同的非特异性载体从近曲小管分泌排出。这些载体的选择性不高，当两个弱酸性药物合用时，可发生竞争抑制。如丙磺舒与青霉素合用时，可抑制青霉素的分泌而提高青霉素的血浓度，延长作用维持时间。

（二）经胆汁排泄

药物在肝内代谢后，可生成极性大、水溶性高的代谢物（如与葡萄糖醛酸结合），从胆管随胆汁排至十二指肠，然后随粪便排出体外。如红霉素、利福平等可大量从胆管排泄，并在胆汁中浓缩，在胆管内形成较高的药物浓度，从而有利于肝胆系统感染的治疗。

有的药物经胆汁分泌到肠腔，一部分经粪便排出，一部分又可从肠壁吸收，重新进入血液循环，形成肠肝循环。结合型代谢物在小肠水解后也可被肠壁吸收，重新进入全身循环。药物在胆汁中排出量多时，肠肝循环常能延长药物的作用时间，但肠壁不吸收或很少吸收药物时，胆汁排泄亦为药物消除的途径之一。

（三）经肺部排泄

肺部是气体及挥发性物质的主要排泄器官，其主要转运机制是简单扩散透过细胞膜。其排泄特点为：①药物排泄速率不恒定，随呼吸速率变化而变化；②大多药物均以原形态排泄，未发生代谢；③排出量随心排血量变化，心排血量增加，肺血流量增加，排泄速率也增加。因此，运动和激动可显著提高其排泄速率。

（四）经唾液排泄

不少药物可以经唾液排出，如磺胺类药物、苯巴比妥、可乐定、安替比林、利福平、苯妥英钠、茶碱、水杨酸盐、扑米酮、奎宁、地高辛等。有些药物的唾液浓度与血药浓度有一定相关性。

（五）其他

其他排泄途径如经乳汁、汗腺等，一般并不重要，但经乳汁排出的药物有时可对婴儿产生不良影响，应予注意。例如，母亲服用过量阿托品、溴化物、甲硝唑、麦角碱类药物可引起婴儿中毒。

（周刚）

第四章　药物不良反应及观察

药物进入机体后，能否发挥其防治作用受诸多因素的影响，本章将从三个方面加以叙述。

第一节　药物的不良反应

事物都是一分为二的。药物一方面可以产生预防和治疗疾病的作用，另一方面也能产生对肌体不利的反应。由于药物选择作用的相对性，因而所出现的作用往往是多方面的。按照用药的意图不同，药物作用可分为治疗作用和不良反应两类。凡能对疾病起到防治效果的作用就称为治疗作用。与治疗无关的作用，有时还会引起一些对患者不利的反应，即称为不良反应。WHO 曾对药物的不良反应做如下定义：在疾病的预防、诊断、治疗或人体的功能恢复期，药物在常用量时发现的有害且非预期的反应，称为药物的不良反应。药物的不良反应可分为 7 种。

一、不良反应

药物在发挥治疗作用的同时，伴有非预期的药理过渡效应，称为不良反应。药物的不良反应属于药物固有的效应，在治疗中是较常出现的。例如，服用常用剂量的阿托品后，除有解除肠绞痛的治疗作用外，常常发生口干、视物模糊和眼内压增高等不良反应。有些药物的不良反应在停药后才出现，称为后遗不良反应。例如，巴比妥类安眠药物，可在用药次日出现宿醉现象。不良反应一般较毒性反应的危害小。为减少不良反应，应调整剂量或合并用药。

（一）药物不良反应发生的原因

药物种类繁多，用药途径不同，体质又因人而异。因此，药物不良反应发生的原因也是复杂的。

1. 药物方面的原因

1）药理作用：很多药物在应用一段时间后，由于其药理作用，可导致一些不良反应，例如，长期大量使用糖皮质激素能使毛细血管变性出血，以致皮肤、黏膜出现淤点、淤斑，同时出现类肾上腺皮质功能亢进症。

2）药物的杂质：药物生产中可能混入微量高分子杂质，亦常渗入赋形剂等，如胶囊的染料常会引起固定性皮疹。青霉素过敏反应是由制品中含微量青霉素烯酸、青霉素噻唑酸及青霉素聚合物等物质引起的。

3）药物的污染：由于生产或保管不当，使药物污染，常可引起严重反应。

4）药物的剂量：用药量过大，可发生中毒反应，甚至死亡。

5）剂型的影响：同一药物剂型不同。由于制造工艺和用药方法的不同，往往影响药物的吸收与血中药的浓度，亦即生物利用度有所不同，如不注意掌握，即会引起不良反应。

6）药物的质量问题：同一组成的药物，可因厂家不同，制剂技术的差别和杂质的除去率不同而影响其不良反应的发生率。如氯贝丁酯中的不纯物对氯苯酚则是发生皮炎的原因，氨苄西林中的蛋白质则是发生药疹的原因等。

2. 机体方面的原因

1）种族差别：白色人种与其他人种对药的感受也有很大的差别。甲基多巴所诱发的溶血性贫血在不同种族间的发生率是不同的。如进行直接抗球蛋白试验时，服用此药的白色人种有15%出现阳性，而服用此药的印第安人和非洲人以及中国人都未发生阳性；解热消炎药异丁苯酸在英国则多出现损伤，而在日本则比较少见。

2）性别：在药物性皮炎中，男性发病者多于女性，其比例约为3：2。西咪替丁可引起男性乳房发育。保泰松和氯霉素导致的粒细胞缺乏症，女性比男性高3倍，氯霉素引起的再生障碍性贫血（简称再障）则高2倍。据Hurtwity报告：不良反应男性发生率约占7.3%，女性则约占14.2%。

3）年龄：老年人、少年、儿童对药物的反应与成年人不同，例如青霉素，成年人的半衰期为0.55小时，而老年人则为1小时，老年人由于血浆蛋白浓度减少，与药物结合能力也降低，如苯妥英钠与血浆蛋白的结合率较45岁以下的人低26%，小儿对中枢抑制药和影响水盐代谢及酸碱平衡的药物均较敏感。一般地说，乳幼儿较成人易发生不良反应的原因有：药物代谢速度较成人慢，肾排泄较差，作用点上药物作用的感受性较高，易进入人脑内等。据统计，不良反应发生率60岁以下者为6.3%，而60岁以上者为5.4%，老年人使用洋地黄及利血平等尤应注意。

4）个体差异：不同个体对同一剂量的相同药物有不同反应，这是正常的"生物学差异"现象。例如，对水杨酸钠的不良反应就是个体差异。300例男性患者用水杨酸钠治疗，约有2/3的患者在总量为6.5～13.0 g时发生不良反应，但在总量仅为3.25 g时，已有不数患者出现反应，也有个别患者在总量达30.0 g时才出现反应，引起反应的剂量在不同个体中相差可达10倍。有时个体差异也影响到药物作用的性质，例如，巴比妥类药物在一般催眠剂量时，对大多数人可产生催眠作用，但对个别人不但不催眠甚至引起焦躁不安、不能入睡。吗啡也有类似情况，对个别人不表现抑制作用，而是兴奋作用。过敏反应和特异质即是个体差异的表现。

5）病理状态：病理状态能影响机体各种功能，因而也能影响药物作用。例如，腹泻时，口服药的吸收差、作用小。肝肾功能减退时，可以显著延长或加强许多药物的作用，甚至引起中毒。

6）血型：据报告，女性口服避孕药引起的血栓症，A型较O型者多。

7）营养状态：饮食的不平衡亦可影响药物的作用，如异烟肼引起的神经损伤，当处于维生素 B_6 缺乏状态时则较正常情况更严重；对缺乏烟酸饲养的动物，当用硫喷妥钠麻醉时，作用增强。

3. 给药方法的影响

1）误用、滥用、医护药人员处方配伍不当，患者滥用药物等均可发生不良反应。

2）用药途径：给药途径不同，关系到药的吸收、分布，也影响药物发挥作用的快、慢强弱及持续时间，例如，药物直接从静脉进入血液循环，立即发生作用，较易发生不良反应，口服刺激性药物可引起恶心、呕吐等。

4. 用药持续时间

长期用药易发生不良反应，甚至发生蓄积作用而中毒。

5. 药物相互作用（联合用药不当）

由于药物的相互作用，不良反应的发生率亦随之增高，据报告 5 种药并用的发生率为 4.2%，6 ~ 10 种为 7.4%，11 ~ 15 种为 24.2%，16 ~ 20 种为 40%，21 种以上达 45%。

6. 减药或停药

减药或停药也可引起不良反应，例如，治疗严重皮疹，停用糖皮质激素或减药过速时，会产生反跳现象。

（二）药物不良反应监测方法

药物不良反应（药物不良反应）的监测研究因许多药源性灾难应运而生。在反应停事件的推动下，1962 年，世界卫生大会责成 WHO 卫生总干事研究防治药物灾难性事件的有效措施，并"确保将药物新的严重不良反应迅速通报到各国卫生行政机构"，遂在美国成立药物不良反应合作监测的国际组织，试行一段时间后，于 1971 年在日内瓦建立全球药物不良反应数据库，1978 年搬迁到瑞典的乌普萨拉至今。现代药物治疗学的发展，不仅要治疗好疾病，而且要防治可能或潜在的药物不良反应的发生，要合理、安全、有效地用药，首先必须对某药所可能发生的药物不良反应谱有明确的认识。由于新药临床前各种因素的制约，对其药物不良反应谱的认识往往非常局限，必须通过药物的上市后监测（PMS）即Ⅳ期临床试验，才能完成对一个新药的全面评价。

1. 病例对照研究

病例对照研究将患某种疾病的病例与未患某疾病的对照组进行比较研究，其目的是找出两组对先前药物暴露的差异。即在人群中患有拟研究的疾病，患者组（病例组）同没有患那种疾病的人群（对照组）相比较，研究前者是否拥有假说因素的比例更高。在药物不良反应监测中，拟研究的疾病为怀疑药物引起的不良反应，假说因素则是可疑药物。可疑药物是将病例组的暴露率与对照组比较，如果两者在统计学上有意义说明它们相关。

2. 队列研究

队列研究是将样本分为两个组，一组为暴露于某药物的患者，另一组为不暴露于该药物的患者，对两组患者进行观察，验证其结果的差异，即不良事件的发生率或疗效。一般分为前瞻性调查和回顾性调查，前者在药物不良反应监测中较常用，是从现在时点起，对固定人群的观察。

3. 自发呈报系统的评价方法

自发呈报是指医务人员在医疗实践中，对某种药物所引起的药物不良反应通过医药学文献杂志进行报道，或直接呈报给药政机构、制药厂商等。自发呈报的基本作用是发现药物不良反应信号。尽管呈报的药物不良反应报告没有详尽的因果关系判断，但基于这样一种假设：如果某药物确实会产生某药物不良反应，只要可疑即报，则在国家药物不良反应中心或全球药物不良反应中心必然会收到大量有关该药物的该药物不良反应的报告,当报告累积到一定程度,则强烈提示该药物会引起该药物不良反应,其一一对应之因果关系自然明了。

4. 处方事件监测

处方事件监测(PEM)最初是在反应停事件后,由英国统计学家 DavidFinney 于 1965 年首先提出,强调对药物不良事件(ADE)而非药物不良反应的报道,"处方事件监测"中的"事件"完全改变了最初的概念,即凡确认为不良反应的症状以及怀疑为不良反应的症状或因发现症状而到医院就诊等都包含在"事件"之列,例如,医生在病历上记载的"发疹""血压 170/110 mmHg*""贫血倾向""黄疸"等均属"事件"。这样,在"处方事件监测"中,"事件监测"都是按照医生的主观判断而做出的报告,然后在患者病历里抽出客观的"事件",就可对其用药的相关性进行审查。

5. 医院集中监测系统

医院集中监测是指在一定的时间(数月或数年)、一定的范围内对某一医院或某一地区内所发生的药物不良反应及药物利用的详细记录,以探讨药物不良反应的发生规律,既可是患者源性或药物源性的集中监测,也可是专科性集中监测,从而计算相应的药物不良反应发生率并探讨其危险因素,资料详尽,数据准确可靠。集中监测由于是在一定的时间、一定的范围内进行,故得出的数据代表性较差、缺乏连续性且费用较高,其应用受到一定限制,除非为某一特别目的而进行。我国在药物不良反应监测初期阶段曾进行多次集中监测,但规模偏小,资料难以共享,对此我们曾做过整合分析。医院集中监测因较自发呈报有明显的优点,一些学者建议每隔 10 年左右进行 1 次大规模的医院集中监测,以对药物不良反应的发生概况及药物利用进行全面的药物流行病学研究。

(三)药物不良反应监测的意义

1)收集药物不良反应的研究成果等相关信息,以便更好地开展临床药物的研发,进而为患者提供更加安全有效的药物。

2)便于向药品的经营、使用、生产及药政部门提供药物不良反应情况的咨询,利于业务的开展和服务的提高。

3)及时报告药物不良反应的最新情况,有利于促进药物不良反应改进工作的开展。

4)通过国际药物不良反应信息的交流,可以加强各国之间的有效沟通和合作,为药品安全提供更多的保证。

(四)药物不良反应监测的主要内容

1)对于药物不良反应的作用机制进行调查,并据此制订应对方案。

2)向使用药品的医疗卫生单位、管理药品的卫生行政部门,以及药品的经营企业提供相关的技术支持。

3)加强药物不良反应监测的专职人员的培养,创建完善的药物不良反应申报系统。

4)持续收集已知的药品或者新发现的药物不良反应及其对患者的不良影响的

---

* 1 mmHg≈0.133 kPa。

程度。

（五）药物不良反应监测体系的有效措施

1. 健全药物不良反应监测制度及规定

国家出台的《药品不良反应报告和监测管理办法》及修订草案中规定了药物不良反应监测的控制、报告、评价、处罚以及职责范围，应在此基础上进一步完善药物不良反应监测的规章制度，并尽快出台实施细则，使其具有较强的操作性。如明确监测人员的职责，临床用药若发现药物不良反应状况，应及时了解状况并详细地填写药物不良反应报告表，及时将药物不良反应上报，制定强有力的赏罚制度，定期总结药物不良反应监测情况，对优秀的药物不良反应报告给予奖励，对出现失误的药物不良反应监测或隐瞒药物不良反应的医务人员给予相应的处罚，以此提高广大医务人员对药物不良反应监测的重视程度。

2. 网络监测资源共享

网络药物不良反应监测的实施一方面改变了单一的手工填写报表，避免不良反应信息的丢失，另一方面采用网络监测有利于加强药物不良反应及药物安全监测工作的管理，因此，应该采用网络技术控制药物不良反应监测，收录药物不良反应的详细资料，分享药物不良反应的数据库资源，加强药政机构、药物研发、生产、经营单位与临床医疗机构的交流，及时反馈临床医疗机构药物不良反应信息，以便分析药物不良反应发生的原因。同时，加大对基层经费投入的力度及电脑等基础设施的配置，完成全国监测技术机构、医疗保险、医疗机构用药信息与药品安全监测信息管理平台的对接，实现稳定快速收集药物不良反应报告的数据，将其共享或交换。

3. 提高监测人员业务水平，健全药物不良反应监测队伍

派遣监测专职人员外出培训、参加药物不良反应监测的相关交流会议，及时了解药物不良反应监测的现状与最新发展动态，邀请知名专家就药物不良反应监测方面的知识开办讲座，加强监测人员对药物不良反应知识的掌握，并在实践过程中降低药物不良反应的发生率，同时，加大药物不良反应监测人员及经费的投入，明确经费的用途，保证监测工作的顺利进行，由药物不良反应监测员负责药物不良反应日常的督促登记、收集、整理、分析总结、上报及信息反馈等工作。在医院建立由院长、药剂科主任、医务科主任、护理部主任及临床其他科室主任组成的药物不良反应监测中心组织管理人员，负责临床药物不良反应监测的组织管理工作，提高对临床药物不良反应监测的重视程度。企业要建立药品不良反应监测工作骨干队伍，进行药物不良反应有关常识培训，定期对相关人员进行考核，从而调动药品不良反应监测工作人员的积极性，同时面向社会，大力宣传《药品不良反应报告和监测管理办法》的有关规定及药物不良反应监测的目的及意义，由组织管理部门负责关于药物不良反应多途径、多形式的宣传，如办理阅读栏、报纸宣传、采用多媒体技术定期开展视频宣讲等，使社会大众提高对药物不良反应监测的目的及重要性的了解并参与其中。

药物不良反应监测工作的开展不单单是国家法律法规的一项要求，还是提高医院的医疗水平和确保医疗安全的一个切实有效的办法。建立、健全药物不良反应监测制度，不仅有助于增强医护人员对于药物不良反应监测工作必要性的认识，从某种意义上说，

还是一件关乎全国人民身体健康的大事。另外，医疗卫生单位不单单是诊断和治疗疾病的场所，也是药物不良反应产生和预防的场所，更是药物不良反应监测和报告的主要来源地，所以应在所有医疗卫生机构中建立完善的药物不良反应监测体系，充分发挥药剂科室的重要作用，这对于我国药物不良反应报告和监测工作的深入开展有着举足轻重的意义。

二、毒性反应

药物的毒性反应绝大多数是因药物用量过大或用药时间过久或机体对某药物特别敏感所发生的对机体有损害甚至危及生命的反应，如服用催眠药过量时引起的呼吸抑制、昏睡等，链霉素损害第八对脑神经引起的耳聋及平衡失调等。

毒性反应一般是药物作用的加重，故也是可以预防的。因此，用药物时，必须掌握药物的剂量、用法及疗程，以免发生毒性反应。

三、致畸作用

有的药物能阻碍胚胎的正常发育而形成畸胎，称致畸作用。因此，妊娠妇女（尤其在妊娠的头 3 个月）应特别注意避免用药，若必须用药时，可选用已知无致畸作用的药物。新药在临床应用前，需先做致畸试验。

四、致癌作用

长期应用或接触某些药物可导致癌症的发生，称致癌作用。故对需要长期应用或接触的药物，在提供临床应用前，应先做致癌试验。有些药物本身虽不致癌，但其在体内的代谢产物却具有致癌作用，也应加以注意。

五、继发反应

继发反应是在应用药物治疗后所引起的不良后果。例如，长期应用肾上腺皮质激素类药物时，其负反馈作用抑制了垂体前叶分泌促肾上腺皮质激素（ACTH），因而引起肾上腺皮质功能减退，一旦骤然停药就会出现一系列肾上腺皮质功能低下的症状。

六、过敏反应

过敏反应也称变态反应，是过敏体质的患者与某药重复接触后所产生的对该药的特殊反应。其与药物的剂量关系不大，不同的药物却常出现类似的症状，如皮疹、水肿、药物热、哮喘等，严重的可引起过敏性休克而危及生命。因为难以预测某些药物是否引起患者过敏，故在应用容易引起过敏反应的药物前，必须详细询问患者的用药史，特别是具有过敏体质的患者，应先做过敏试验，并做好抢救的准备。

七、特异质反应

特异质反应是指少数人应用某药后，发生与药物的药理作用完全无关的反应。目前认为，特异质反应大多是个体酶缺陷所致，多与遗传有关。这种酶缺陷在平常并无表现，而仅在应用某些有关药物时才显示症状。据估计，全世界有 1 亿人口患这种疾病，如使用伯氨喹、阿司匹林、非那西丁、安替比林、磺胺类、呋喃类、氯霉素、对氨水杨酸盐、维生素 K、丙磺舒等药物，在易感性个体均可引起出血症状，这种出血就属于遗传性缺陷症的表现。再如，有的人肝内缺乏乙酰化酶，使异烟肼在体内灭活延缓，易引起维生素 B_6 缺乏症及多发性神经炎。乙酰化酶缺乏者服用肼屈嗪，可引起系统性红斑狼疮样综合征。由遗传性酶缺陷引起药物不良反应的例子在临床上也是较多见的。

（李燕）

第二节　影响药物疗效的因素

药物要发挥作用需维持一定的有效血药浓度，例如，治疗细菌性败血症用的抗生素，治疗心力衰竭用的强心药，治疗致命性心律失常用的抗心律失常药，治疗休克用的升压药以及扩血管疗法中用的硝普钠等。安全系数大的药物如青霉素大量静脉滴注，远远超过有效血药浓度，既有降低疗效的可能亦不至于失效。反之，如硝普钠治疗高血压危象，滴注速度稍快，就会引起严重的低血压，稍慢则血压过高，必须有严密的血压监测；地高辛的用药安全范围小，剂量小了，达不到预期的疗效，大了则容易发生中毒；同样，胰岛素过多过少都成问题。但这些药又正是疾病治疗的关键，有的甚至是救命的，因此，对影响其药物疗效的因素必须十分重视，绝不能像一些无关紧要的药物如维生素、安慰剂及"太平药"那样可有可无，可多可少，不用考虑影响疗效的因素。影响疗效的因素有内在的因素如年龄、性别、体质、遗传因素、昼夜规律及病理情况等，也有一些外在因素如药物的相互作用，也有些内、外结合的因素如精神状态。尽管内在因素无法控制，但掌握其规律，亦能取得较好的疗效，避免一些不良反应。

一、年龄

老年人、少年、儿童对药物反应与成年人不同。例如，对于青霉素，成年人的半衰期为 0.55 小时，而老年人则为 1 小时。老年人由于血浆蛋白浓度减少，与药物结合能力也降低，如苯妥英钠与血浆蛋白的结合率较 45 岁以下的人低 26%。老年人对作用于心血管系统的药物、催吐药及泻药很敏感，而小儿对中枢抑制药、影响水盐代谢及酸碱平衡的药物敏感。一般来说，幼儿较成人易发生不良反应的原因有：药物代谢速度较成人慢，肾排泄较差，作用点上药物作用的感受性较高，易通过血脑屏障等。

二、性别

一般妇女对药物敏感性较男性高，这可能是体重和生理特点的不同所致。特别是妇女有月经、妊娠和哺乳等生理过程，对许多药物的反应与一般情况不同。在妊娠期间对于泻药、利尿药和许多有强烈刺激性的药物比较敏感，有引起早产、流产的危险，应慎用或禁用。此外还应该注意孕妇用药后，药物经过胎盘进入胎儿体内的可能性。哺乳妇女用药后，药物可能影响乳汁分泌，并有经乳汁进入乳儿体内的可能性，在这类情况下所选用的药物，应该对胎儿或哺乳儿没有不良影响。

三、个体的差异

在年龄、性别和体重等相同的情况下，个体对药物的反应性仍然不同，这就是个体间的差异。如常见的变态反应或称过敏反应，有时亦是引起中毒的原因。某些人对阿司匹林、青霉素、磺胺类药物、普鲁卡因和苯巴比妥等敏感，可能出现皮疹、气喘和黏膜充血等现象，严重时可能产生过敏性休克，甚至危害生命。而这种现象对一般个体即使使用大剂量也不一定发生。

四、一般情况及营养状态

一般情况差及营养不良者对药物的耐受性差，容易引起虚脱，剂量应酌情减小，并注意观察。

五、昼夜规律

体温、心率及血压清晨偏低，肾上腺皮质激素晨间分泌最多，使用有关药物时应适应其昼夜周期性变化。如夜间迷走神经张力占优势，晚间服用β受体拮抗药可引起严重的心动过缓，晚间需减量或不用。

六、精神因素

精神因素可影响药物的疗效，如医护人员对癌症患者言语态度稍不注意，即可引起患者很大的反应，影响药物疗效。安慰剂对一些慢性病、高血压、心绞痛及神经症患者能产生一定效果。

七、病理状态

病理状态能影响机体各种功能，因而也能影响药物作用。例如，腹泻时，口服药的吸收差，作用小。肝肾功能减退时，可以显著延长或加强许多药物的作用，甚至引起中毒。

八、药物引起的病态

如吗啡可以成瘾，甚至寒冷地区风湿痛患者长期服阿司匹林亦可成瘾。常服某种药即使不成瘾亦往往引起耐受性增大。硝酸甘油或硝酸异山梨酯频繁应用可引起失效，需停用一段时间才能恢复作用。长期用β受体拮抗药引起细胞上的受体增加，停用可使去甲肾上腺素与过多的受体结合，引起急性心肌梗死，这些问题都须加以注意。特别是可能成瘾的麻醉药、止痛药、催眠药必须从严掌握。

九、体质及遗传因素

如奎尼丁首次应用可引起体质性过敏反应，须先试用 0.1 g，观察 4 小时后再正式用药。青霉素过敏虽为后天免疫性反应，但亦与体质有关。给有过敏性疾病的患者用药要特别小心，病历上要加标志，以免发生意外。

十、蓄积作用

药物在体内经生物转化而破坏，再经一定径路排泄。连续服用而剂量超过破坏与排泄量时，将发生蓄积作用。药物蓄积到一定程度，其治疗作用可转化为毒性反应，造成危害。药物在体内的破坏或灭能作用可有许多不同机制。有的被氧化，其氧化产物虽在化学结构上仍与原药相近似，但已失去药疗作用，例如，巴比妥酸盐类的化学侧链极小的氧化改变即可丧失中枢的抑制作用。有的被水解而失去活力，例如，乙酰胆碱及局部麻醉药。有的可被还原或结合转化而灭能。各种药物各有其特定的灭能器官，如果灭能器官功能不良，则灭能作用不能充分发挥，从而使某一剂量的药物作用在强度上与时间上相对增加，可能造成意外毒性反应。例如，某些巴比妥酸盐系主要在肝脏内破坏，肝脏功能若有严重损害，则机体对该药的破坏减少，于是该药对中枢神经抑制作用将延长。亦有许多药物在体内未经破坏或不能破坏，仍保持原有药性，有的药物其代谢产物仍有作用，直至排出体外。药物各有其排泄方式，有的多路并进，有的单循一途。药物最重要的排泄器官为肾脏、结肠及肝脏。凡能通过毛细管壁的药品均可在尿中出现，经肾小球滤出之后，一部分被肾小管重吸收。很多重金属则部分经结肠排出体外，亦有若干药品由胆管排入肠内，继而排出体外或又经门静脉吸收。在有重吸收情况下，药物作用时间将延长。气体或挥发性物质则多经肺呼出。药物能出现于各种分泌液内，例如，重金属，常在唾液中呈较高浓度，引起口腔内金属味及齿龈炎。汗液中亦可出现，如药物具有刺激性，即可引起皮疹。药物自乳汁排泄可影响哺乳婴儿。有些药品能通过胎盘而进入胎儿血液循环，如在分娩过程中给予吗啡可延迟婴儿的自主呼吸。

（李燕）

第三节　药物相互作用

药物相互作用即药物与药物之间的相互作用，是指同时或先后服用两种以上药物时，其中一种药物使另一种药物的药理效应发生改变的现象。药物相互作用的效果可能是一种药物的效应得到了加强或削弱，也可能是两种或多种药物的效应同时得到加强或削弱。

使药效加强的称为药物的协同作用，如利尿药和其他降压药合用可增强多种降压药的疗效。甲氧苄啶和磺胺类药物合用可增强磺胺类药物的抗菌作用。使药物效应减弱的称为药物的拮抗作用，如甲氧氯普胺具有止吐作用，而阿托品是解痉药，这两种药物作用相互拮抗，同时服用会减弱药效。

两种或两种以上药物同时使用时称为联合用药或称为配伍。当药物在体外配伍时，可能引起药物药理上或物理化学上的变化，如沉淀、变色、潮解、中和等反应，从而影响药物疗效，甚至影响患者用药安全，称为配伍禁忌。

药物相互作用可分为两大类：

1. 物理化学的相互作用

物理化学的相互作用主要指药物制剂由于理化性质相互影响而发生的配伍变化，如药物混合发生减效或沉淀反应等。

2. 药理学的相互作用

药理学的相互作用主要有药效学相互作用和药代动力学相互作用两个方面。

1）药效学相互作用：包括药物在同一受体部位或相同的生理系统上作用的相加、增强或拮抗。其中，这一类不利的作用在临床占主要部分，例如，误将中枢抑制药和激动药合用，抗惊厥药和可能致惊厥的药物合用，β受体拮抗药和激动药合用，以及酗酒对精神药物的相互作用等，或疗效减弱或产生异常的效应和毒性。

（1）相同受体上的相互作用。药物效应的发挥一般可视为它与机体中存在的受体或效应器相互作用的结果，不同性质的药物对于同一受体可起到激动或抑制两种相反的作用。因此，作用于同一受体的药物联合应用，在效应上可产生加强或减弱的不同结果，例如，氨基糖苷类抗生素相互作用，其抗菌作用相加，但耳毒性、肾毒性作用也同样相加；利福平和异烟肼合用，可防止结核分枝杆菌产生耐药，但由于它们都具有肝毒性，两者并用加重肝损伤；甲氧氰普胺和阿托品联合应用，在药效上直接拮抗，相互抵消。另外，某些药物也能改变受体的敏感性，例如，长期服用胍乙啶后肾上腺素受体敏感性增高，对去甲肾上腺素的升压反应增强。

（2）相同生理系统的相互作用。这类药物合用的相互作用是通过受体以外的部位或相同生理系统而实现药物效应的减低或增强，例如，镇静催眠药的作用可被合用抗组胺药、麻醉性镇痛药、抗抑郁症药等增强。

（3）某些药物的相互作用。可能是由于使体液成分和水电解质平衡发生变化，例如，排钾利尿药的长期应用可造成低血钾，与非去极化型肌松药合用可能产生持久性肌肉麻痹。

2）药代动力学相互作用：药物联合应用由于相互作用改变了药物的吸收、分布、排泄和生物转化，导致产生药理效应的可利用药量的增减变化，从而影响了药物效应。

（1）改变胃排空与肠蠕动。大多数药物主要在肠道吸收，从胃排入肠道的速度为药物到达吸收部位的限速步骤，影响胃排空，使药物提前或延迟进入肠道，将加强或减少吸收，使药效增强或减弱。甲氧氯普胺加强胃肠蠕动，促使同服药物提前进入肠道，加速吸收而增效，如对乙酰氨基酚可因服甲氧氯普胺而增效。相反，如对乙酰氨基酚与抗胆碱药阿托品合用可减弱胃肠道蠕动，则对乙酰氨基酚可因同服阿托品而减弱。另外，某些药物在消化道内有较固定的吸收部位，如维生素 B_2 和地高辛只能分别在十二指肠和小肠的某一部位吸收，甲氧氯普胺能增强胃肠蠕动，使胃肠内容物加速运行，缩短药物与吸收部位的接触时间，影响吸收而降低疗效。相反，阿托品可减弱胃肠蠕动，使药物在吸收部位滞留时间延长，由于吸收增加而增效。

（2）与血浆蛋白结合。许多药物进入体内可与血浆蛋白相结合，与血浆蛋白结合的药物暂时失去活性，但这种结合是可逆的，结合体可分解而重新释放出具有活性的游离型药物，因此可作为药物的暂时储存形式。每一种药物与血浆蛋白的结合大致有一定的比例，若由于某种原因使结合率降低，则因游离型药物的增多而作用增强。各种药物与血浆蛋白的结合能力强弱不一致，两种药物合用时，结合能力强的药物可使结合能力弱的药物从血浆蛋白质中置换出来，使结合力弱的药物在血中游离体的浓度高于正常，结果使作用增强，但同时也有引起中毒的危险，如抗凝血药物双香豆素因合用保泰松而使血中游离浓度增高，可导致危及生命的出血。

（3）诱导药物代谢酶。许多药物在体内受酶的催化作用而发生化学变化，如肝微粒体药物代谢酶可使许多药物生成无效的代谢物而灭活。由于某些药物具有诱导药物代谢酶使其活性加强的作用，因此就可使一些联合应用的药物在肝内代谢速度加快，使其迅速转变为代谢物而失活，如苯巴比妥就是一种药酶诱导剂，它与许多药物如双香豆素、口服避孕药、四环素等并用，可使之代谢加速，血浓度降低，减效也减毒。另外，有些药物如 CTX 本身并无抗肿瘤作用，只有在肝微粒体酶作用下代谢转化为醛磷酰胺才具有抗肿瘤活性，当与巴比妥类药物合用，由于苯巴比妥的酶诱导作用，使这个过程加速，使醛磷酰胺的血药浓度在短时间内高于正常，而显示毒性反应。

（4）抑制药物代谢酶。与诱导药物代谢酶作用相反，有些药物具有抑制药物代谢酶活性的作用，往往可使与其合用药物的正常代谢受阻，致使其血药浓度升高，结果使药效增强，同时也有引起中毒的危险，例如，氯霉素、磺胺苯吡唑等有抑制肝微粒体酶的作用，当连续服用降血糖药物甲苯磺丁脲的患者再合用抗菌药磺胺苯吡唑时，由于磺胺苯吡唑抑制药物代谢酶而使甲苯磺丁脲代谢受阻，血中浓度明显升高，有时会产生急性低血糖症，而当与 CTX 合用，因酶被抑制，使 CTX 不能转为有活性的物质而不能发挥作用。

（5）尿液 pH 值的改变影响药物的排泄。大多数药物是通过肾脏排泄的，药物按转运机制不同可分为主动转运和被动转运而透过肾小管膜随尿排出体外。其中被动转运机制不仅可透过肾小管排泄，而且有部分又在肾小管被重吸收，最后只有部分药物随尿排泄，由于分子状态的非极性药物比离子状态的极性药物容易透过胞膜，因此在肾小管分子状态的药物随水分被重吸收而透过膜重新进入血液，大多数药物为弱酸或弱碱性药物，它们的电离状态受体液的 pH 值所影响，弱酸性药物在 pH 值较低的溶液中多为分子状态，若提高液体 pH 值，则离子状态部分增多，而分子状态减少；弱碱性药物则相反。因此，尿液 pH 值的变化可直接对其排泄产生影响，人尿液的 pH 值可随食物和药物的影响而变化，应用碱性药物可使尿液碱化，使弱酸性药物排泄加快，而弱碱性药物排泄减少，因而影响了这些药物的血药浓度，使疗效和毒性发生变化，例如，发生巴比妥类药物中毒时，应静脉滴注碳酸氢钠，碱化血液和尿液，既可减少药物在脑中的蓄积，又可加快药物从肾排泄，有助于中毒的解救。对于经肾小管分泌而经尿液排泄的药物，由于药物的性质不同，其经肾小管分泌的难易程度也不尽相同。肾小管主动分泌是借助载体的，当多种经分泌排泄的药物联合应用时就会发生对仅有载体的竞争性抑制作用，例如，丙磺舒和青霉素合用，由于丙磺舒较青霉素易于从肾小管分泌，即与青霉素竞争肾小管载体，使青霉素排泄减少，从而提高青霉素血药浓度使疗效增强。

（李燕）

第四节 药品质量检查和不良反应的观察

一、药品质量检查

（一）药品质量外观检查

对临床常用药品，首先要掌握其正常的颜色、嗅味、形态等外观性状，一旦发现异常，就应停止使用。如正常片剂表现为棱角清晰，糖衣片表面圆滑光亮，若片剂变色、潮解易碎、粘连或糖衣裂开、有花斑纹等则为异常。溶液和酊剂多为无色或黄棕色澄清液体，如有浑浊、沉淀等现象即为异常。对粉剂应观察其有无结块、成团或变色。如原为透明结晶状，其表面逐渐变为白色并呈粉末状则为风化现象；表面湿润则为吸潮现象。混悬剂正常时轻摇后则成细腻均匀的微粒状悬浮液，如出现块状物及不均匀状态则为异常。注射液多为澄清无色或淡色，如有变色、浑浊、沉淀、异物出现，均不可使用。对药品的外观检查，是把好用药质量关，杜绝或减少不良反应的重要环节，必须予以重视。

（二）药品的批准文号和批号

药品的批准文号是表示药品系何年经哪一级管理部门审批许可生产的。目前我国实行中央、省两级审批权限。有批准文号，说明已经由相关部门审查批准，已取得可靠的临床验证。药品批号是表示药品的生产出厂时间及批次。目前我国所采用的批号绝大多数为6位数字，前两位数是年份，中间两位数为月份，末两位数为日期。如有些药品注明有效期3年，就需从批号推算。在临床用药中，以无标示有效期的药品为多，这些药品性质稳定，所以不定失效期，但是储存过久同样可使质量下降。对此类药品应定期进行质量检测。

（三）药品的有效期

一些药物如抗生素、生物制剂、放射性核素制剂以及某些化学药品，因稳定性差，即使按规定条件储存，亦将随存放时间而不断减失效价或增加毒性。此类药物通过科学或临床实践，根据稳定程度，标明有效期。规定只能在此限期内使用，即为有效期内使用药物。有效期是指药厂对该药品在正常情况下负责保证质量的有效期限。

二、药物不良反应的观察

药物可能产生各种不良反应，临床医生应在整个药物治疗过程中密切观察患者对药物的反应，如发现不良反应应及时给予适当处理。对于不良反应的观察主要可从如下几个方面进行。

（一）对神经系统的观察

药物对神经系统的影响是多方面的，既可侵犯中枢神经，也可损伤周围神经。有神经症状，也有精神病样发作。一般表现为头痛、视力障碍、烦躁不安、精神紊乱、四肢麻木及感觉异常，重症者发生震颤、惊厥、角弓反张和谵妄、昏迷等。例如，鞘内注射抗生素可能引起头痛、高热、搐搦、昏迷、瘫痪等；肌内注射链霉素及庆大霉素易损害耳前庭功能，引起头昏、耳鸣和重听；磺胺类药物、异烟肼等引起周围神经炎，偶可导致精神失常。因此在用药过程中，要密切观察神经系统的反应。

（二）对造血系统的观察

有的药物可引起造血系统的损害，引起白细胞或血小板减少。有的药物还可导致可逆性贫血，偶可诱发再障。例如，氯霉素、灰黄霉素、利福平、两性霉素 B、磺胺类药物等可引起白细胞或血小板减少，氯霉素还可致再障。因此，应用此类药物的过程中应在第 2~3 天复查血常规 1 次。

（三）对肾脏的观察

有些药物可引起肾脏的损害，当肾功能减退时这一作用更为显著。肾小管有变性，以近曲小管为主，并可出现坏死性病灶。有的药物还可引起尿蛋白、酸中毒、电解质失衡、尿氮排出增多等。溶解度较低的磺胺类药物可引起结晶尿及血尿，严重者可致尿闭及尿毒症，同服碳酸氢钠碱化尿液，可增加溶解度，防止结晶析出。药物的肾损害多数可以在停药后恢复。使用易致肾损害的药物治疗，应每 2~3 天查尿常规 1 次，如有异常，即应该考虑减量，停药或换药。

（四）对肝脏的观察

四环素类、灰黄霉素、磺胺类、抗肿瘤类、抗菌类、异烟肼等药物可导致肝脏的损害，病变可呈胆汁淤积、肝细胞变性、脂肪肝或肝坏死等。有的药物还表现为谷丙转氨酶（GPT）升高。故治疗中使用对肝有损害的药物应每周检查肝功能，如有异常，应立即考虑停药或换药，避免大剂量长期应用。

（五）对胃肠道的观察

许多药物口服后常可引起一些胃肠道的症状如恶心、呕吐、胃肠胀气、腹痛、腹泻、食欲减退等。一般化学刺激是发生胃肠道反应的重要原因，但也可能是肠道菌群失调的后果。在饮食后服药或同服豆浆、牛奶可减轻反应。反应重者应及时换药。有的药物口服后偶可引起严重的腹泻，有时甚至类似溃疡性结肠炎，应予注意。

（六）对循环系统的观察

有的药物可以出现心动过速或过缓、低血压、心前区疼痛、心脏扩大、心律失常，甚至出现充血性心力衰竭、水肿等不良反应。有些易出现不良反应的药物，用药前后应注意检查患者的心脏和血压，每天详细询问病情及测量脉搏、血压。反应严重时，应立即停药。

（七）对局部反应的观察

药物肌内注射、静脉注射或静脉滴注后常可引起局部疼痛、硬结、坏死或血栓性静脉炎，可按具体情况加用普鲁卡因镇痛，或稀释注射液及减慢滴速。

（八）其他

有的药物还可能引起过敏性休克、血清病型反应、皮肤和黏膜受损、皮疹和药物热、二重感染等不良反应，用药过程中应随时注意患者的各类药物反应症状，并及时采取相应的治疗措施。

（李燕）

第五章　妇幼人群的药物治疗

第一节 妊娠期妇女用药

妊娠期用药关系到胎儿及新生儿的生长发育，甚至还涉及青春期某些疾病的发生，因此使用时既要考虑药物对母体的治疗作用，也要考虑对胎儿的致畸及不良反应。妊娠期用药要特别注意到几乎所有药物都能通过胎盘，因此，妊娠期用药等于母胎两人同时接受治疗。由于胎儿处于发育生长过程，其生理情况有异于成人，如妊娠期用药不当，可能对胎儿和新生儿造成不良影响，包括致死、致畸或致胎儿脏器损伤和功能异常等。然而若不加分析，对患病的孕妇一概不用药，则疾病本身不仅可能影响孕妇健康，也可能因此直接或间接影响胎儿和新生儿，所以要提倡合理用药。

一、母胎间的药物动力学

母胎间的物质交换，包括药物，均是通过胎盘屏障进行。主要交换，部位在血管合体膜，由合体细胞、合体细胞基底膜、绒毛间质、毛细血管基底膜及毛细血管内皮细胞5层结构组成的生物膜。正常足月妊娠时，绒毛的总交换面积可在 $10 \sim 12 \ m^2$，其厚度由 25 μm 变为 2 μm，使母胎间生物膜变薄，交换更容易。

（一）胎盘对药物的转运形式

1. 单纯扩散

药物通过生物膜从高浓度区向低浓度区扩散，其扩散速度与浓度差（C）、膜渗透性（K）、交换面积（A）、二膜厚度（X）有关。

$$扩散速度 = \frac{dq}{dt} = \frac{K \cdot A \cdot C}{X}$$

另外，扩散速度也与药物分子大小、解离度及脂溶性有关，分子量 <500、高脂溶性、不带电荷的分子转运较快，大多数药物的分子量为 $250 \sim 400$，故易从母体向胎儿扩散。

2. 易化扩散

易化扩散与单纯扩散相类似，但扩散速度快，可能与细胞膜上嵌有专一载体有关，如葡萄糖、氨基酸、铁和铁蛋白的转运。

3. 主动转运

通过生物膜的特殊载体，可使药物从低浓度一侧通过膜进入高浓度一侧，使胎儿血中多种物质的浓度高于母血，如氨基酸、水溶性维生素（维生素 B_1、维生素 B_2、维生素 B_{12}、维生素 C 及叶酸等）、无机盐（如铁、钙、碘、锌等）。此种方式转运需要三磷酸腺苷（ATP）供给能量。

4. 特殊转运

某些药物在转运前先经胎盘代谢转变成为能较快转运的物质，如维生素 B_2。

（二）影响母胎药物扩散代谢的因素

1）胎盘绒毛及毛细血管的发育。

2）母体胎盘循环状况：妊娠足月胎盘母体循环是靠两者间压力差推动的低压系统，心搏出量的 10%～15% 流向子宫，而其中 75% 流向绒毛间隙，可达到 600 ml/min，绒毛间隙的容积约为 150 ml，所以血液可每分钟交换 3～4 次，血流量充足，血流速度快，母胎间扩散快。

3）胎儿胎盘循环状况：胎儿心脏将胎血经脐动脉排入胎盘绒毛毛细血管内，经过与母体进行物质交换后经脐静脉回到胎儿体内，一个途径为经胎儿肝脏到下腔静脉再至胎儿右心，另一途径为经静脉导管直接进入胎儿循环，不经过肝脏，而胎儿肝脏自 16 周开始即有氧化物质功能。不经过胎儿肝循环的药物，则对胎儿作用较大。

4）药物的理化特性：脂溶性高、离子化程度低、分子量小的药物容易通过。

（三）药物在胎儿体内的代谢

1. 与血浆蛋白结合

大多数药物在胎儿体内与血浆蛋白的结合比成人少，所以游离药物浓度较高。

2. 胎盘对药物的代谢

胎盘含有多种酶，可以代谢药物，如组胺酶可破坏来自母体的组胺，单胺氧化酶可使儿茶酚胺类去胺氧化而灭活等。

3. 药物在胎体内的生物转化与排泄

胎儿肝脏中细胞色素 P450 酶系统功能不足，又缺乏葡萄糖醛酸转移酶，所以生物转化的两个步骤功能均不完善，对药物的解毒功能差。胎儿肾小球滤过率低，对药物的排泄缓慢，容易发生蓄积，所以氯霉素、四环素、磺胺类药物均对胎儿有伤害。由于胎儿每天可吞咽约 450 ml 羊水，并将胎尿排入羊膜腔，所以羊水内也有一定浓度的药物。但胎儿体内药物排泄的重要途径是经胎盘逆向转运到母体，由母体排出。

4. 药物在胎体中特定的积贮场所

胎儿血脑屏障渗透性高，吗啡和巴比妥类药物易在脑中聚积。己烯雌酚、醋酸酚、维生素 A 等易在胎儿肝脏积贮；多氯联苯、滴滴涕（DDT）、苯妥英钠存在于胎儿肾上腺内；汞、左旋多巴存在于胎儿眼球晶状体内；重金属类、四环素存在于胎儿骨髓及牙齿内。

二、胎儿生理特点

胎儿处于发育阶段，与正常人存在着生理上的差异，药物或（和）各种外界因素的干扰，可对胎儿产生不良影响，或导致胎儿和新生儿医源性疾病。由于胎儿肝脏中缺乏葡萄糖醛酸转移酶，因而其对氯霉素、磺胺类药物等的解毒功能受到影响，胎儿血脑屏障渗透性高，吗啡、巴比妥类药物易蓄积在脑部，同时由于胎儿肾小球滤过率低下，排泄缓慢，更易使药物蓄积于胎儿体内。关于药物在胎体内的个体反应，取决于药物的应用、剂量、用药时间、胎盘通透性及胎儿组织器官发育等因素。妊娠 3 个月以内系胚胎各器官分化发育阶段，易受到外界物理或化学因素影响，产生胚胎毒性作用。妊娠15天内，细胞尚未进一步定向分化，如少量细胞受损害，可以由细胞分裂补偿之，如大量的细胞被杀死，则可致胚胎死亡，因而不会出现致畸现象。妊娠15~25天，胚胎中枢神经系统处于分化发育阶段；20~30天，是头与脊柱的骨骼和肌肉前体发生，以及肢芽出现阶段；24~40天，眼、心、下肢分化阶段；60天后，器官分化趋于完善，许多器官已分化完成；90天后全部器官分化完成且逐渐成熟。因此，药物对胎儿的致畸作用不仅与胎儿在宫内所接触的药物有关，也与胎儿所处的发育阶段有关，妊娠90天后，大的先天畸形较少见，但其他结构上的畸形仍可能发生，这种在显微镜下才可能看到的结构上的缺陷，以后会造成功能和发育异常。有的可在数年内无表现，例如，胎儿被风疹病毒感染后，在20年后方可出现亚急性硬化性脑炎和糖尿病等病变；对由于先兆流产而口服己烯雌酚导致中肾管异常，直到生育期年龄才出现阴道腺病甚至发生透明细胞癌变等问题。在妊娠期，绝对安全的药物几乎是没有的。为此，应尽量避免不必要的用药，当有数种同类药物对孕妇可产生同种疗效时，以尽量选择安全药物，新药应慎用为原则。

三、妊娠期用药的基本原则

1）用药必须有明确的指征，避免不必要的用药。

2）应在医生指导下用药，不要擅自使用药品。

3）在妊娠早期若病情允许，尽量推迟到妊娠中、晚期再用药。

4）对于病情危重的孕妇，虽然有些药物对胎儿有影响，但应充分权衡利弊后使用，根据病情随时调整用量，及时停药，必要时进行血药浓度监测。

四、妊娠期用药对胎儿的影响及其相关内容

从药代动力学看，不同药物从不同途径进入人体后，通过细胞外液迅速分布，但能否通过细胞膜进入全身细胞内液，则取决于特定的组织屏障。

胎盘的组织非常复杂，孕妇用药时，药物通过胎盘屏障，按扩散方式转运到胎儿循环，由于胎儿肾功能未成熟，大部分药物在胎儿体内循环扩散后折回再经胎盘，由孕母将药物及其代谢产物排出体外。据统计，90%孕妇曾用过口服避孕药及其他药物，包括止吐药、抗生素、抗过敏药、镇静药、抗酸药及利尿药等。尽管如此，妊娠期用药对胎儿、新生儿的影响，仅有2%~3%发生先天性畸形，而且大多数畸形是因为基因、环境及其他未知因素引起的。

妊娠期用药因存在胎盘导致母胎之间生物动力学及药代动力学的变化而更趋复杂。经过胎盘建立母胎之间的循环通路，才能保证将胎儿生长发育所需的物质及胎儿代谢产物一起排出，这些变化主要发生在胎盘绒毛间隙（突向血窦）的胎儿毛细血管。孕母动脉血流入这些间隙，然后流入孕母子宫静脉，再返折回到孕母体循环。孕母血与胎儿血并不融合。孕母血中的溶质必须经内皮细胞、绒毛结缔组织到达胎儿毛细血管内皮细胞，然后经胎盘汇入脐静脉输送给胎儿。

（一）妊娠期用药对胎儿的影响

妊娠期用药对胎儿的影响严重者可造成胎儿死亡、中毒或致畸的后果；也可通过促使胎儿血管收缩，从而减少母子之间气体交换及营养物质及代谢产物的转运；还可导致严重的子宫低张力，造成胎儿缺氧性损伤；更有可能间接地改变孕母的生化动力学。

（二）妊娠期用药对胎儿影响的程度

妊娠期间用药对胎儿影响的程度主要与胎儿的胎龄、药效、剂量相关。

着床时：当受精卵着床后的 20 天以内用药，可直接导致胚胎死亡。

妊娠早期：当妊娠 3～8 周，胎儿的器官正值发育阶段，当药物进入胚胎后主要是导致胎儿畸形，或可引起流产，或造成功能性的缺损，这种缺损可在出生长大后的生活中才被发现。

妊娠中、后期：妊娠中、后期用药不太会致畸，但仍有可能改变正常形成的胎儿器官和组织的发育和功能。

（三）妊娠期用药对胎儿影响的方式

药物通过胎盘的方式与进入其他组织的方式相同，也是通过弥散方式影响胎儿的，孕母服药后脐静脉血中的药物浓度高于脐动脉血中的药物浓度。孕母血中的药物浓度与胎儿组织中的药物浓度之间至少需要弥散 40 分钟才能平衡。分娩前数小时给孕母用药（如局部麻醉药），可通过胎盘影响胎儿，应谨慎使用，以免胎儿中毒，因为断脐后新生儿由于其代谢功能和分泌功能尚未成熟，因此，其肝脏对药物的代谢或（和）肾脏对药物的廓清速度较慢或功能较差。

（四）妊娠期用药对胎儿影响的安全性考虑

WHO/FDA* 将妊娠期用药安全性分为 5 级，已被世界各国广泛采用，指导妊娠期如何用药（表 5 - 1）。

表 5 - 1　WHO/FDA 将妊娠期用药安全性分级

分级	说明
A	监控下的人类药物实验证明对胎儿无任何风险；此类药物是最安全的
B	此类药物的动物实验显示对胎儿没有危险，其人类实验研究并未开展；或是动物实验显示对胎儿有危险，但在严格监护下的人类实验却证明其没有危险
C	此类药物没有开展足够的动物或人类实验研究；或者对其胎儿不利的影响已在动物实验中得到验证，而人类实验研究没有足够的资料可供开展
D	有证据表明此类药物对胎儿有影响，但在某些情况下（如生命受到威胁，一些严重的疾病不能使用对胎儿更安全的药物或对胎儿更安全的药物无效时）使用此类药物的益处超过其对胎儿的风险
X	此类药物对胎儿的危险性远超过其对机体的益处

（五）妊娠期使用对胎儿有影响的药物

1. 抗肿瘤药物

由于胚胎组织生长，DNA 演变都很快，非常类似肿瘤组织的增长速度，因而胎儿对抗肿瘤药物也很敏感。氨基蝶呤被发现是对人类胚胎致畸作用的第一个药物，此后发

---

* FDA：美国食品药品监督管理局。

现其他抗代谢药物和烷化剂，如甲氨蝶呤（MTX）、CTX、苯丁酸氮芥和白消安等均可导致胎儿异常，包括胎儿宫内发育迟缓、下颌异常、腭裂、颅骨发育不全、耳缺损、足畸形等。现又证明秋水仙素、长春碱、长春新碱和放线菌素 D 在动物中有致畸作用，但尚无证据表明对人类也有致畸作用。

2. 合成维 A 酸

妊娠早期服用异维 A 酸可导致自发性流产或新生儿畸形，包括心脏缺陷、小耳朵、脑积水等。该药致畸的危险性约 25%，另有 25% 可能造成智力障碍。口服该药后可在皮下脂肪组织中积储并缓慢释放。其代谢产物在停药 2 年后仍有潜在致畸作用，它对动物和人类都有致畸作用。

3. 性激素

妊娠期前 12 周服用雄激素和合成孕激素可导致女婴的外生殖器男性化。孕母服用己烯雌酚可致青春期女孩阴道发生透明细胞癌，但很少见。己烯雌酚的影响是目前发现人类经胎盘致癌效应中最强的，当女性胎儿在宫内接受己烯雌酚后，可发生如下异常：排卵前黏液异常、T 形宫腔、月经不调、自发性流产、宫颈功能不全、异位妊娠和早产的可能性增加。围生儿病死率增高，男性胎儿接受己烯雌酚后可发生尿道狭窄或（和）尿道下裂。

4. 抗惊厥药

凡妊娠妇女，如患有癫痫者，服用抗癫痫药后所产婴儿患有腭裂、先天心脏缺损、智力障碍等的比例均有所增多。患有癫痫孕妇致胎儿产生畸形的危险概率与孕妇癫痫发作的频率和严重程度，以及每天服用 1 种大剂量或同时服用 3 种以上的抗癫痫药有关。三甲双酮的致畸作用最强，所以已被禁用于孕妇。妊娠早期服用苯妥英钠有致畸的危险。近年报道苯巴比妥和卡马西平也可导致与苯妥英钠所引起的类似畸形。当临产时胎儿在宫内接触过苯妥英钠、卡马西平或苯巴比妥的新生儿有出血倾向的可能性增加，因这些药可引起维生素 K 缺乏，故妊娠后期或预产期前 1 个月服用维生素 K 或在新生儿出生后就给予肌内注射维生素 K 可避免出血的发生。

5. 抗精神病药和抗焦虑药

妊娠期用以止吐和调节精神状态的吩噻嗪，该药可通过胎盘，有可能对胎儿造成威胁。妊娠末期服用地西泮可导致新生儿抑郁、激惹、震颤和反射亢进。妊娠早期服用碳酸锂约有 19% 的胎儿出现相关畸形，最常见的是心血管畸形。碳酸锂在围生期可造成新生儿昏睡、肌张力低、喂养困难、甲状腺功能减退（简称甲减）、甲状腺功能亢进（简称甲亢）和肾性糖尿病等异常现象。

6. 抗菌药

在妊娠中期或后期服用四环素可透过胎盘与钙结合并聚集沉积于胎儿骨骼和牙齿。胎儿在宫内接触四环素，可导致牙齿永久性黄染或（和）易患龋病及牙釉质发育不良，还可导致骨骼生长迟缓。因此在妊娠期应尽量避免服用四环素。

卡那霉素、庆大霉素、链霉素等氨基糖苷类耳毒性药物必须避免在妊娠期应用，因为它们可通过胎盘进入胎儿内耳。当治疗孕母危重病时，又对青霉素和头孢菌素耐药，以抢救生命为主，则考虑该类药物的耳毒性乃属次要地位。新生儿不能完全清除青霉素，但它对胎儿并无毒性，而对妊娠期孕妇应用大剂量青霉素时也是如此。然而当妊娠期应用氯霉素会导致胎儿血氯霉素水平较高，而可能引起灰婴综合征。青霉素则安全得多。

磺胺类药物，尤其是长效磺胺具有高蛋白结合链，它们可从蛋白结合链上竞争性地替代胆红素而通过胎盘。在妊娠 34 周前服用磺胺，通过胎盘能将胆红素排泄，从而减少对胎儿的危害性。当临产时孕母服用磺胺，可导致新生儿出现黄疸，如不及时治疗可发展成胆红素脑病。磺胺类药物中的柳氮磺吡啶可例外，由于它在胎儿的活性代谢产物——磺胺吡啶的胆红素竞争性替代活性较弱，所以对胎儿影响较少。

头孢菌素对人类的影响，尽管研究得比较多，但迄今没有明确的有害证据发现。对妊娠期服用头孢菌素应强调要有明确的指征。

喹诺酮类药物在妊娠期应用一直受到质疑，因为曾有报道环丙沙星和诺氟沙星对骨和软骨的亲和力比较强，可能导致新生儿潜在性的关节损害。但最近的研究报道认为喹诺酮类药物与新生儿畸形和骨骼、肌肉缺损无关。

7. 抗凝药

香豆素类药物可通过胎盘进入胎儿体内，而且胎儿对香豆素非常敏感。妊娠早期服用华法林，约有 25% 可能出现胎儿、新生儿华法林综合征，包括鼻发育不良、骨骺分离（X 线摄片上表现）、双侧视神经（视觉）萎缩和智力发育异常。妊娠中期、后期服用华法林可致视神经萎缩、白内障、小头、小眼畸形及智力发育异常。孕母和胎儿都有出血倾向。肝素分子量大，不会通过胎盘，对胎儿无损害，所以临床上在妊娠期应用抗凝药以肝素作为首选药，但需强调在妊娠期应用肝素时间太长（>6 个月）可造成孕母骨质疏松或血小板减少。

8. 心血管药

强心苷可通过胎盘，但新生儿、婴幼儿对强心苷的毒性有抵抗力和耐受力。妊娠期注射洋地黄后，在胎儿体内会出现 1% 的原形和 3% 的代谢产物，但当妊娠早期使用洋地黄可能会造成胎儿血中洋地黄浓度过高。妊娠期服用地高辛，其所生的新生儿血中地高辛浓度可与母血中地高辛浓度相同，但没有不良反应。

妊娠期服用治疗高血压的药物，可通过胎盘影响新生儿。普萘洛尔可通过胎盘导致胎儿及新生儿心动过缓、低血糖及不同程度的胎儿宫内发育迟缓。妊娠期尚需避免应用噻嗪类利尿药，因为该类药物会降低孕母血容量及减少胎儿的营养和氧合作用，有可能造成新生儿低钠血症、低钾血症、血小板减少症。

9. 甲状腺药

妊娠期间用以治疗孕母甲状腺疾病的放射性碘（^{131}I）可以通过胎盘而损害胎儿的甲状腺或引起新生儿甲减。丙硫氧嘧啶、甲巯咪唑和三碘甲状腺苷酸均可通过胎盘而引起胎儿或新生儿甲减。碘化钾饱和溶液通常用于孕母有严重的甲亢时，以阻止甲状腺释放过多的甲状腺素，由于它也可通过胎盘引起胎儿或新生儿甲减，导致新生儿气管被压迫而造成梗阻性呼吸困难。甲巯咪唑可导致新生儿头皮缺损，所以妊娠期的抗甲状腺药物宜选择丙硫氧嘧啶为妥。

10. 止痛药和麻醉药

妊娠期间应用止痛药和麻醉药，两者均可通过胎盘，在胎儿体内达到很高水平。水杨酸盐可与胆红素竞争性替代蛋白结合链，造成游离胆红素血浓度增加而引起新生儿胆红素脑病。大剂量阿司匹林可引起宫缩发动延迟，并可导致胎儿动脉导管关闭不全，在临产时或产后母体可呈现出血倾向或造成新生儿出血。

11. 疫苗

妊娠期或拟诊为妊娠的妇女应避免使用活的病毒疫苗。风疹病毒疫苗可通过胎盘引起胎儿或新生儿感染。但妊娠期有传染病风险者可谨慎应用。

12. 临产时常用药

甲哌卡因、利多卡因、丙胺卡因等局部麻醉药均可通过胎盘，还可通过外阴、宫颈周围等许多部位吸收，导致胎儿心动过缓和中枢神经被抑制。静脉给予缩宫素（催产素）以加强宫缩来引产是较为安全的，但有时会造成子宫收缩过度，对胎儿有不利影响。临产前给予孕妇大剂量地西泮可导致新生儿肌张力减退，Apgar 评分低，神经系统受抑制，对冷应激反应减弱。静脉注射硫酸镁常用于避免或抑制子痫惊厥，但可导致新生儿昏睡、张力降低、呼吸暂停。临床上用静脉注射硫酸镁而引起新生儿严重的并发症并不常见。

13. 其他药物

1956 年发明的沙利度胺用来治疗感冒，现亦用于治疗麻风。直到 1962 年才被发现当妊娠早期即胎儿器官发生发育期服用会出现胎儿畸形，如双侧缺肢或短肢，或双肢发育不良，或伴有消化道及心血管畸形。

妊娠期服用维生素 A >10 000 U/d 可增加致畸的风险，但维生素 A 服用 <5 000 U/d 没有致畸的报道。

妊娠期糖尿病可用胰岛素来控制，因为胰岛素不能通过胎盘，不会影响新生儿血糖浓度，所以妊娠期糖尿病用胰岛素仍是首选药物。

妊娠期有病毒感染，口服或局部应用阿昔洛韦可能是安全的。

妊娠期服用氯霉素、磺胺、维生素 K、呋喃妥因、磷酸伯氨喹、萘及氧化剂等可引起孕母溶血、胎儿及新生儿葡萄糖 - 6 - 磷酸脱氢酶（G - 6 - PD）缺乏性溶血。

14. 禁用药物

妊娠妇女患有苯丙酮尿症者，禁止服用天冬氨酸和苯丙氨酸。由于天冬氨酸的主要代谢产物苯丙氨酸可经胎盘很快转运给胎儿，聚集于胎儿体内，一旦其浓度达到中毒水平，可导致胎儿或新生儿智力发育迟缓。但在常用剂量范围内摄入，胎儿体内的苯丙氨酸浓度不会达到中毒水平。妊娠期服用中等剂量的天冬氨酸导致胎儿中毒的危险性很少。尽管如此，若孕妇患有苯丙酮尿症时，天冬氨酸和苯丙氨酸仍然列为禁用药物。

五、妊娠期药物的选择

（一）妊娠期抗菌药物的选择

根据抗菌药物对胎儿有无致畸、毒性作用和对母体有无毒性作用，将其分为三类，即妊娠期可以选用的、慎用的和禁用的三种。

1. 妊娠期可以选用的抗菌药物

1）青霉素类抗生素：该类抗生素的杀菌原理是阻碍细菌细胞壁的合成，哺乳类动物无细胞壁，故该类抗生素对人体毒性最小，不致胎儿畸形，且对母体肝肾功能影响小。但其缺点是抗菌谱较窄，对细菌产生的 β 内酰胺酶不稳定，易产生耐药性，对酸不稳定，不能口服，易出现过敏反应。但许多半合成青霉素类制剂已从多方面弥补了这些缺点，例如，青霉素 V 钾片耐酸耐酶，不易产生过敏反应；阿莫西林耐酸耐酶且为广谱抗生素。现投入使用的半合成青霉素类制剂种类繁多，每一种制剂抗菌谱有所区别，但共同点是无致畸作用，治疗量对孕妇及胎儿毒性小，故应用时应详读说明书，针对孕妇感染的特点，选用对细菌敏感的品种，注意询问有无过敏史。

2）先锋霉素类抗生素：该类抗生素在化学结构、理化特性、生物活性、作用原理及临床应用方面和青霉素类极为相似，对胎儿的影响也比较小，比青霉素类更为优越的是其抗菌谱广，对酸及各种细菌产生的 β 内酰胺酶稳定，过敏反应发生率低，对肾脏已基本无毒性，孕妇可以选用，现临床上已用到第三代。常用制剂有头孢噻肟、头孢哌酮、头孢他啶、头孢曲松、头孢唑肟等。

3）大环内酯类抗生素：主要品种有红霉素、螺旋霉素、交沙霉素、1985—1995 年上市的还有罗红霉素、阿奇霉素、克拉霉素、醋酸麦迪霉素等。该类抗生素是抑菌剂，抗菌谱与青霉素相似，但其对一般细菌引起的呼吸道感染很有用，对支原体、衣原体、弓形虫等也有效，血药浓度不高，但组织分布与细胞内移行性良好，毒性低，变态反应少，是孕期可安全使用的抗生素，对青霉素过敏或弓形虫、衣原体感染或上呼吸道感染首选此类药物，其中阿奇霉素对流感嗜血杆菌的抑制能力强于红霉素。

4）抗菌中草药：黄连、金银花、苦参、鱼腥草是孕期可安全使用的抗菌中草药，但要在医生指导下使用，不可过量。

5）抗真菌药：制霉菌素、克霉唑孕期可选用，对胎儿较安全。

2. 妊娠期不宜选用的抗菌药物

1）依托红霉素：可导致孕妇肝内胆汁淤积症和肝脏受损，孕期禁用。

2）磺胺类药物：妊娠中晚期禁用。

3）四环素类药物：整个孕期应禁用。

4）氯霉素类药物：孕期禁用。

5）抗真菌药：酮康唑可透过胎盘，经动物实验证实本品可致畸形，孕期不宜选用。

6）抗结核药物：利福平动物实验有致畸作用，故妊娠 3 个月以内禁用。

7）抗菌中草药：穿心莲可对抗孕酮，抑制绒毛滋养细胞生成，可导致流产，孕早期不宜应用。

3. 孕期慎重选用的抗菌药物

1）氨基糖苷类抗生素：应根据病情，谨慎使用。婴儿出现听力障碍主要与用药量有关，与妊娠月份的关系不大，必要时可考虑药量及给药时间的长短。

2）甲硝唑：抗厌氧菌及治疗滴虫病，对细胞有致突变作用，故认为对人类亦有危险。因此，妊娠头 3 个月不要轻易使用，确有必要应用时，以局部应用为妥。

3）抗结核药物：异烟肼易透过胎盘，脐血浓度高于母血浓度，对大鼠和家兔实验证实异烟肼可引起死胎，在人类中虽未证实有问题，但孕妇应用时必须充分权衡利弊。

4）抗菌中草药：大青叶有直接兴奋子宫平滑肌的作用，大量应用可致早产，应慎用。板蓝根和大青叶属同类植物，亦应慎用。

5）喹诺酮类药物：孕妇、哺乳期妇女不宜久用，也有人认为孕妇、哺乳妇忌用。

（二）抗病毒药物在妊娠期的应用

与抗菌药物相比，目前尚缺乏安全有效的抗病毒疗法，非妊娠期所使用的许多抗病毒西药可致畸和致突变，抗病毒的中草药又缺乏确切的疗效，只能作为对症和辅助用药，因此，妊娠期孕妇患了病毒感染性疾病，应根据母体病情轻重，权衡利弊慎重选用抗病毒药物。

1. 利巴韦林

化学合成抗病毒药，对多种 RNA 病毒均有抑制作用，是目前常用的广谱抗病毒药，动物实验有致畸作用，故妊娠 3 个月以内禁用。

2. 金刚烷胺

虽能抑制某些流感病毒的穿入与脱壳，用于预防和治疗早期流感的甲型病毒感染，但可致畸，孕妇应忌用。

3. 阿昔洛韦

阿昔洛韦为化学合成的高效抗病毒药，能抑制病毒 DNA 多聚合酶的活性，阻止 DNA 病毒繁殖，主要对疱疹病毒有效，如孕妇患单纯疱疹病毒（HSV）感染可用此药治疗。

4. 抗病毒中草药

上呼吸道感染性疾病多由鼻病毒、流感病毒、腺病毒、呼吸道合胞病毒、柯萨奇病毒等引起，柯萨奇 B 组病毒（CVB）是病毒性心肌炎最常见的致病因子，蒲公英、石韦、乌药、青木香、败酱草对柯萨奇病毒和呼吸道合胞病毒有明显抑制作用。尚未见这些中草药有致畸的作用，孕妇必要时可选用。

（三）抗寄生虫药在妊娠期的应用

1. 抗肠虫药

1）枸橼酸哌嗪（驱蛔灵）：本品有效剂量与中毒剂量相差较大，无致畸发现，适用于蛔虫和蛲虫感染，孕期可选用。

2）氯硝柳胺（灭绦灵）：适用于绦虫感染，用于孕妇未见明显不良反应。

3）甲苯达唑、左旋咪唑：可治疗各种肠道寄生虫感染，但可致畸形，孕妇禁用。

2. 抗疟药

1）妊娠期可以选用的抗疟药：青蒿琥酯、蒿甲醚，对各型红细胞内期的疟原虫有杀灭作用，可控制各型疟疾的症状，毒不良反应较轻，孕妇可以选用。

2）妊娠期禁用的抗疟药：磷酸氯喹、乙胺嘧啶均可致畸，孕妇应禁用。

（四）甾体激素在妊娠期的应用

1. 雌激素

1）对胎儿可能产生的近期影响

（1）生殖系统异常：孕期服用雌激素可导致男、女婴儿生殖器官异常，由于米勒管是在胚胎期 6～16 周发育，孕早、中期服用雌激素，可作用于米勒管，导致生殖器发育异常，男婴发生睾丸发育不良、附睾囊肿、精子缺陷、隐睾症等，女婴则可发生男性化及阴蒂肥大、阴唇融合。可能由于雌激素刺激胎儿肾上腺，增加雄激素分泌或代谢成分具有雄激素活性物质所致。约有半数于孕早期服用己烯雌酚的患者，其女性后代有子宫发育不良、呈 T 形、粘连及单角子宫、宫颈柱状上皮增生性糜烂。

（2）心脏畸形：宫内接触性激素的胎儿，先天性心脏病发生率明显增高，为正常人群的 2～3 倍，最多见的心脏畸形是大血管转位及室间隔缺损。

（3）肢体畸形：孕期接触雌激素，胎儿畸形发生率增加，主要是肢体的血管发育异常，如血管瘤和毛细血管瘤。

（4）多发性畸形：孕早期接触雌激素，后代发生多发性畸形明显增加，多发性畸形包括脊柱、肛门、心脏、气管、食管、肾脏、肢体等多器官畸形。

2）雌激素对胎儿可能产生的远期影响

（1）阴道腺病：女性在青少年时期发生阴道腺癌与其母亲孕期服用人工合成的雌激素关系密切，通常发病年龄为 15～19 岁，其母亲在孕前长期、大量地服用过雌激素，或孕早期即开始服用大剂量雌激素，且持续时间较长。

（2）睾丸癌：母亲在孕期服用雌激素，其后代发生睾丸癌者明显高于对照组，两者之间呈密切的相关性。这些男性多在 18～30 岁发病。据推测孕期母亲激素微环境改变使其后代患睾丸癌的比率较正常人高。

综上，孕期应禁用雌激素。

2. 孕激素

妊娠期应用孕激素，常见于妊娠试验诊断，治疗先兆流产或习惯性流产，或受孕时间不详而继续服用避孕药等。目前主张孕激素治疗仅适用于黄体功能不全病例，特别是原发性孕激素分泌不足者；盲目地使用孕激素保胎，对胚胎有缺陷者，反而干扰自然淘汰，甚至导致过期流产；对黄体功能正常者滥用孕激素，反而干扰内源性孕激素的生成，也难以达到保胎的目的。

3. 雄激素

妊娠期使用雄激素，可使女性胎儿的外阴发生男性化，即发生女性假两性畸形。胚胎时注射雄激素后，对下丘脑周期中枢产生封闭作用而影响今后月经周期，故孕期禁用雄激素。

4. 溴隐亭

溴隐亭是一种多巴胺促效剂，能有效地抑制功能性高泌乳素血症或肿瘤所引起的高泌乳素血症，同时还能恢复正常排卵月经，能明显提高妊娠率，使用溴隐亭治疗而受孕的，全部新生儿未发现任何畸形。

5. 糖皮质激素

常用于临产前数日以促进胎儿肺成熟及治疗妊娠合并某些内科并发症，如自身免疫性血小板减少性紫癜、支气管哮喘等。对于不可避免早产的胎儿、妊娠合并糖尿病者应用糖皮质激素可降低早产新生儿呼吸窘迫综合征（RDS）发生率及早产新生儿颅内出血、坏死性小肠结肠炎发生率。常用的有倍他米松、地塞米松，可通过胎盘作用于胎儿

Ⅱ型肺泡细胞受体，使受体表面活性物质释放及产生增加。剂量为：倍他米松 12 mg 肌内注射，1 次/天，共 2 天；地塞米松 6 mg 肌内注射，2 次/天，共 2 天。过量长期用糖皮质激素有可能导致过期妊娠、胎儿宫内发育迟缓和死胎发生率增高。也有认为可能由于免疫抑制而使感染发生率增高。因此，若确属病情需要而长期应用时，原则上应尽量用较小剂量维持。

（五）镇静安定药在妊娠期的应用

1. 沙利度胺

曾在 20 世纪 60 年代初期广泛用于孕早期治疗妊娠呕吐，但导致严重的短肢畸形，已禁用。

2. 巴比妥类药物

过去多认为无致畸作用，但有学者发现常服用者与对照组相比，其先天畸形的发生率明显增加，畸形可表现为无脑儿、先天性心脏病、严重四肢畸形、唇裂、腭裂、两性畸形、先天性髋关节脱位、颈部软组织畸形、尿道下裂、多指（趾）、副耳等。

3. 地西泮

其是临床常用药物，在早孕期服用，胎儿可发生唇裂，其危险性较对照组高 4～6 倍。

4. 甲丙氨酯、氯氮䓬等

在孕早期 6 周内服用，可能有致畸作用，在整个孕期服用可致胎儿宫内发育迟缓。

5. 吗啡类药物

早期妊娠应用吗啡类药物，特别是可待因，婴儿唇裂、腭裂的发生率比对照组明显增高。若在娩出前 6 小时内注射吗啡，给药后 2 分钟可在胎体测出，作用可维持 4～6 小时，新生儿娩出后，会有明显的呼吸中枢抑制作用，因此，估计在 6 小时内分娩者忌用吗啡。

6. 吲哚美辛

吲哚美辛具有解热、镇痛及消炎抗风湿作用。妊娠期应用有引起胎儿短肢畸形、阴茎发育不全和新生儿动脉导管未闭的报道。

7. 曲马多

曲马多为人工合成的阿片受体激动药，镇痛作用显著，一般用药后 20～35 分钟出现镇痛效果，可持续 6 小时。有效率为 63%～93.3%，其中 50% 以上达到完全镇痛。对产妇心血管及肝肾功能无影响。也不影响前列腺素分泌。可通过胎盘进入胎儿血液循环，但无影响。对平滑肌、横纹肌无作用，对产程、胎儿生物物理评分无影响。因无抑制呼吸的作用，对新生儿 Apgar 评分无影响。但应避免长期应用，因为可能引起新生儿成瘾和戒断症状。对于孕妇，本品的应用仅限于单次。口服、注射吸收均好且镇痛作用相同。但需注意静脉注射速度，不宜过快，否则会导致心悸、出汗等。分娩过程中镇痛以口服或肌内注射为宜，慎用静脉注射的方法。一般口服一次为 100 mg，肌内注射一次为 50～100 mg。不良反应有眩晕、恶心、口干等。忌与单胺氧化酶抑制药，如苯乙肼、帕吉林等合用；与地西泮合用时，其剂量应酌减。

8. 哌替啶

哌替啶为人工合成的阿片受体激动药,因起效快,作用时间适宜,镇痛效果较好,较吗啡不良反应小,且价格低廉,是常用的分娩镇痛药。其镇痛作用相当于吗啡的 1/10 ~ 1/8。肌内注射 50 mg,可使痛阈提高 50%,可持续 2 ~ 4 小时。在产程的潜伏期,哌替啶能降低子宫活性与张力,在低张力收缩期甚为显著,产妇得到镇静。一般用量为肌内注射 50 ~ 100 mg、静脉注射 25 ~ 50 mg,镇痛作用最强时间分别在用药后 40 ~ 50 分钟、5 ~ 10 分钟,对产后子宫复旧及产后出血均无不良影响。产妇用药后约有 15% 的患者可能发生恶心、呕吐、体位性低血压。哌替啶是以单纯弥散的方式,透过胎盘作用于胎儿,产妇静脉注射 50 mg,90 秒后药物即可达胎儿血液循环,6 分钟后胎儿和母体的血药浓度即可达到平衡。肌内注射 2 小时胎儿血药浓度达高峰。分娩时母体和脐带血的药物水平无明显差异。哌替啶可使胎儿脑对糖的利用与代谢降低,也可使胎儿宫内呼吸运动受到抑制,胎心率基线变异减少。哌替啶可使新生儿产生、建立呼吸时间延长,Apgar 评分降低,肺泡通气量减少,呼吸性酸中毒,对声、光刺激的习惯形成时间延长,呼吸抑制。这种严重不良反应与产妇用药量,以及产妇用药至胎儿娩出的时间间隔相关。一般认为产妇用药至胎儿娩出的时间在 1 小时以内,或 4 小时以上,对新生儿无影响;而在 2 ~ 3 小时对新生儿抑制作用明显增加。一旦出现新生儿抑制,可用纳洛酮拮抗(静脉注射 0.2 mg)。

(时秀芳)

第二节　小儿用药

药物是治疗疾病的一个重要手段,而其不良反应常会对机体产生不良影响。生长发育中的小儿对药物的不良反应较成年人更为敏感。小儿疾病大多危重而多变,选择药物须慎重、确切,更要求剂量恰当,因此必须了解小儿药物治疗的特殊性,掌握药物性能、作用机制、不良反应、适应证和禁忌证,以及精确的剂量计算和适当的用药方法。

一、儿科药学的形成

儿科药学是近年迅速发展的一门新兴学科,儿科用药安全几乎涉及每家每户,随着人们药品知识及自我保护意识的加强,对医务人员用药水平的要求也在提高;儿科医疗水平的提高,要求药学水平应同步发展;儿童及新生儿特殊的生理特点需要有相应的儿科药学保健。同时相关学科的发展为儿科药学的形成创造了必要的条件:儿科医学的发展深化了对儿童生理特点、发病机制、药物反应性等问题的认识;近代药学特别是国内外以临床药学为特色的医院药学的发展,为儿科药学的发展提供了较好的经验和方法;近年体内药物分析仪技术和手段的大大提高为儿科药学提供了良好的研究手段;药学教育的蓬勃发展,提高了广大药学人员素质,为儿科药学培养了人才;药学监护的实施为我国儿科药学研究的发展打下了坚实的基础。

二、儿科药物治疗的特点

儿科用药即儿科药物治疗是药物与机体相互作用的形式与体内过程，对儿科用药应选好药、用好药，以获得最大限度的治疗效果和最大限度地避免不良反应，同时应是最经济、最合理的药物利用，儿科用药相对于其他分支医学更复杂，难度也更大。

由于儿童是迅速发育过程中的特殊人群，发育不成熟，与成人生理上有很大差异。儿科用药对象从胚胎发育期、胎儿期、新生儿期、婴儿期、幼儿期、学龄前期、学龄期到青春前期，不同年龄阶段之间存在一定差异。由于发育程度不同，各期具有各自用药特点。

（一）药物在组织内的分布因年龄而异

如巴比妥类药物、吗啡、四环素在幼儿脑中浓度明显高于年长儿。

（二）小儿对药物的反应因年龄而异

吗啡对新生儿呼吸中枢的抑制作用明显高于年长儿，麻黄碱使血压升高的作用在未成熟儿却低得多。

（三）肝脏解毒功能不足

特别是新生儿和早产儿，肝脏系统发育不成熟，对某些药物的代谢延长，药物的半衰期延长，增加了药物的血药浓度和毒性作用。

（四）肾脏排泄功能不足

新生儿，特别是未成熟儿的肾尚不成熟，药物及其分解产物在体内滞留的时间延长，增加了药物的不良反应。

（五）先天遗传因素

要考虑家族中有遗传病史的患儿对某些药物的先天性异常反应；对家族中有药物过敏史者要慎用某些药物。

三、儿科药物的选择

选择用药的主要依据是小儿年龄、病种和病情，同时要考虑小儿对药物的特殊反应和药物的远期影响。

（一）抗生素

小儿容易患感染性疾病，故常用抗生素等抗感染药物。儿科医学工作者既要掌握抗生素的药理作用和适应证，更要重视其有害的一面，如肾毒性、对造血功能的抑制等，抗生素使用过多容易引起肠道菌群失衡，使体内微生态紊乱，引起真菌或耐药菌感染。对群体和社会来讲，广泛、长时期地滥用广谱抗生素，会对整个微生态环境产生影响，进而对人们的健康产生极为有害的影响。

（二）肾上腺皮质激素

短疗程用于过敏性疾病、严重感染、急性喉炎、输液反应等，长疗程用于肾病综合征、血液病、自身免疫性疾病等。在使用时必须重视其不良反应：①短期大量用药可掩盖病情，故诊断未明确时不用。②较长期使用可抑制骨骼生长，影响水、盐、蛋白质、脂肪代谢，引起高血压和库欣综合征。③长期使用可导致肾上腺萎缩、胃出血。④可降低免疫力使病灶扩散，引起反复呼吸道感染。⑤水痘患儿禁用肾上腺皮质激素，以防疾病扩散加重病情。

（三）解热镇痛抗炎药

儿科滥用解热镇痛抗炎药现象比较普遍，其结果必然导致药源性疾病日渐增加，而且还形成对药物的依赖性，如索米痛片（主要含氨基比林和非那西丁）长期服用可使肾乳头坏死、间质性肾炎，还可使血红蛋白形成高铁血红蛋白，血液携氧能力下降，引起发绀反应，出现溶血和溶血性贫血。由于当前解热镇痛抗炎药物中剂型相对较多，一药多剂型更加突出，商品名称繁多，如不仔细阅读药品说明书，很容易造成用药混乱。对于发热患儿使用安乃近滴鼻剂，临床医生反应疗效好，又避免小儿注射的痛苦。但已有关于安乃近致小儿再障和小儿暴发性紫癜的报道。又如新生儿使用含阿司匹林的制剂，由于新生儿胃内酸度低，胃排空迟缓，药物吸收慢，易在胃内形成黏膜糜烂。发热儿童过多使用阿司匹林可导致小儿瑞氏综合征（即 Reye 综合征），此病常与小儿遗传和代谢的缺陷有关，由于这种情况往往出现在感染水痘等病毒后使用阿司匹林，对流感、水痘等病毒感染的 12 岁以下儿童禁用或慎用阿司匹林。氯芬黄敏的主要成分之一双氯芬酸抑制前列腺素合成与释放，使血管收缩造成不同程度损害，对尚处于生长发育阶段功能不全的儿童来说，不宜作为治疗感冒的常用药。

（四）镇静止惊药

在患儿高热、烦躁不安、剧咳不止等情况下可考虑给予镇静药。发生惊厥时可用苯巴比妥、水合氯醛、地西泮等镇静止惊药。

（五）镇咳止喘药

婴幼儿一般不用镇咳药，多用祛痰药口服及雾化吸入，使分泌物稀释，易于咳出。哮喘患儿常用氨茶碱、沙丁胺醇等止喘药，但新生儿及婴儿慎用。

（六）止泻药与泻药

对腹泻患儿不主张用止泻药，除用口服补液疗法防治脱水和电解质紊乱外，可辅以含双歧杆菌或乳酸菌的制剂调节肠道的微生态环境。小儿便秘多采用饮食调整和通便法，一般不用泻药。

（七）乳母用药

阿托品、苯巴比妥、水杨酸盐等药物可经母乳影响婴儿，须慎用。

（八）新生儿、早产儿用药

须经肝脏解毒及经肾脏排泄的药物要慎用。

四、儿科给药方法

根据不同的病情采用不同的给药途径。

（一）口服法

为了服药方便，幼儿用糖浆、水剂、冲剂等较合适，也可将药片研成细小粉末，临时加糖水喂服，年长儿可用药片及药丸。如患儿处于昏迷状态不能咽食，可采用鼻饲给药，也可由直肠灌入。

（二）注射法

注射法比口服奏效快，肌内注射次数过多可造成臀肌挛缩，影响下肢功能，故非病情必需不宜采用。肌内注射部位多选择臀大肌的外上方，注射时针头偏向外侧以免药物刺激坐骨神经或触及其边缘而发生感觉障碍、足下垂或更大范围的瘫痪。静脉滴注应根据年龄大小、病情严重程度控制滴速。静脉推注多在抢救时应用。

（三）气雾法

气雾法适用于呼吸道疾病，尤其是哮喘，是一种安全有效的方法，应使雾滴及微粒极小，才能深入内部，达到好的效果。

（四）外用药

以软膏为多，也可用水剂、混悬剂、粉剂等。注意不要误入口、眼引起意外。

五、儿科药物剂量

计算小儿用药剂量较成人更需准确，一定要谨慎地计算。可按以下方法：

（一）按体重计算

按体征计算是最常用、最基本的计算方法，可算出每天或每次需用量：每天（次）剂量＝患儿体重（kg）×每天（次）每千克体重所需药量。须连续应用数天的药，如抗生素、维生素等，都按每天剂量计算，再分 2～3 次服用。而临时用药如退热、催眠药等，常按每次剂量计算。

（二）按体表面积计算

此法较按年龄、体重计算更为准确，因与基础代谢、肾小球滤过率等生理活动的关系更为密切。小儿体表面积计算公式为小于 30 kg 小儿体表面积（m²）＝体重（kg）×0.035＋0.1；大于 30 kg 小儿体表面积（m²）＝［体重（kg）－30］×0.02＋1.05，也可按体重每增加 5 kg，体表面积 0.1 m² 递增。

但应注意在婴幼儿时期按体表面积计算对某些药物的剂量较依体重计算有较大的差异，尤其是新生儿时期差异更甚。因此，按体表面积计算药量不适用于新生儿及小婴儿。

（三）根据成人剂量折算

小儿剂量＝成人剂量×小儿体重（kg）/50，此法仅用于未提供小儿剂量的药物，所得剂量一般都偏小，故不常用。

（四）按年龄计算

剂量幅度大，无须十分精确的药物，如营养类药物等可按年龄计算。

（武蕾）

第六章 产科疾病

第一节 流 产

凡妊娠于 28 周前终止，胎儿体重不足 1 000 g 者，称为流产。若发生于 12 周前者称为早期流产，发生于 12 ~ 28 周者称为晚期流产。流产分为人工流产和自然流产两种，人工流产是指采用药物或手术等方法使妊娠终止，本节不做介绍。自然流产则指胚胎或胎儿因某种原因自动脱离母体而排出体外。

自然流产是妇产科常见疾病，发生率在 10% ~ 18%，多数为早期流产。

一、病因

流产的原因很多，现分述如下。

1. 遗传因素

基因异常是自然流产的最常见的原因，早期流产时，染色体异常者占 50% ~ 60%，染色体异常可表现为数目异常和结构异常。染色体数目异常有多倍体、三体或单体等。染色体结构异常则有染色体断裂、缺失和易位。染色体异常的胚胎多不能存活。造成染色体异常的原因可能与孕妇年龄过大（大于 35 岁）、排卵后延迟、卵子过熟、X 线照射、病毒感染等有关。

2. 外界因素

影响生殖功能的外界因素很多，孕妇接触后可能发生流产。可能致流产的有毒物质有镉、铅、有机汞、滴滴涕、其他放射性物质等。这些物质可能直接作用于胎儿体细胞，也可能通过胎盘作用于胎儿。

3. 母体方面的因素

1）内分泌功能失调：黄体功能不全的妇女，排卵受精后体内孕激素不足，蜕膜发育不良，影响受精卵的正常发育，甲减或甲亢的妇女也可能因胚胎发育不良而导致流产。

2）生殖器官疾病：孕妇合并生殖器官疾病如子宫畸形（纵隔子宫、双角子宫、子宫发育不良等）、盆腔肿瘤（子宫肌瘤、卵巢肿瘤）、宫腔粘连，皆可影响胎儿生长和发育，导致流产。宫颈口松弛或部分宫颈切除术后可使胎膜易破，导致晚期流产。

3）全身性疾病：患急性传染病、高热及细菌毒素等可引起子宫收缩或毒素通过胎盘使胎儿死于宫内，均可导致流产。严重贫血、心功能不全可使胎儿缺氧死亡。慢性肾炎及血管硬化，可造成胎盘梗死或胎盘早剥而发生晚期流产。其他如维生素 B 及叶酸缺乏，汞、铅、乙醇及吗啡等慢性中毒也可引起流产。

4）创伤：妊娠期腹部手术或外伤，可引起子宫收缩而流产。

4. 免疫因素

母体妊娠后由于母儿双方免疫不适应而导致母体排斥胎儿而发生流产。现已发现的有关免疫因素有配偶的组织相容性抗原、胎儿抗原、血型抗原、母体细胞免疫调节失衡，妊娠期母体封闭抗体、母体抗父方淋巴细胞的细胞毒性抗体缺乏等。其中血型抗原为常见流产的免疫因素之一，是由于胎儿与母体血型不合，致母体内产生免疫抗体，抗体经胎盘进入胎儿体内，使胎儿红细胞破坏而溶血，导致晚期流产，严重者可致胎儿死亡。

二、临床表现

流产的主要症状是阴道出血和腹痛。早期流产的胚胎多已死亡，蜕膜发生退行性变、坏死、出血和血栓形成。当流产发生时，已经脱离母体的胚胎部分及凝血块刺激子宫收缩，绒毛自蜕膜分离，血窦开放，即开始出血。后出现阵发性下腹疼痛，直到胚胎全部排出。因此，早期流产常先有阴道出血，然后出现下腹疼痛。如流产发生在妊娠 8 周前，绒毛发育尚不成熟，与子宫蜕膜联系还不牢固，整个胚泡及绒毛多从子宫壁完全剥离而排出，排出时胚胎被蜕膜及凝血块包裹，往往出血不多。如流产发生在妊娠 8 ~ 12 周，由于绒毛发育繁盛并深深植入蜕膜中，胎盘往往不能完全剥离与胎儿同时排出，仅有胎儿单独排出，或胎儿及部分胎盘排出，致使宫腔内还有部分组织残留，影响宫缩，影响血窦关闭，出血较多。

三、治疗

一旦发生流产，应根据流产的不同类型，给予积极恰当的处理。流产的治疗，采用安胎或下胎两种截然不同的治则和处理。先兆流产以安胎为治；难免流产、不全流产、过期流产，宜尽快下胎，免生他疾；感染性流产和习惯性流产，则需做特殊处理。

（一）先兆流产

1. 早期先兆流产

治疗前做 B 型超声（简称 B 超）检查，血人绒毛膜促性腺激素（HCG）水平测定，判断胚胎是否存活。

1）卧床休息，禁止性生活，尽量减少不必要的阴道检查。

2）适当给予对胎儿无害的镇静药物，如苯巴比妥 0.06 g，3 次/天，口服。

3）孕酮应用：适用于黄体功能不全者，剂量为 20 mg 肌内注射，每天 1 次。出血停止后可改为隔天 1 次，逐渐停止使用。对于非黄体功能不全所致流产，孕酮无治疗作用，且影响已死亡胚胎排出而形成过期流产。

4）HCG：1 000 U 肌内注射，每天 1 次，出血停止后可改为每 2 ~ 3 天 1 次，逐渐减量，或使用至停经 3 个月。

5）甲减者可口服甲状腺素 30 ~ 60 mg，每天 1 ~ 2 次。

6）中药辨证施治。

7）给予精神安慰，解除顾虑。

8）进食营养丰富、易消化食物。

9）定期做 B 超检查及尿 HCG 检测，监测胚胎是否继续发育，如发现胎儿死亡，及时清宫。

2. 晚期先兆流产

1）卧床休息。

2）抑制宫缩。

（1）25% 硫酸镁 10 ml + 10% 葡萄糖液 20 ml 静脉推注，继之以 25% 硫酸镁 40~60 ml + 5% 葡萄糖液 1 000 ml，以约每小时 1 g 硫酸镁的速度静脉滴注，维持血镁浓度。使用时注意监测膝反射、呼吸、尿量。

（2）使用 β 受体激动药：常用硫酸沙丁胺醇 2.4~4.8 mg，4 次/天，口服。

3）治疗过程中应严密观察胎动、胎心、阴道出血或流液情况，定期做 B 超复查。

（二）难免流产

一旦确诊，早期流产应及时吸宫或刮宫。发生于 12 周之前出血不多者，可给催产素 10 U 肌内注射，随即行吸宫术；出血多者，可将催产素 10 U 加到 5% 葡萄糖液 500 ml 中静脉滴注，同时行吸宫术。若发生在 12 周之后，可每半小时肌内注射催产素 5 U，共 4 次，引起规律宫缩后，胎儿及胎盘常可自行排出。如排出不全，须再行宫腔清理，否则仍会发生阴道出血。术后用抗生素预防感染。

（三）不全流产

肌内注射催产素并立即清理宫腔内容物以使子宫收缩，从而减少出血。该类患者常有反复的或大量的阴道出血，若进入休克状态，应视具体情况补液、输血并给宫缩剂及抗生素，与抗休克同时清除宫内残存组织。

（四）完全流产

一般不需特殊处理。

（五）过期流产

确诊后应及时处理。子宫在孕 2 周以下行刮宫术，超过 12 周行引产术。术前口服己烯雌酚 5 mg，每天 3 次，共 5 天，以提高子宫对催产素的敏感性。又因过期流产可能发生凝血功能障碍，故应做凝血检查，做好输血准备。术中如出血不止，可考虑切除子宫。

（六）习惯性流产

首先应寻找其原因针对病因治疗，其治疗原则以预防为主，一旦确诊妊娠，应积极给予保胎治疗，争取度过以往流产的孕周。

1. 夫妇双方染色体异常的处理

因夫妇双方染色体数目、结构的异常致胚胎染色体异常而流产的发病率很高，目前尚无特殊治疗方法，最好终身避孕，若妊娠要求强烈，则应在妊娠期行产前诊断，如绒毛、羊水细胞染色体核型分析等，若有异常，及时终止妊娠，有些夫妇双方表型及染色体核型均正常，只是在孕期受某些因素如 X 线、化学物质、药物、病毒等影响致胚胎染色体异常而流产者，应在再次妊娠中，尤其是早孕期避免类似的因素。

2. 子宫异常的处理

1）完全或不完全纵隔子宫可经腹切开子宫，切开纵隔，缝合子宫，或宫腔镜下行纵隔切除术。

2）宫腔粘连：宫腔镜下分离粘连，放入宫内节育器或 Foley 导管至月经前，防止再次粘连，同时给予抗生素和雌、孕激素，行人工周期治疗，月经正常 3 个月后取出环。

3）子宫肌瘤：小的黏膜下肌瘤可经宫腔镜切除，大的黏膜下肌瘤或肌壁间肌瘤可行肌瘤剔除术，术后按肌瘤大小及生长部位决定避孕时间。

4）子宫内口松弛症致晚期流产者：超声排除胎儿异常或内分泌失调等其他因素后，于孕 16～22 个月时，行手术矫治。术前嘱患者休息，肌内注射孕酮 20～40 mg/d 或硫酸镁静脉滴注，抑制子宫收缩。羊膜囊膨出者可抬高臀部。

3. 免疫治疗

对于原因不明的复发性流产可采用免疫治疗。免疫原取自丈夫或第三者，将精制的或净化的淋巴细胞或单核细胞在患者前臂内侧或臀部做多点皮下注射，剂量为（20～30）×10^6 淋巴细胞（简便的方法：抽取丈夫 20 ml 血液，分离出其中的淋巴细胞即可），注射时间为孕前免疫 2 次及妊娠后再免疫 2 次，每次免疫间隔时间为 3 周，这种免疫治疗有报道妊娠成功率达 87.5%。如机体抗磷脂抗体阳性可选用泼尼松治疗，用法：40～60 mg/d，至孕 24 周逐渐减量至 10 mg/d，持续至分娩。也可选用小剂量阿司匹林 50 mg 1 次/天，成功率可达 80%。

4. 其他药物治疗

1）孕酮：黄体功能不全者可给本品治疗。方法：20 mg，肌内注射，每天 1 次。用至胎盘形成。

2）维生素 E：有类似孕酮作用，有利于胚胎发育。方法：100 mg，口服。每天 3 次。

3）叶酸：5～10 mg，口服，每天 3 次。有利于胚胎发育。

4）镇静剂：对情绪不稳定、多次流产恐惧者，适当应用镇静药物，苯巴比妥 0.03 g，每天 3 次，口服；或地西泮 2.5 mg，每天 3 次，口服。以利保胎。

5）沙丁胺醇：对于孕晚期习惯性流产，不伴有心脏病、甲亢、糖尿病者，可用本品 2.4～7.2 mg，每天 3～4 次口服。

6）硫酸镁：可松弛子宫平滑肌，降低子宫张力，改善子宫胎盘循环，以利保胎。方法：25% 硫酸镁 40～60 ml 加 5% 葡萄糖液 500 ml 稀释后缓慢静脉滴注（8～10 小时）。

（七）感染性流产

治疗原则为在控制感染的基础上，尽早清除宫腔内容物。

1. 抗菌药物

在致病菌未确定前，应选用广谱抗生素，尤其要加针对厌氧菌的药物。目前应用较多的是甲硝唑。可选用：①青霉素 G 480 万～800 万 U＋甲硝唑 2 g，分别加入 5% 葡萄糖液静脉点滴，1 次/天；②氨苄西林 4～6 g＋甲硝唑 2 g，分别稀释后静脉滴注，1 次/天；③头孢菌素类药物，如头孢拉定、头孢唑啉、头孢曲松，4～6 g＋甲硝唑 2 g，分别稀释后静脉滴注，1 次/天；④如青霉素过敏者，可选用对类杆菌等厌氧菌亦有较好疗效的克林霉素，1.2～2.4 g/d，稀释后静脉滴注。

2. 手术治疗

1）刮宫术：在静脉滴注抗生素 4 小时后进行，以防感染扩散。可先用卵圆钳将宫腔内大块组织钳出，用大刮匙轻轻搔刮子宫壁。术中肌内注射或静脉滴注催产素，以减少出血及避免子宫穿孔。术后继续使用抗生素，待感染控制后行第二次刮宫，彻底清除宫腔内残留组织。

2）子宫切除术：个别病例宫腔感染严重，难以控制，或合并感染性休克，经积极抢救 6 小时后病情仍无转归趋势，可行子宫切除以挽救患者生命。术前后必须加强抗感染。

3. 支持疗法

输血、输液纠正水、电解质紊乱，补充热量及维生素，改善患者一般情况，以增强抗病能力及手术耐受能力。

（周晓丽）

第二节 异位妊娠

受精卵在宫腔以外的部位着床称异位妊娠，又称宫外孕。异位妊娠是妇产科常见的急腹症之一，发病率约为 1/100，近年来由于性传播疾病、盆腔手术、妇科显微手术的增多和超促排卵技术的应用，使异位妊娠的发病率明显升高。根据受精卵在宫腔外种植部位的不同可分为输卵管妊娠、卵巢妊娠、腹腔妊娠、阔韧带内妊娠、宫颈妊娠、残角子宫妊娠。其中以输卵管妊娠最多见，约占异位妊娠的 95%，故本节主要阐述输卵管妊娠。

输卵管内植入的孕卵若自管壁分离而流入腹腔则形成输卵管妊娠流产；孕卵绒毛穿破管壁而破裂则形成输卵管妊娠破裂。两者均可引起腹腔内出血，但后者更严重，常由于大量内出血而导致休克，甚至危及生命。

一、病因和发病机制

（一）病因

1. 输卵管炎症

输卵管炎症可分为输卵管黏膜炎和输卵管周围炎，两者均为输卵管妊娠的常见病因。输卵管黏膜炎严重者可引起管腔完全阻塞而致不孕，输卵管黏膜粘连轻者和纤毛缺损者影响受精卵的运行受阻而在该处着床。淋球菌及沙眼衣原体所致的输卵管炎常累及黏膜，而流产或分娩后感染往往引起输卵管周围炎。

2. 输卵管手术

输卵管绝育术后若形成输卵管再通或瘘管，均有导致输卵管妊娠可能，尤其是腹腔镜下电凝输卵管绝育及硅胶环套术；因不孕接受过输卵管分离粘连术、输卵管成形术，

· 55 ·

如输卵管吻合术、输卵管开口术等，再次输卵管妊娠的发生率为10%～20%。

3. 输卵管发育不良或功能异常

输卵管发育不良常表现为输卵管过长，肌层发育差，黏膜纤毛缺乏。其他还有双输卵管、憩室或有副伞等，均可成为输卵管妊娠的原因。若雌、孕激素分泌失常，可影响受精卵的正常运行。此外，精神因素也可引起输卵管痉挛和蠕动异常，干扰受精卵的运送。

4. 受精卵游走

卵子在一侧输卵管受精，受精卵经宫腔或腹腔进入对侧输卵管，称受精卵游走。移行时间过长，受精卵发育增大，即可在对侧输卵管内着床形成输卵管妊娠。

5. 辅助生育技术

从最早的人工授精到目前常用促排卵药物的应用，以及体外受精—胚胎移植（IVF－ET）或配子输卵管内移植（GIFT）等，均有异位妊娠发生，且发生率在5%左右，比一般原因异位妊娠发生率高。其相关易患的因素有术前输卵管病变、盆腔手术史、移植胚胎的技术因素、置入胚胎的数量和质量、激素环境、胚胎移植时移植液过多等。

6. 其他

输卵管因周围肿瘤，如子宫肌瘤或卵巢肿瘤的压迫，特别是子宫内膜异位症引起输卵管、卵巢周围组织的粘连，也可影响输卵管管腔通畅，使受精卵运行受阻。也有研究认为，胚胎本身的缺陷、人工流产、吸烟等也与异位妊娠的发病有关。

（二）发病机制

孕卵在输卵管内着床，由于输卵管管壁较薄，黏膜只有上皮缺少黏膜下组织，在孕卵种植后不能形成完整的蜕膜层，而且输卵管的血管系统亦不同于子宫，既不能抵御绒毛的侵蚀，亦不能提供足够的营养，孕卵遂直接侵蚀输卵管肌层。绒毛侵及肌壁微血管，引起局部出血，进而由蜕膜细胞、肌纤维及结缔组织形成包膜。输卵管的管壁薄弱，管腔狭小，不能适应胎儿的生长发育。因此，妊娠发展到某一阶段，即被终止。如孕卵着床在靠近伞端的扩大部分——壶腹部，则发展到一定程度即以流产告终。当胚胎全部流入腹腔（完全流产）一般出血不多；如部分流出（不全流产）则可反复多次出血。如孕卵着床在狭窄的输卵管峡部，则往往导致输卵管破裂而发生严重的腹腔内大出血。

二、病理

（一）输卵管妊娠的病理改变与结局

输卵管管壁很薄，肌层发育不良，妊娠时不能形成完整的蜕膜层，抵挡不住滋养层的侵蚀。受精卵种植时，绒毛溶解周围结缔组织和肌层，引起局部出血，血液进入绒毛间，使绒毛剥离，受精卵死亡，致流产、破裂或继发性腹腔妊娠。

1. 输卵管妊娠流产

输卵管妊娠流产多发生在输卵管壶腹部。其生长多向管腔突出，因包膜组织脆弱，一般在8～12周破裂、出血，使孕卵落入管腔，并经输卵管逆蠕动流入腹腔。如胚胎全部完整地剥离流入腹腔，出血量较少，形成输卵管妊娠完全流产。如胚胎仅有部分分离，部分绒毛仍滞留于输卵管内，形成输卵管不全流产。此时滋养细胞继续侵蚀输卵管壁，使之反复出血，形成输卵管血肿及输卵管周围血肿。由于管壁肌壁薄，收缩力差，开放的血管不易止血，血液积聚在直肠子宫陷凹，形成盆腔血肿，甚或流向腹腔。

2. 输卵管妊娠破裂

输卵管妊娠破裂是较多见的一种结局。多见于峡部妊娠，囊胚生长可使狭小的输卵管过度膨胀，滋养细胞侵蚀肌层和浆膜，最终导致输卵管破裂。输卵管肌层血管丰富，输卵管妊娠破裂所致的出血较输卵管妊娠流产时为剧，如短时间内大量出血，患者迅即陷入休克。反复出血者，腹腔内积血形成血肿，日后可机化变硬并与周围组织粘连，临床上称为"陈旧性宫外孕"。有时内出血停止，病情稳定，时间久之，胚胎死亡或被吸收，也可能继发感染、化脓。

3. 继发性腹腔妊娠

继发性腹腔妊娠是罕见的一种结局。输卵管妊娠流产或发生破裂后，随血液排至腹腔中的胚胎偶有存活者，存活的胚胎绒毛继续从原位或其他部位获得营养，则可在腹腔中继发生长，发展为继发性腹腔妊娠。

（二）子宫的变化

妊娠内分泌使子宫稍大变软，子宫内膜仍呈蜕膜反应，腺上皮低矮、染色淡、分泌旺盛，腺体增生呈锯齿状，间质细胞呈大多角形，紧密相连，未见滋养细胞。当胚胎死亡后，有50%的病例可由阴道排出三角形蜕膜管型，其余呈碎片排出，在排出组织中见不到绒毛。

三、临床表现

输卵管妊娠的主要临床表现为停经、出血、腹痛和盆腔包块。但临床表现与受精卵的着床部位、有无流产或破裂、出血量多少及时间长短等有关。

（一）病史

详细询问月经史、腹痛经过，了解有无不孕、生殖器官炎症与治疗史，阑尾炎或下腹部手术（尤其异位妊娠）史，分娩、产褥经过、人工流产、输卵管绝育或宫内节育器情况，子宫内膜异位症，性传播疾病接触史等。有节育措施或未婚者，若有临床表现则需警惕本病。

（二）临床表现

输卵管妊娠的临床表现与受精卵着床部位、有无流产或破裂以及出血量多少、出血时间长短等有关。

1. 症状

1）停经：多数患者都有 6~8 周的停经史，输卵管间质部妊娠的停经时间较长。但有20%~30%的患者因月经仅过期几天，或将不规则阴道出血视为末次月经而无停经史。

2）腹痛：是输卵管妊娠患者就诊的主要症状。输卵管妊娠未发生流产或破裂前，由于胚胎逐渐增大致输卵管膨胀而常表现为一侧下腹部隐痛或酸胀感。当输卵管妊娠流产或破裂时，患者突感一侧下腹部撕裂性疼痛，常伴有恶心、呕吐。若血液局限于病变区，主要表现为下腹部疼痛；当血液积聚于直肠子宫陷凹时，肛门有坠胀感；随着血液由下腹部流向全腹，疼痛可由下腹向全腹扩散；血液刺激膈肌时，疼痛可放射至肩胛部及胸部。

3）阴道出血：胚胎死亡后，常有不规则阴道出血。一般患者阴道出血量不多，色暗红或呈深褐色，淋漓不净，一般不超过月经量。也有少数患者阴道出血较多，似月经量。阴道出血可伴有蜕膜管型或碎片的排出。一般在病灶清除后，阴道出血方能完全停止。

4）晕厥与休克：由于腹腔内急性出血和剧烈腹痛，可导致患者出现晕厥，重者出现休克，其严重程度与腹腔内出血速度和量成正比，与阴道出血量不成比例。

2. 体征

1）一般情况：腹腔内出血较多时，患者呈急性贫血貌。大量出血时，患者可出现面色苍白、脉搏快而细弱、四肢湿冷、血压下降等休克症状。一般体温正常，休克时可略低，腹腔内血液吸收时可略高，但不超过38℃。

2）腹部检查：下腹部压痛、反跳痛明显，尤以患侧为甚，但腹肌紧张较轻。出血多时，叩诊有移动性浊音。有些患者下腹部可触及软性包块，如反复出血并积聚，包块可不断增大变硬。

3）盆腔检查：阴道内常有来自宫腔内的少许血液。阴道后穹隆饱满，有触痛。将宫颈轻轻上抬或向左右摆动时引起剧烈疼痛，称为宫颈举痛或摇摆痛，此为输卵管妊娠的主要特征之一。子宫稍大而软，内出血多时，检查子宫有漂浮感。子宫一侧或后方可触及包块，边界多不清楚，触痛明显。

四、治疗

传统方法是手术治疗，近年来随着高敏感度放射免疫测定 HCG 及高分辨 B 超和腹腔镜的开展，异位妊娠早期诊断率越来越高，药物治疗和保守性手术也较多地应用于临床，但在保守治疗的同时，应做好手术治疗的准备，以便发生急性大出血时，及时抢救。

（一）保守性药物治疗

符合下述适应证者可行保守性药物治疗。

1. 适应证

①无内出血或贫血现象，生命体征平稳；②阴道 B 超显示胚泡直径为 2～3 cm，最大直径不超过 4 cm；③阴道 B 超显示盆腔内无积血或极少量积血；④血 HCG < 2 000 mU/ml；⑤如 B 超显像可见明显的胎心搏动则为相对禁忌证。

2. 药物治疗方法

1）一般药物：以支持对症治疗药物为主，输液，必要时输血以补充血容量，维持水、电解质平衡，抗生素预防与治疗感染，在诊断明确的前提下，可适当应用镇静止痛药，补充维生素。

2）MTX：MTX 是一种叶酸拮抗药，可抑制二氢叶酸还原酶，因而可抑制快速增殖细胞如滋养细胞，骨髓细胞等。该药对以后妊娠无不良反应，并不增加流产率或畸形率，也不增加其他肿瘤的发生率，因而广泛应用于临床。MTX 的给药方法分为全身给药及局部给药。

（1）全身给药：可通过静脉或肌内注射给药，目前临床证明两者成功率无显著差异，且肌内注射简单方便，成为首选方法。

一般疗法：MTX 每次 1.0 mg/kg，肌内注射，隔天 1 次，共用 4 次。为了减少 MTX 毒性，在用 MTX 的第 2、4、6 和 8 天各用解毒剂 1 次，一般用甲酰四氢叶酸（CF），每次 0.1 mg/kg。治疗过程和治疗后每隔 2~3 天验血或尿 HCG、血常规和肝肾功能，并行阴道 B 超检查，直至 HCG 恢复正常，HCG < 10 mU/ml 者即为治愈。

MTX 个体化用法：为了减少 MTX 毒性，也可根据患者的具体情况采用 MTX 的个体化用法，MTX – CF 的每次剂量与上述相同，治疗过程中每天验血 HCG 以观察疗效，如果 HCG 2 天下降 15% 即可停药。

单剂量疗法：未破裂的异位妊娠，直径 ≤3.5 cm，血流动力学稳定，可用单剂量 MTX 50 mg/m² 门诊治疗，无须用 CF，效果满意，也无明显不良反应。

口服法：如果生命体征稳定，包块较小，HCG 较低，可用 MTX 口服，门诊给药，剂量为每次 0.4 mg/kg，每天 1 次，共用 4 次。

联合用药：如果 MTX 全身化疗作为配合局部用药时，剂量可酌减，或用于腹腔镜下保守性手术后有绒毛组织残留者，剂量也可酌减，或可用口服法。

（2）局部给药：浓度高，作用强；剂量小，疗程短，不良反应轻；对再次妊娠和子代无影响，治疗安全。

腹腔镜下局部注射：可在腹腔镜直视下将药液 20~25 mg 注入输卵管妊娠最扩张部位，使治疗与检查一次完成，损伤小，治疗效果确切。国外报道有效率达 88%。

阴道或腹部 B 超引导下局部注射：在高分辨率的 B 超或彩超帮助下，妊娠囊及妊娠部位周围的高血流可清楚识别，超声引导下羊膜囊内注射 MTX 可直接杀死胚胎组织。本法成功率略小于腹腔镜下局部注射。但对于宫颈妊娠本法效果较好。

3）5 – 氟尿嘧啶（5 – FU）：500 mg 加入 5% 葡萄糖液中静脉滴注，1 次/天，共 10 天，治疗前后监测血 HCG 水平的变化。

4）氯化钾：20% 氯化钾对胚胎有毒性作用，但无抗滋养细胞活性的作用。可将 20% 氯化钾 0.5 ml 直接注入孕囊内，如失败需改用手术治疗。

5）高渗糖水：在腹腔镜下，将 50% 葡萄糖液 5~20 ml 做局部注射，至输卵管明显肿胀或液体自伞端流出为止，成功率为 60%~98%。血清 HCG 水平恢复至正常的平均时间为 20~30 天。

6）米非司酮：是一种孕激素受体拮抗药，为微黄色结晶粉末，无臭无味，光照敏感，在甲醇、二氯甲烷中易溶，在乙醇或乙酸乙酯中溶解，几乎不溶于水。1980 年法国首先合成米非司酮并应用于临床。临床研究表明，米非司酮是一种强有力的抗孕激素类药物，具有明显的抗早孕及中孕、抗着床、诱发月经等作用。米非司酮终止妊娠的原理：米非司酮是孕激素受体拮抗药，两者结合使蜕膜组织中孕激素受体含量下降，雌激素受体水平上升，改变了孕激素受体和雌激素受体之间的平衡，使孕酮失去活性，蜕膜化无法维持，致使胚胎停止发育。

国外报道治疗异位妊娠效果不明显，国内湖南医科大学报道47例患者中，29例成功，18例失败。他们提出：大剂量米非司酮治疗异位妊娠简便、安全、无不良反应。适用于生命体征稳定、HCG < 100 U/L、异位妊娠包块直径小于5 cm、无急性腹痛、无胎心搏动及要求保守治疗者。有人等发现米非司酮联合MTX治疗异位妊娠效果优于单用MTX。

7）天花粉针剂：如患者一般情况良好，内出血量不多，尚未生育，也可在严密观察及随访血HCG的情况下选用天花粉针剂2.4 mg肌内注射，应常规做天花粉皮肤试验，无反应者可以给药，一般于注射后5～7天胚胎即能死亡，妊娠反应转阴性，继用中药活血化瘀，即能治愈。如1周后尿HCG定量无明显下降，再追加天花粉治疗1次。为减少天花粉针剂的不良反应，可同时注射地塞米松5 mg，每天2次，连用2天。

8）中医辨证治疗

（1）气血虚脱：症见突然下腹剧痛，腹内出血较多，面色苍白，四肢厥冷，冷汗淋漓，恶心呕吐，烦躁不安，血压下降，甚则昏厥。苔薄质淡，脉细弱。

治宜：回阳救逆，活血化瘀。

方药：参附汤合宫外孕I号方（山西医学院附属第一医院验方）加减。

人参15 g、附子（先煎）、赤芍、桃仁各9 g，丹参12 g，五味子6 g。

（2）血瘀阻滞：症见小腹阵痛或绵绵作痛，腹痛拒按，头晕肢软，神疲乏力。舌质黯红，脉细弦。

治宜：活血化瘀，杀胚止痛。

方药：宫外孕II号方（山西医学院附属第一医院验方）。

三棱、莪术、桃仁各9 g，赤芍、丹参各15 g。

杀死胚胎，肌内注射天花粉针剂、腹胀加枳实、厚朴各9 g；大便秘结加生大黄（后下）9 g。

（3）癥瘕内结：症见宫外孕出血日久，瘀血内结腹内或癥瘕包块，小腹时感疼痛，妇科检查可触及包块，下腹坠胀，时有便意。苔薄微黯，脉细涩。

治宜：破瘀消癥。

方药：宫外孕II号方（山西医学院附属第一医院验方）加减。

三棱、莪术、桃仁各9 g，赤芍、丹参各15 g，乳香、血竭粉（冲服）各3 g。配用外敷膏药（樟脑6 g，血竭、松香、银珠各9 g。共研细末，调成糊状加麝香少许），敷患处以增加消癥之功。

9）中医单方、验方

（1）侧柏叶、大黄各60 g，黄柏、薄荷、泽兰各30 g。上药共末，纱布包裹，蒸15分钟，趁热外敷，每天1～2次，10天为1个疗程。治腹腔包块形成之包块型宫外孕。

（2）单味生大黄，用量从小到大（从3～9 g），分2次煎服；也可研细末，用黄酒送服，有很高疗效。

（3）千年健、追骨风、川椒、羌活、独活、血竭、乳香、没药各60 g，川续断、五加皮、白芷、桑寄生、赤芍、当归尾各 120 g，艾叶 500 g，透骨草 150 g。上药共研末，每 250 g 为 1 份，纱布包裹，蒸 15 分钟，趁热外敷，每天 1~2 次，10 天为 1 个疗程。治宫外孕形成血肿包块者。

（二）手术治疗

输卵管妊娠已破裂，出血较多者或疑间质部妊娠者，应立即手术。若有贫血及休克，输血抗休克治疗的同时进行手术。

（三）期待疗法

输卵管妊娠部分可自然吸收，无须治疗。对于这部分患者，无疑期待疗法是合适的。期待疗法并不是单纯地等待，而是在严密观察和监护下等待，直至 HCG 下降至正常。期待疗法须符合下列条件：①生命体征稳定；②输卵管妊娠未破裂；③无腹腔积血；④ 2 天内 HCG 下降 15%，或血孕酮 <1.0 μg/ml。

但是，约 18% 的患者在期待过程中需要剖腹探查。

（周晓丽）

第三节　前置胎盘

妊娠 28 周后，胎盘附着于子宫下段，甚至胎盘下缘达到或覆盖宫颈内口，其位置低于胎先露部，称为前置胎盘。前置胎盘是妊娠晚期出血的主要原因之一，是妊娠期的严重并发症。多见于经产妇，尤其是多产妇。

一、病因

目前原因尚不清楚，常与如下因素有关：

1）多次妊娠、多次人工流产、多次刮宫操作及剖宫产手术等，均可以引起子宫内膜受损，当受精卵植入子宫蜕膜时，因血液供给不足，为了摄取足够营养而使胎盘面积扩大，甚至伸展到子宫下段。

2）当受精卵抵达宫腔时，其滋养层发育迟缓，尚未发育到能着床的阶段而继续下移植入子宫下段，并在该处生长发育形成前置胎盘。

3）有学者提出吸烟及毒品影响子宫胎盘供血，胎盘为获取更多的氧供应而扩大面积，有可能覆盖宫颈内口，形成前置胎盘。

4）多胎妊娠由于胎盘面积大，延伸至子宫下段甚至达到宫颈内口。

二、发病机制

妊娠晚期、临产后子宫下段逐渐扩展、拉长，而附着于子宫下段或宫颈内口的胎盘不能相应地伸展，以致胎盘的前置部分自其附着处剥离，血窦破裂而出血。若出血不多，剥离处血液凝固，出血可暂时停止。随着子宫下段不断伸展，出血常反复发生，且出血量也越来越多。

三、分类

按胎盘边缘与宫颈口的关系，将前置胎盘分为 3 种类型。

（一）完全性前置胎盘

或称中央性前置胎盘，宫颈内口全部被胎盘组织所覆盖。

（二）部分性前置胎盘

胎盘组织部分覆盖宫颈内口。

（三）边缘性前置胎盘

胎盘附着于子宫下段，达宫颈内口边缘，但不超越宫颈内口。

上述分类反映了病情的轻重，对制订治疗方案至关重要。但胎盘边缘与宫颈内口的关系随孕周和诊断时期的不同而改变，分类也随之改变。因此，目前以处理前的最后一次检查来决定分类。

四、临床表现

（一）症状

妊娠晚期发生无诱因无痛性阴道出血是前置胎盘的典型临床表现。其出血原因是随子宫增大，附着于子宫下段及宫颈部位的胎盘不能相应伸展而引起错位分离导致出血。初次出血量一般不多，偶尔亦有第一次出血量多的病例。随着子宫下段不断伸展，出血往往反复发生，且出血量亦越来越多。阴道出血发生时间的早晚、反复发生的次数、出血量的多少与前置胎盘的类型有很大关系。完全性前置胎盘往往初次出血的时间早，在妊娠 28 周左右，反复出血的次数频繁，量较多，有时一次大量出血即可使患者陷入休克状态；边缘性前置胎盘初次出血发生较晚，多在妊娠 37~40 周或临产后，量也较少；部分性前置胎盘初次出血时间和出血量介于上述两者之间。部分性或边缘性前置胎盘患者，破膜有利于胎先露对胎盘的压迫，破膜后胎先露若能迅速下降，直接压迫胎盘，出血可以停止。由于反复多次或大量阴道出血，患者可出现贫血，贫血程度与出血量成正比，出血严重者可发生休克，胎儿发生缺氧，甚至胎死宫内。

（二）体征

大量出血时可有贫血貌、脉搏微弱增快、血压下降等出血性休克表现。腹部检查可见子宫大小与停经月份相符，由于胎盘覆盖宫颈内口影响胎先露入盆，胎先露部多高浮。可在耻骨联合上方听到胎盘血管杂音。

五、治疗

治疗原则是止血和补血。应根据阴道出血量多少、有无休克、妊娠周数、产次、胎位、胎儿是否存活、是否临产等情况做出决定。

（一）期待疗法

前置胎盘时围生儿死因主要是早产。对妊娠期小于 37 周、胎儿体重小于 2 300 g、阴道出血不多、孕妇一般情况好者，应住院治疗，使胎儿尽量接近足月，从而降低围生儿死亡率。

1. 卧床休息

绝对卧床休息，尤以左侧卧位为佳。

2. 应用镇静药

有腰酸、下腹痛时给苯巴比妥 0.03 g，3 次/天；地西泮 2.5 mg，3 次/天，口服。

3. 应用肌松药

1）硫酸镁：25% 硫酸镁 20 ml 溶于 5% 葡萄糖液 250 ml 中，以每小时 1 g 的速度静脉滴注，症状消失后改用沙丁胺醇口服。

2）β–拟肾上腺素能药物：可松弛子宫平滑肌，抑制子宫收缩，达到止血目的。常用药物为沙丁胺醇，用量为 2.4 ~ 4.8 mg，每天 3 次口服。但有学者认为此药不宜长期服用，因其能促进肺表面活性物质的释放，但不能促进其合成，故短期应用可促肺成熟，但长期应用可造成肺表面活性物质的缺乏。

4. 促进胎儿发育和肺成熟

前置胎盘反复出血常常影响胎儿的发育，往往需提前终止妊娠，故促进胎儿发育和肺成熟非常必要，可输注多种氨基酸、葡萄糖和维生素 C。胎儿未足月，又未能确定何时终止妊娠的情况下，可静脉滴注地塞米松 10 mg，每周 1 ~ 2 次；如为择期剖宫产，则术前 3 天，每天滴注地塞米松 10 mg，以促进胎肺成熟。

5. 宫颈环扎术

近年来，国内外已有报道利用宫颈环扎术治疗中央性前置胎盘，术后平均孕周可达 37 周。手术的关键是要缝合至宫颈内口水平，用尼龙线编成辫子进行缝合，手术可在急诊情况下进行，术后用宫缩抑制药。

6. 胎儿监护

胎儿监护包括胎儿安危状态监护和胎儿成熟度检查。

（二）终止妊娠

如保守治疗成功，应考虑适时分娩。与自然临产、大出血时紧急终止妊娠相比，适时分娩的围生儿死亡率和发病率明显降低。原则上，完全性前置胎盘应在妊娠 34 ~ 35 周、估计胎儿体重 >1 500 g 时终止妊娠。有报道胎儿出生体重 >1 500 g 者，围生儿死亡率为 62.5%，超过 1 500 g 者为 4.6%。边缘性胎盘可在妊娠 37 周时，考虑终止妊娠。至于部分性前置胎盘则根据胎盘遮盖宫颈内口面积的大小，适时分娩。妊娠合并各种类型的前置胎盘的平均分娩时间为孕 35 周以后自然发动宫缩，据统计，此时胎儿尤其是胎肺已成熟，出生体重多 >1 500 g，终止妊娠的时间可在 37 周以内。若就诊时，阴道出血多，孕妇已有休克现象；或在等待观察期间发生大量出血或反复出血，应以孕妇生命安全为重，不考虑胎龄，果断终止妊娠。

（周晓丽）

第四节　胎盘早剥

妊娠 20 周以后或分娩期正常位置的胎盘在胎儿娩出前，部分或全部从子宫壁剥离称胎盘早剥。胎盘早剥是妊娠晚期严重并发症，具有起病急、发展快特点，若处理不及时可危及母儿生命。胎盘早剥的发病率国外平均为 1%～2%，国内为0.46%～2.1%。

一、病因和发病机制

胎盘早剥的发生可能与以下几种因素有关，但其发病机制尚未能完全阐明。

（一）孕妇血管病变

孕妇患严重妊娠期高血压疾病、慢性高血压、慢性肾脏疾病或全身血管疾病时，发生胎盘早剥的概率高。妊娠合并上述疾病，底蜕膜螺旋小动脉痉挛或硬化，引起远端毛细血管变性、坏死，甚至破裂出血，流到蜕膜和胎盘之间形成胎盘后血肿。

（二）机械性因素

外伤尤其是腹部直接撞伤或挤压引起胎盘剥离；脐带过短或因脐带绕颈、绕体造成相对过短，分娩过程中胎儿下降牵拉脐带造成胎盘剥离；羊膜穿刺时，刺破前壁胎盘附着处，血管破裂出血引起胎盘剥离。

（三）宫腔内压力骤减

双胎妊娠分娩，第一胎娩出过快；羊水过多时人工破膜，羊水流出过快，使宫腔内压力骤减，子宫突然收缩，引起胎盘和子宫壁发生错位分离。

（四）子宫静脉压突然升高

妊娠晚期或临产后，孕妇长时间仰卧，巨大妊娠子宫压迫下腔静脉，回心血量减少，血压下降，此时子宫静脉淤血，静脉压升高，蜕膜静脉床淤血或破裂，形成胎盘后血肿，导致部分或全部胎盘剥离。

（五）其他

一些高危因素，如高龄孕妇、吸烟、可卡因滥用、代谢异常、胎盘附着部位的子宫肌瘤等与胎盘早剥有关，有胎盘早剥史的孕妇再次发生的概率是正常孕妇的10倍。

由于底蜕膜层血管破裂出血形成血肿，使胎盘自附着处剥离。如剥离面小，血浆很快凝固，临床可无症状；如胎盘剥离面大，继续出血，则形成胎盘后血肿，使胎盘剥离部分不断扩大，出血逐渐增多。当血液冲开胎盘边缘，沿胎膜与子宫壁之间向宫颈口外流出，即为显性剥离或外出血。如胎盘边缘仍附着于子宫壁上，或胎盘与子宫壁未分离或胎儿头部已固定于骨盆入口，都能使胎盘后血液不能外流而积聚于胎盘与子宫壁之间，即隐性剥离或内出血。此时，由于血液不能外流，胎盘后积血增多，子宫底也随之升高，当内出血过多时，胎盘后血肿逐渐增大，胎盘剥离面也越来越广，血液逐渐将胎盘边缘与胎膜和子宫壁分离，冲开胎盘边缘，向宫颈口外流，形成混合性出血。有时，出血穿破羊膜溢入羊水。隐性出血时，胎盘后血液增多，压力逐渐增大，血液可向胎盘后宫壁浸润引起肌纤维分离、断裂、变性。如血液浸润深达浆膜层，子宫表面出现紫色淤斑，称为子宫胎盘卒中。血液亦可经子宫肌层渗入阔韧带、后腹膜。严重的胎盘早剥常并发凝血功能障碍，剥离处的胎盘绒毛和蜕膜释放大量组织凝血活酶，进入母体循环，激活凝血系统而发生弥散性血管内凝血（DIC），造成肺、肾等重要脏器损害。

二、临床表现及分类

根据病情严重程度，分为 3 度。

Ⅰ度：多见于分娩期，胎盘剥离面积小，以外出血为主，可伴有轻度腹痛或腹痛不明显，贫血体征不显著。主要症状为阴道出血，出血量一般较多，色暗红，若发生于分娩期则产程进展较快。腹部检查：子宫软，宫缩有间歇，子宫大小与妊娠周数相符，胎位清楚，胎心率多正常，若出血量多则胎心率可有改变，压痛不明显或仅有轻度局部（胎盘早剥处）压痛。产后检查胎盘，可见胎盘母体面上有凝血块及压迹。有时症状与体征均不明显，只在产后检查胎盘时，胎盘母体面有凝血块及压迹，才发现胎盘早剥。

Ⅱ度：胎盘剥离面占胎盘面积的 1/3 左右，主要症状为突然发生的持续性腹痛和（或）腰酸、腰痛，其程度因剥离面大小及胎盘后积血多少而不同，积血越多疼痛越剧烈。腹部检查：子宫比妊娠周数大，且随胎盘后血肿的不断增大，宫底随之升高，胎盘附着处压痛明显，宫缩有间歇，胎儿存活。

Ⅲ度：胎盘剥离面超过胎盘的 1/2，主要症状为突然发生的持续性腹痛和（或）腰酸、腰痛，其程度因剥离面大小及胎盘后积血多少而不同，积血越多疼痛越剧烈。腹部检查：触诊子宫硬如板状，宫缩间歇期不能很好放松，因此胎位触不清楚，胎心消失，胎儿死亡。根据是否有凝血功能障碍，分为Ⅲa（无凝血功能障碍）和Ⅲb（有凝血功能障碍）。

三、治疗

（一）期待疗法

适用于胎儿未成熟、出血不再加重、子宫敏感性消失或减轻，且无胎儿宫内窘迫者。轻型胎盘早剥可在严密监测血压、脉搏、宫高、腹围、胎心、子宫硬度与压痛、阴道出血等情况下，卧床休息。如病情稳定，胎龄 <36 周，又未自行临产者，可继续做期待疗法。并定期进行尿雌三醇（E_3）和 B 超检查；如病情加重，则应尽快终止妊娠。做好输血及急救准备。

（二）纠正休克

患者入院时情况比较危重，对处于休克状态的患者应立即予以面罩吸氧、快速静脉滴注平衡液及输血，在短时间内补足血容量，使血细胞比容达 0.30 或稍高，尿量至少 30 ml/h，同时应争取输新鲜血，可补充凝血因子。

（三）及时终止妊娠

胎盘早剥危及母儿生命，其预后与处理的及时性密切相关。胎儿娩出前胎盘剥离可能继续加重，难以控制出血，时间越长，病情越重，因此一旦确诊为重型胎盘早剥，必须及时终止妊娠。

（四）并发症的处理

1. 休克

重症早剥，出血量多，血压下降，处于休克状态者，应积极补充血容量，纠正休克，尽快改善患者状况。尽量输给新鲜血液，因为新鲜血液除补充血容量外，还可以补充凝血因子。

2. 弥散性血管内凝血

早剥并发 DIC 时，临床上除了原来早剥的症状外，还出现休克、多部位出血、阳性的凝血功能障碍的实验室检查结果以及多发性微血管栓塞征象，此时，胎心多有改变或消失。病情危急者应立即大量输给新鲜血液的同时行剖宫产术，尽快娩出胎儿和胎盘以去除诱发 DIC 的原因；如果病情严重，伤口出血不凝，难以止血者，宜行全子宫切除术。同时还需做凝血功能的监测，根据情况补充血小板、纤维蛋白原等凝血物质，但应用后者宜小心，不能单纯以血纤维蛋白水平为依据。至于肝素，对于胎盘早剥引起的DIC 应慎用，以免增加出血倾向。

3. 其他并发症

胎盘早剥容易出现产后出血，因此，产后仍需加强子宫收缩并密切观察出血情况。少数患者可出现肾衰竭，应记录液体出入量，当出现尿少或无尿时，可用甘露醇或呋塞米，必要时应使用人工肾，以挽救产妇生命。

（周晓丽）

第五节　妊娠剧吐

妊娠早期孕妇出现择食、食欲减退、轻度恶心呕吐、头晕、倦怠等症状，称为早孕反应，多不需要特殊治疗，于妊娠 12 周前后逐渐减轻并消失。少数孕妇反应严重，恶心、呕吐频繁，不能进食，导致体液、电解质代谢紊乱，甚至威胁孕妇生命，称妊娠剧吐。发生率为 $0.35\% \sim 0.47\%$。

一、病因和发病机制

本病的确切病因至今尚未探明，多数学者认为与以下几种因素有关：

（一）人绒毛膜促性腺激素的作用

由于 HCG 的含量在受孕后 9～13 天开始急剧上升，到妊娠 8～10 周时达到高峰，恰与早孕反应出现的时间相符合。葡萄胎、多胎妊娠的孕妇，HCG 水平显著增高，妊娠反应亦较重，甚至发生妊娠剧吐，而且在妊娠终止后，症状立即消失。因此，目前多认为 HCG 的水平增高与妊娠呕吐关系密切。但症状的轻重，个体差异很大，不一定和HCG 含量成正比。HCG 刺激造成呕吐可能是间接的，有人认为 HCG 可使胃酸的分泌减少，正常胃液的 pH 值为 0.9 ~ 1.8，当 pH 值升高时，胃的蠕动减慢，肌壁张力降低，排空时间延长，胃内压力增高，引起迷走神经兴奋，以致呕吐。

（二）雌激素的作用

早孕阶段，卵巢的妊娠黄体及胚胎的合体细胞滋养层含有丰富的芳香酶，不断地增加雌激素的分泌量，以供胚胎生长之需，妊娠早期雌激素的分泌骤然增加，以致刺激了延髓的化学受体扳机带（CTZ）或称化学感受器触发区，再将冲动传递至呕吐中枢，产生呕吐反射，妊娠呕吐是由雌激素过度分泌而诱发的。

（三）胃肠道的输入冲动

由于过夜的胃肠液积存过多，直接刺激呕吐中枢，诱发呕吐。晨吐就是这个原因，在睡醒后食用干粮或饼干使胃液减少，可使呕吐暂时消失，便是佐证。

（四）精神神经因素

妊娠早期大脑皮质及皮质下中枢的兴奋和抑制过程平衡失调，大脑皮质的兴奋性降低而皮质下中枢的抑制过程减弱，即产生丘脑下部的各种自主神经功能紊乱而引起妊娠剧吐。

（五）肾上腺皮质功能低下

肾上腺皮质激素分泌不足，从而使体内水及糖类代谢紊乱，出现恶心、呕吐等消化道症状，而且应用 ACTH 或肾上腺皮质激素治疗时，症状可明显改善，故亦认为肾上腺皮质功能降低也与妊娠剧吐有一定关系。

（六）绒毛异物反应

孕早期胎盘绒毛碎屑持续进入母体血流，异物可导致母体发生剧烈变态反应，引起一系列自主神经系统功能紊乱症状。

（七）酮血症

呕吐严重，持久不能进食，代谢紊乱，产生酮体，酮体刺激延髓的 CTZ，再将冲动传至呕吐中枢，诱发呕吐。酮血症常是妊娠呕吐的一个结果，而不是它的诱因，一旦出现酮症可加重病情，成为恶性循环的一个环节。

（八）维生素 B_6 缺乏

维生素 B_6 缺乏也可能是发病的原因之一。

（九）其他

在早孕阶段，子宫感受器不断受到刺激，冲动传到大脑中枢，可引起各种不同反射性反应。当大脑皮质与皮质下中枢功能失调时，则产生病理反射性反应而引起妊娠剧吐。

由于严重呕吐和长期饥饿引起失水及电解质紊乱，出现低钾血症、低氯血症、代谢性碱中毒。由于热量摄入不足，发生负氮平衡，脂肪氧化不全，酮体积聚，出现代谢性酸中毒，严重者肝、肾功能受损。

二、临床表现

多见于年轻初孕妇，停经 40 天左右出现早孕反应，逐渐加重直至频繁呕吐不能进食，呕吐物中有胆汁或咖啡样物质。严重呕吐引起失水及电解质紊乱，动用体内脂肪，其中间产物丙酮聚积,引起代谢性酸中毒。患者体重明显减轻,面色苍白,皮肤干燥,脉搏细数,尿量减少,严重时出现血压下降。由于血浆蛋白及纤维蛋白原减少,孕妇出血倾向增加,可发生骨膜下出血,甚至视网膜出血。病情继续发展,可出现嗜睡、意识模糊、谵妄甚至昏迷。

三、治疗

(一) 轻度妊娠呕吐

一般不需特殊治疗。医生需了解患者的精神状态并进行心理治疗。指导患者少吃多餐,吃易消化、低脂肪的食物。

(二) 严重呕吐或伴有脱水、酮尿症

其均应住院治疗,治疗方法重点应补足量葡萄糖及液体,纠正失水、代谢性酸中毒并补充营养。治疗最初48小时患者应禁食,使胃肠得以休息,给予静脉输液或全胃肠外营养。

1. 补充液体

首先补充葡萄糖,纠正脂肪代谢不全导致的代谢性酸中毒。为更好利用输入的葡萄糖,可适量加用胰岛素。失水患者宜输入等渗液。除补充水外,还需同时补充电解质,以维持细胞内外渗透压平衡。输入液量根据失水量而定。

1) 轻度脱水者:临床表现不明显,稍有口渴,皮肤弹性略差,尿量尚正常,体液丢失量占体重的2%~3%,输液量约为30 ml/(kg·d)。

2) 中度脱水者:口渴明显,舌干燥,皮肤弹性差,尿量减少。体液丢失占体重的4%~8%,输液量约为60 ml/(kg·d)。

3) 重度脱水者:除上述症状和体征更加明显外,可出现神志不清、嗜睡、昏迷、血压降低等症状,尿极少或无尿。体液丢失占体重的10%以上,输液量约为80 ml/(kg·d)。

失水纠正可依据尿量及尿比重判断,失水纠正良好者,24小时尿量不少于600 ml,尿比重不高于1.018。

2. 纠正酸碱失衡及电解质紊乱

严重失代偿性代谢性酸中毒,pH值≤7.20者,可选择乳酸钠或碳酸氢钠静脉滴注。对于pH值正常的混合性酸碱失衡,应以充分补充液体、热能(如脂肪乳、必需氨基酸)及纠正电解质紊乱作为治疗基础,无须补酸或补碱,以免加重另一种酸碱失衡。往往代谢性碱中毒比代谢性酸中毒对患者的危害更大,补充碳酸氢钠可使细胞外液中的钾离子进入细胞内,引起致命的低血钾。监测阴离子间隙(AG),对判断有无三重酸碱失衡有重要意义,AG升高提示可能有产酸代谢性酸中毒,连续观察血气分析、电解质和AG,判断有无酸碱失衡及其类型,对正确指导治疗起重要作用。值得注意的是,病程较长者,细胞内钾离子外移,使血钾在正常范围低值,造成血钾正常的假象,实际血钾总量及细胞内钾可能严重缺失,如能监测细胞内钾,可提高治疗质量。补钾常用剂量为3~5 g/d,一般用10%氯化钾10~15 ml,加入500 ml液体中缓慢静脉滴注。治疗过程中必须动态观察血生化各指标及心电图变化情况,及时调整治疗措施。

3. 镇静及止吐治疗

维生素 B_6 50 mg，2 次/天，或 100~200 mg 加入液体中静脉滴注；地西泮 2.5 mg，3 次/天，或 10 mg，1 次/天肌内注射；苯巴比妥 0.03~0.06 g，3 次/天；氯丙嗪 12.5~25 mg，3 次/天；抗组胺药物，苯海拉明 25 mg，3 次/天。

（三）终止妊娠的指征

本病发生下列情况时应终止妊娠：

1）治疗 5~7 天仍持续频繁呕吐，体温超过 38℃。

2）黄疸加重。

3）脉搏持续超过 130 次/分。

4）谵妄或昏睡。

5）视网膜出血。

6）多发性神经炎。

（四）妊娠期韦尼克脑病治疗

妊娠期韦尼克脑病病死率较高，常死于肺水肿及呼吸肌麻痹。妊娠剧吐的孕妇在治疗过程中出现精神症状，提示并发韦尼克脑病，应考虑及时终止妊娠，同时继续补充大量维生素 B_1 等 B 族维生素。为预防韦尼克脑病的发生，及时合理治疗妊娠剧吐甚为重要，但目前尚无重大突破，主要是对症治疗。

（周晓丽）

第六节　妊娠期高血压疾病

妊娠期高血压疾病是妊娠期特有的疾病。本病多发生在妊娠 20 周以后，临床表现为高血压、水肿、蛋白尿，严重时可出现抽搐、昏迷、心肾衰竭。发病率我国为 9.4%，国外报道为 7%~12%。该病严重影响母婴健康，是孕产妇和围产儿患病率及死亡率的主要原因。

一、病因和病理

（一）病因

可能涉及母体、胎盘和胎儿等多种因素，包括滋养细胞侵袭异常、免疫调节功能异常、内皮细胞损伤、遗传因素和营养因素。但是没有任何一种单一因素能够解释所有子痫前期发病的病因和机制。

1. 滋养细胞侵袭异常

可能是子痫前期发病的重要因素。患者滋养细胞侵入螺旋小动脉不全，子宫肌层螺旋小动脉未发生重铸，异常狭窄的螺旋动脉使得胎盘灌注减少和缺氧，最终导致子痫前期的发生。

2. 免疫调节功能异常

母体对于父亲来源的胎盘和胎儿抗原的免疫耐受缺失或者失调，是子痫前期病因的重要组成部分。

3. 血管内皮损伤

氧化应激、抗血管生成和代谢性因素，以及其他炎症介质可导致血管内皮损伤而引发子痫前期。

4. 遗传因素

子痫前期是一种多因素、多基因疾病，有家族遗传倾向。患子痫前期的母亲其女儿子痫前期发病率为 20%～40%；患子痫前期的妇女其姐妹子痫前期发病率为 11%～37%；双胞胎中患子痫前期的妇女其姐妹子痫前期发病率为 22%～47%。但至今，其遗传模式尚不清楚。

5. 营养因素

缺乏维生素 C 可增加子痫前期—子痫发病的危险性。

（二）病理

全身小动脉痉挛是本病的基本病变。

1. 病理生理改变

由于小动脉痉挛，周围小血管阻力增强，使血压升高；肾血管痉挛时，肾血流量减少，肾小球滤过率降低，使水和钠排出减少，同时醛固酮分泌增加；肾小管对钠的重吸收增加，从而出现少尿和水肿。肾小球和肾小管毛细血管痉挛、缺氧，使其管壁通透性增加，引起血浆蛋白漏出而出现蛋白尿及透明管型。

2. 重要器官改变

1）脑：脑血管痉挛，通透性增加，血浆、红细胞可渗出到脑血管外间隙中，造成点状出血；受损的血管壁在血压骤升时脑血管内压力增加，极易导致破裂出血，个别患者可出现昏迷，甚至发生脑疝；血液黏滞度增高、颅内压增高等均可导致脑血流量减少，形成静脉窦血栓或脑梗死。轻度患者可出现头痛、眼花、恶心、呕吐等；严重者发生视力下降，甚至视盲，感觉迟钝、混乱。

2）肾脏：肾小动脉痉挛，加之病理性血管病性微血栓形成，出现妊娠期高血压疾病特异性肾脏损害——肾小球内皮增生，肾小球增大、扭曲及阻塞，并伴有囊内细胞肥大。肾小球内皮增生引起肾小球滤过率下降，肾脏血液灌注减少，并出现蛋白尿。尿蛋白量与疾病严重程度相关，严重肾功能损害可出现少尿，甚至肾衰竭。

3）肝脏：肝小动脉痉挛致肝脏缺血、缺氧、水肿。肝细胞不同程度地缺血坏死，肝细胞内线粒体膜通透性升高，释放转氨酶，血浆中各种转氨酶和碱性磷酸酶升高，少数患者出现黄疸。严重者出现门静脉周围坏死，肝包膜下血肿形成，包膜下出血，甚至肝破裂等并发症。

4）心血管：血管痉挛，血压升高，外周阻力增加，心肌收缩力和射血阻力（即心脏后负荷）增加，心排血量明显减少，心血管系统处于低排高阻状态。血管内皮细胞损伤，血管通透性增加，血管内液进入细胞间质，导致心肌缺血、间质水肿、心肌点状出血或坏死。肺血管痉挛，肺动脉高压，易发生肺水肿，严重时导致心力衰竭。

5）血液：主要表现为血液浓缩、凝血障碍以及溶血。

（1）血容量：由于全身小动脉痉挛，血管内皮细胞损伤血管壁渗透性增加，血液浓缩，循环血容量相对不足，血细胞比容升高。若血细胞比容下降，多合并贫血或红细胞受损或溶血。

（2）凝血：广泛的血管内皮细胞损伤，激活外源性或内源性的凝血机制，表现为血小板减少、凝血因子缺乏或变异所致的高凝血状态。严重者可出现微血管病性溶血，并伴有红细胞破坏的表现，即碎片状溶血，其特征为溶血、破裂红细胞、球形红细胞、网状红细胞增多以及血红蛋白尿。还可出现血小板减少（$<100 \times 10^9/L$）、肝酶升高、溶血（即 HELLP 综合征）。

6）内分泌及代谢：由于血浆孕激素转换酶增加，妊娠晚期盐皮质激素、去氧皮质酮升高可致钠潴留，以蛋白尿为特征的上皮受损降低血浆胶体渗透压，患者细胞外液可超过正常妊娠，但水肿与妊娠期高血压疾病的严重程度及预后关系不大。通常电解质与正常妊娠无明显差异。子痫抽搐后，乳酸酸中毒及呼吸代偿性的二氧化碳丢失可致血中碳酸盐浓度降低，患者酸中毒的严重程度与乳酸产生的量及其代谢率以及呼出的二氧化碳有关。

7）子宫胎盘血流灌注：绒毛浅着床及血管痉挛导致胎盘灌流量下降，加之胎盘螺旋动脉呈急性粥样硬化，血管内皮细胞脂肪变性，管壁坏死，管腔狭窄，胎盘功能下降，胎儿生长受限，胎儿窘迫。若胎盘床血管破裂可致胎盘早剥，严重时母儿死亡。

二、临床表现

妊娠期高血压疾病的临床表现主要是高血压、水肿、蛋白尿，随其程度的轻重不同可单独存在，亦可 2 种或 3 种症状与体征同时存在。

（一）病史

患者有以上高危因素及上述临床表现，应特别询问有无头痛、视力改变、上腹不适等。

（二）高血压

应注意血压升高的程度，是否持续升高至收缩压≥140 mmHg 或舒张压≥90 mmHg，血压升高至少出现两次，间隔≥6 小时。慢性高血压并发子痫前期常在妊娠 20 周后血压持续上升。其中应特别注意舒张压的变化。

（三）尿蛋白

应取中段尿进行检查，每 24 小时内尿液中的蛋白含量≥300 mg 或在至少相隔 6 小时的两次随机尿液检查中尿蛋白浓度为 0.1 g/L（定性＋），其准确率达 92%。应避免阴道分泌物污染尿液，造成误诊。蛋白尿反映肾小动脉痉挛引起肾小管细胞缺氧及其功能受损的程度，临床上出现略迟于血压的升高。

（四）水肿

体重异常增加是许多患者的首发症状，体重每周突然增加≥0.9 kg，或每月≥2.7 kg 是子痫前期的信号。孕妇出现水肿的特点是自踝部逐渐向上延伸的凹陷性水肿，休息后不缓解。水肿局限于膝以下为"＋"，沿至大腿为"＋＋"，涉及腹壁及外阴为

"＋＋＋"，全身水肿，有时伴腹水为"＋＋＋＋"。

（五）尿少

尿排出量减少表示肾脏排泄功能障碍，可 <500 ml/24 h。

（六）自觉症状

自觉症状包括明显头痛、头晕、视物不清、恶心、呕吐、上腹疼痛等，表示病情的发展已进入子痫前期，应及时做相应检查与处理。

（七）抽搐及昏迷（子痫）

子痫是本病病情最严重的阶段。子痫发生前可有不断加重的重度子痫前期，但子痫可发生于血压升高不显著、无蛋白尿或水肿的病例。若无妊娠滋养细胞疾病，子痫很少发生在孕 20 周前，通常产前子痫占 71%，产时子痫与产后子痫占 29%。

典型的子痫发作过程可分为四期。

1. 侵入期

发作开始于面部、眼睑及颈项肌肉强直，头扭向一侧，眼球固定，瞳孔散大，继而出现口角及颜面部肌肉颤动。此期持续仅 10 秒。

2. 强直期

上述病情很快发展至两臂及全身肌肉强直性收缩，出现两臂屈曲，双手紧握，眼球上翻，牙关紧闭，呼吸暂停，面色青紫。此期约持续 20 秒。

3. 抽搐期

全身肌肉强烈抽搐，头向一侧扭转，眼睑及颌部时开时闭，口吐白沫或血沫，面色青紫，四肢抽动，每次抽搐历时 1~2 分钟。此期易发生唇舌咬伤及坠地损伤等。

4. 昏迷期

抽搐逐渐停止，全身肌肉松弛，呼吸恢复，发出深而长的鼾声，继而进入昏迷状态。昏迷时间长短不一，病情轻者可以立即清醒。清醒后患者对发作前后情况记忆不清。重者抽搐反复发作，甚至昏迷呈持续状态直至死亡。

抽搐发作次数和间隔时间与病情程度及预后相关。抽搐愈频、时间愈长，病情愈重、预后愈差。

子痫患者除上述典型征象以外，抽搐时血压显著升高，少尿、无尿，偶然也有因平时血压不高，发病时也无特殊高血压现象，少数病例病情进展迅速，子痫前期的征象不显著，而突然发生抽搐、昏迷。

产前和产时子痫发作时，因全身肌肉强直性收缩可促使分娩发动和加速产程进展，故应注意产科情况。

三、治疗

本病因其病因不明，虽不复杂，但治疗有一定的难度。

（一）治疗原则

1）加强围生期保健，定期产前检查，早诊断早治疗。

2）必要时尽早收入院治疗，严密监护母胎变化及产后监护。

3）治疗以左侧卧位、解痉、镇静、降压、合理扩容、利尿为主，适时终止妊娠。

终止妊娠是迄今治本的最佳方法。

4) 注意监护心、脑、肺等重要器官, 防止并发症。

（二）孕期治疗与保健

1. 观察

严密观察孕妇, 按时产前检查, 对年龄 ≤25 岁及 >35 岁, 肥胖矮小, 重度贫血、营养不良、双胎、羊水过多、精神过度紧张、有高血压家族史等孕妇, 更应重点监控。

2. 休息与侧卧位

①孕期应保证充分的休息, 有学者主张轻度患者可以单纯休息不用药物, 保证午休。②每天保证 10~12 小时的侧卧位休息, 最好采用左侧卧位, 左侧卧位可纠正子宫右旋, 并解除子宫对下腔静脉及右肾血管的压迫, 改善子宫—胎盘的血液循环。

3. 慎用利尿药

妊娠期高血压疾病时血容量减少, 血液浓缩, 无心、脑、肺、肾并发症时, 不宜常规使用利尿药, 否则会降低胎盘功能, 带来严重后果。

4. 饮食

注意高蛋白、高维生素的补充, 不应控制盐的摄入。

（三）住院标准

1. 血压不能控制

经休息, 适当使用降压药物后, 血压仍持续升高者。

2. 先兆子痫

自觉头痛、头晕、视物模糊或上腹痛。

3. 隐性水肿

体重每周上升 2 kg 或水肿加重。

4. 胎盘过早老化, B 超羊水池 ≤3 cm, 胎儿宫内生长迟缓, 胎心电子监测示异常图形, 血 E_3、人胎盘催乳素（HPL）值下降。

（四）妊娠高血压的治疗

加强产前检查, 密切观察病情变化, 防止发展为重症。

1. 休息及左侧卧位

保证足够睡眠, 经常左侧卧位可纠正右旋子宫, 解除其对腹主动脉及下腔静脉的压迫, 增加肾血流量, 并有利于改善子宫胎盘的血液循环。

2. 饮食

应注意摄入足够的蛋白质、维生素, 补足铁和钙剂, 食盐不必严格限制, 但对水肿严重者应限制食盐的摄入。

3. 药物

一般不需药物治疗。精神紧张、睡眠欠佳者可给镇静药苯巴比妥 0.03 g 或地西泮 2.5~5 mg 口服, 每天 3 次。

（五）子痫前期的治疗

应住院治疗。治疗原则为: 解痉、降压、镇静、合理扩容及利尿, 适时终止妊娠。

1. 解痉药物

1）硫酸镁：首选解痉药。其药理作用机制：①抑制周围血管神经肌肉的运动神经纤维冲动，减少乙酰胆碱的释放，使血管扩张，尤其对脑、肾、子宫血管平滑肌的解痉作用更突出；②镁离子对中枢神经细胞有麻醉作用，可降低中枢神经细胞的兴奋性；③硫酸镁还可使血管内皮合成前列环素增高，使依赖镁的 ATP 酶恢复功能，有利于钠泵的转运，从而达到脑水肿消失、制止抽搐的目的。

用药途径及剂量：可以深部肌内注射，亦可静脉滴注。深部肌内注射即25%硫酸镁 20 ml 加 2% 普鲁卡因 2 ml（过敏试验阴性），6~8 小时 1 次，连续应用 2 天。肌内注射缺点是血中浓度不稳定，局部疼痛。静脉滴注，首次剂量为 25% 硫酸镁 10 ml 加 5% 葡萄糖液 250 ml，于 1 小时内静脉滴入。10 g 加入 5% 葡萄糖液 500 ml 以 1~1.5 g/h 速度静脉滴入，24 小时硫酸镁总量控制在 15~20 g，第一个 24 小时不得超过 30 g。

注意事项：硫酸镁过量会引起呼吸和心率抑制甚至死亡，故每次用药前及持续静脉滴注期间应做有关检测：①膝反射必须存在；②呼吸不可少于 16 次/分；③尿量不少于 25 ml/h；④必须备有解毒作用的钙剂如 10% 葡萄糖酸钙每支 10 ml 的针剂。

2）抗胆碱药：主要有东莨菪碱和山莨菪碱，这些药物可抑制乙酰胆碱的释放，有明显解除血管痉挛的作用，且有抑制大脑皮质及兴奋呼吸中枢，以及改善微循环的作用。

方法：0.25% 东莨菪碱 5~8 ml（0.08~0.3 mg/kg），加入 5% 葡萄糖液 100 ml 静脉滴注，10 分钟滴完，6 小时可重复 1 次；山莨菪碱每次 10~20 mg，口服，3 次/天或 10 mg 肌内注射，2 次/天。

3）异戊巴比妥钠（安密妥钠）：对中枢有抑制作用，且与硫酸镁有协同作用。常用每次 0.1~0.25 g，肌内注射或静脉注射，或每天 0.5~1.0 g 缓慢静脉注射（1 ml/min）。

4）β_2 受体激动药：最近用 β_2 受体激动药治疗妊娠期高血压疾病的文献日益增多。作用机制：①使子宫肌肉的张力减低（减压作用），改善子宫胎盘血流量，胎盘缺氧状态获得改善以求对因治疗。②由于动脉血管平滑肌松弛使血压下降。③β_2 受体激动药可明显降低血小板功能，从而使妊娠期高血压疾病的病理生理变化恢复正常和减少其并发症——DIC。④减少因子宫胎盘缺血所致的胎儿宫内生长迟缓。沙丁胺醇剂量为 2~4 mg，每天 4 次。为防止宫缩乏力，宜在临产前早停药。

2. 镇静药物

应适当使用具有抗惊厥和有较强的镇静作用的镇静药，对病情控制可起到良好的效果。

1）苯巴比妥：口服每次 0.03~0.06 g，3 次/天，必要时苯巴比妥 0.1 g 肌内注射 3 次/天，有一定的抗惊厥作用。

2）地西泮：口服 2.5~5 mg，2 次/天，亦可 10 mg 肌内注射。

3）哌替啶：肌内注射 10 mg，用于头痛，临产时宫缩痛，亦可预防抽搐、止痛、镇静。若 4 小时内将娩出胎儿，则不宜应用，以免引起胎儿呼吸抑制。

4）冬眠药物：冬眠药物可广泛抑制神经系统，有助于解痉降压，控制子痫抽搐。用法：①哌替啶 50 mg，异丙嗪 25 mg 肌内注射，间隔 12 小时可重复使用，若估计 6 小时内分娩者应禁用。②哌替啶 100 mg，氯丙嗪 50 mg，异丙嗪 50 mg 加入 10% 葡萄糖液 500 ml 内静脉滴注；紧急情况下，可将 1/3 量加入 25% 葡萄糖液 20 ml 缓慢静脉推注（>5 分钟），余 2/3 量加入 10% 葡萄糖液 250 ml 静脉滴注。由于氯丙嗪可使血压急剧下降，导致肾及子宫胎盘血供减少，导致胎儿缺氧，且对母儿肝脏有一定的损害作用，现仅应用于硫酸镁治疗效果不佳者。

3. 降压药物

降压的目的是延长孕周或改变围生期结局。对于血压 ≥160/110 mmHg，或舒张压 ≥110 mmHg 或平均动脉压（MAP）≥140 mmHg 者，以及原发性高血压、妊娠前高血压已用降压药者，须应用降压药物。降压药物选择的原则：对胎儿无毒副反应，不影响心每搏输出量、肾血浆流量及子宫胎盘灌注量，不致血压急剧下降或下降过低。

1）肼屈嗪：周围血管扩张药，能扩张周围小动脉，使外周阻力降低，从而降低血压，并能增加心排血量、肾血浆流量及子宫胎盘血流量。降压作用快，舒张压下降较显著。用法：每 15~20 分钟给药 5~10 mg，直至出现满意反应（舒张压控制在 90~100 mmHg）；或 10~20 mg，每天 2~3 次口服；或 40 mg 加入 5% 葡萄糖液 500 ml 内静脉滴注。有妊娠期高血压疾病性心脏病心力衰竭者，不宜应用此药。不良反应为头痛、心率加快、潮热等。

2）拉贝洛尔：α、β 受体拮抗药，降低血压但不影响肾及胎盘血流量，并可对抗血小板凝集，促进胎儿肺成熟。该药显效快，不引起血压过低或反射性心动过速。用法：首次剂量可给予 20 mg，若 10 分钟内无效，可再给予 40 mg，10 分钟后仍无效可再给予 80 mg，总剂量不能超过 240 mg/d。副反应为头皮刺痛及呕吐。

3）硝苯地平：钙拮抗药，可解除外周血管痉挛，使全身血管扩张，血压下降，由于其降压作用迅速，目前不主张舌下含化。用法：10 mg 口服，每天 3 次，24 小时总量不超过 60 mg，其副反应为心悸、头痛，与硫酸镁有协同作用。

4）尼莫地平：亦为钙拮抗药，其优点在于可选择性地扩张脑血管。用法：20~60 mg 口服，每天 2~3 次；或 20~40 mg 加入 5% 葡萄糖液 250 ml 中静脉滴注，每天 1 次，每天总量不超过 360 mg，该药副反应为头痛、恶心、心悸及颜面潮红。

5）甲基多巴：可兴奋血管运动中枢的 α 受体，抑制外周交感神经而降低血压，妊娠期使用效果较好。用法：250 mg 口服，每天 3 次。其不良反应为嗜睡、便秘、口干、心动过缓。

6）硝普钠：强有力的速效血管扩张药，扩张周围血管使血压下降。由于药物能迅速通过胎盘进入胎儿体内，并保持较高浓度，其代谢产物（氰化物）对胎儿有毒性作用，不宜在妊娠期使用。分娩期或产后血压过高，应用其他降压药效果不佳时，方考虑使用。用法为 50 mg 加于 5% 葡萄糖液 1 000 ml 内，缓慢静脉滴注。用药不宜超过 72 小时，用药期间，应严密监测血压及心率。

7）肾素血管紧张素类药物：可导致胎儿生长受限、胎儿畸形、新生儿 RDS、新生儿早发性高血压，妊娠期应禁用。

4. 利尿药

应用于全身水肿、肺水肿、脑水肿、心力衰竭或高血容量并发慢性肾炎、肾功能不良伴尿少者。

1）呋塞米：其利尿作用快且较强，对脑水肿、无尿或少尿患者效果显著，与洋地黄类药物合并应用，对控制妊娠期高血压综合征（简称妊高征）引起的心力衰竭与肺水肿效果良好。常用剂量为 20～40 mg，静脉注射。该药有较强的排钠、钾作用，可导致电解质紊乱和缺氯性酸中毒，应加以注意。

2）甘露醇或山梨醇：为渗透性利尿药。注入体内后由肾小球滤过，极少由肾小管再吸收，排出时带出大量水分，并同时丢失钠离子而出现低钠血症。重症患者，若有肾功能不全，出现少尿、无尿，或需降低颅内压时，应用甘露醇可取得一定效果。常用剂量为 20% 甘露醇 250 ml，快速静脉滴注，一般应在 15～20 分钟滴注完。妊高征心力衰竭、肺水肿者忌用。

5. 扩容治疗

扩容应遵循在解痉的基础上扩容，在扩容的基础上脱水和遵循胶体优于晶体的原则，方能调节血容量，改善组织灌注量，减轻心脏负担，减少肺水肿的发生。扩容指征：血细胞比容 >0.35；尿比重 >1.020，或全血黏稠度比值 >3.6；血浆黏稠度比值 >1.6 者。扩容的禁忌证：有心血管负担过重者，脉率 >100 次/分，肺水肿，肾功能不全者，血细胞比容 <0.35。

1）低分子右旋糖酐：可疏通微循环，减少血小板黏附，预防 DIC，利尿。每克右旋糖酐可吸收组织间液 15 ml。常用量为每天 500 ml 静脉滴注，可加入 5% 葡萄糖液 500 ml，以延长扩容时间。

2）羟乙基淀粉：在血中停留时间较长，但扩容不如低分子右旋糖酐。常用量为每天 500 ml 静脉滴注。

3）平衡液：为晶体溶液，可促进排钠利尿，常用量为每天 500 ml 静脉滴注。

4）白蛋白、血浆和全血：亦为理想的扩容药。白蛋白 20 g 加入 5% 葡萄糖液 500 ml 稀释，静脉滴注。尤适合于低蛋白血症，尿蛋白定量 ≥0.5 g/24 h 的患者。贫血、血液稀释患者则适合输入全血。

6. 适时终止妊娠

本病患者，一旦胎儿胎盘娩出，病情将会迅速好转，若继续妊娠对母、婴均有较高的危险时，应在适当时机，采用适宜的方法终止妊娠。

1）终止妊娠指征：①妊娠未足月、胎儿尚未成熟，但本病病情危重，经积极治疗 48～72 小时不见明显好转者。②妊娠已足月的子痫前期。③子痫抽搐控制 6～12 小时。④子痫虽经积极治疗，抽搐不能控制者。⑤本病患者合并胎盘功能不全，血和尿 E_3、HPL、SP_1* 低值，胎动减少，胎监评分低，胎儿生物物理评分低值，胎儿宫内发育不良，继续妊娠对胎儿有危险者。

2）终止妊娠的方法：可进行引产或选择性剖宫产。当病情稳定、胎位正常、头盆

---

* SP_1 为合胞体滋养层合成的一种妊娠特异蛋白。

比例相称、宫颈条件成熟，可行人工破膜加静脉滴注催产素引产。有下列情况者宜进行剖宫产术：①病情危重，不能在短期内经阴道分娩者。②妊娠期高血压疾病合并羊水过少。③有终止妊娠的指征而不具备阴道分娩的条件时，如胎儿宫内窘迫而宫颈不成熟者。④子痫患者经积极治疗控制抽搐 2～4 小时者。⑤破膜引产失败者。⑥病情危重，MAP≥140 mmHg，阴道分娩屏气用力可能导致脑出血者。⑦其他产科指征如骨盆狭窄、胎盘早剥和 DIC 等。

（六）子痫的治疗

1. 严密监护

子痫发作时应使患者平卧，头侧向一边，保持呼吸道通畅，以纱布包裹压舌板，放入口内齿间舌上，或放入通气导管，防止抽搐时咬破唇舌，及时吸出喉头黏液及呕吐物，防止窒息，给氧气吸入，保持环境安静，避免一切刺激，如声、光及不必要的搬动及操作，以免诱发抽搐。昏迷或未清醒者，禁食水及口服药物，并给予抗生素预防肺部感染。床边置护栏架以防跌落。置保留尿管，并记尿量，设特别护理，记录体温、脉搏、呼吸、血压、出入量、病情变化及处理经过等。随时注意有无心力衰竭、急性肺水肿、胎盘早剥、脑血管意外等并发症的出现。

2. 控制抽搐

首选药物为硫酸镁。用法 25% 硫酸镁 20 ml，肌内注射即刻。同时 25% 硫酸镁 20 ml 加 25% 葡萄糖液 20 ml 缓慢静脉推注，约需 10 分钟推完。同时给吗啡 10 mg，皮下注射，或哌替啶 100 mg，或冬眠合剂 I 号 2 ml，肌内注射，一般抽搐可停止。

抽搐仍未能控制或仍烦躁不安，可加用异戊巴比妥 0.25～0.5 g 加 5% 葡萄糖液 40～60 ml 静脉慢推，注意观察呼吸，如发现异常即刻停药。

抽搐停止后，在未能终止妊娠前必须继续给予药物治疗。如 25% 硫酸镁 60 ml 加入 5% 葡萄糖液 1 000 ml，静脉滴注（8～10 小时滴完），以后每 4～6 小时给药 1 次。根据病情选择硫酸镁，冬眠合剂 I 号、Ⅲ号或苯巴比妥、地西泮肌内注射。

3. 适时终止妊娠

子痫抽搐已被控制 6～12 小时者，或经积极治疗仍控制不了抽搐时，为挽救母、胎生命，可终止妊娠。

1）阴道分娩：①病情好转，宫颈条件成熟，无急救指征与产科指征者可施行引产，多数能自然分娩。方法：人工破膜，地西泮 10 mg 静脉注射和缩宫素 2.5～5 U/500 ml 液体静脉滴注，或低位水囊＋低浓度缩宫素静脉滴注。②如子痫患者抽搐时自然临产，宫缩多数强而频，产程进展较快，如头盆相称、胎位正常、胎儿体重在正常范围时，多能自然分娩。缩短第二产程，实施阴道助产。

2）剖宫产分娩指征：①子痫患者反复抽搐，经积极治疗病情控制 2～4 小时，个别子痫经积极治疗仍不能控制抽搐者；②经破膜引产失败者；③病情严重，经阴道分娩时屏气用力可能导致脑血管意外者。

3）注意事项：①持续硬膜外麻醉，可用微量镇痛泵控制维持术后镇痛；②全身麻醉（简称全麻），术后加强镇静、镇痛、降压；③术后 24～72 小时仍需注意防止产后子痫的发作，直至恢复正常，若血压一时未能完全控制，应继续镇痛、镇静等治疗，产褥期及产后应加强随访，继续相应治疗。

4. 预防产后出血

产后 24 小时内仍应给予硫酸镁及镇静治疗，每 4 ~ 6 小时给药 1 次。

5. 纠正水、电解质和酸碱平衡

根据化验结果随时纠正电解质紊乱或酸中毒。

6. 特殊情况处理

如为基层单位及农村医院，遇到子痫患者时，应先给予解痉和镇静药物后即刻转送上级医院，同时做好保护，护理患者勿受伤害。

7. 并发症的处理

1）妊娠合并心脏病：一旦出现应积极控制心力衰竭，适时终止妊娠。应用强心药毛花苷 C 0.4 mg 加 5% 葡萄糖液 40 ml 静脉慢注，4 小时后视病情可重复 0.2 mg 加 5% 葡萄糖液 40 ml，总量可用至 1 mg。给予镇静药吗啡 0.01 g 皮下注射，或哌替啶 50 ~ 100 mg 皮下注射。心力衰竭控制后 24 ~ 48 小时应终止妊娠，如宫颈条件好，胎儿不大，胎头位置低，估计产程进展顺利者，可采用引产经阴道分娩，大多数病例采用剖宫产结束分娩。

根据有关报道，凡妊高征心脏病心力衰竭控制后而行剖宫产者，应注意以下几个问题：①手术前及手术后可用毛花苷 C 0.2 ~ 0.4 mg 静脉注射，以防手术操作诱发心力衰竭。②术前加用呋塞米 20 ~ 40 mg 静脉注射利尿，以减轻心脏负担。③手术以硬膜外麻醉为妥，麻醉药以小剂量及有效的剂量为限，如按常规药量，可致血压突然下降，对母婴均不利。④手术后应用广谱抗生素预防感染。⑤术时及术后补液需缓慢，每天静脉补液可限制在 1 000 ml 之内。⑥手术操作必须由熟练而配合良好的术者执行。⑦术后要按时应用镇静药，并严防上呼吸道感染，以免再度诱发心力衰竭。

2）脑出血：一经确诊为脑出血，应立即抢救，首先保持安静，吸氧，忌用抑制呼吸的药物，快速应用脱水剂降低颅内压。对心、肾功能不全者忌用甘露醇，可选用呋塞米。脱水时应注意电解质平衡。使用降压药物，但血压不宜降得太低。止血药可用 6 - 氨基己酸、氨甲苯酸、氨甲环酸等。对昏迷患者应加强全身支持疗法，使用抗生素预防感染和防治并发症。这类患者不宜阴道分娩，应先做剖宫产术，而后再行开颅术。采用低温麻醉对母儿均较安全。产后禁用麦角及催产素制剂，以防出血加重。

3）凝血功能障碍：子痫患者由于胎盘缺血缺氧及血管梗死，使破碎绒毛的滋养叶细胞进入血液循环而释放出凝血活酶，导致凝血功能障碍，发生 DIC。有出血倾向时血小板减少，凝血酶原时间延长和纤维蛋白原减少，以及血和尿的纤维蛋白降解产物（FDP）含量明显升高；鱼精蛋白副凝固试验（3P 试验）常为阳性。处理：若患者处于慢性 DIC，临床上没有明显出血表现时，可用低分子右旋糖酐 500 ml 加肝素 25 mg 及 25% 硫酸镁 30 ml，缓慢静脉滴注 6 小时，每天 1 次。若有出血表现，则用抗凝治疗，但输肝素应适当，并宜首选鲜血，同时积极终止妊娠，以去病因。

4）产后虚脱：妊高征患者在分娩结束后，有可能发生产后血液循环衰竭，突然出现面色苍白、血压下降、脉搏微弱及汗多等虚脱症状。多在产后 30 分钟内出现，常常由于：①产前限盐，产生低钠血症。②大量应用解痉降压药物，使血管扩张。③产后腹压突降使内脏淤血，致有效血液循环量减少。在排除了出血、感染、羊水栓塞及子宫破裂等外，应进行输液治疗，输注林格氏液、5%葡萄糖盐水等，一般情况下经输液治疗病情将很快好转。如出现休克，患者情况差，除输液外，应输注中分子右旋糖酐、血浆或全血，迅速补充血容量，注意水、电解质平衡。

（周晓丽）

第七节 早 产

早产是指妊娠满28周至不满37足周（196~258天）分娩者。发生率占分娩总数的5%~15%。此时娩出的新生儿，各器官发育尚未成熟，出生体重为1 000~2 499 g，称为早产儿。早产儿中约15%在新生儿期死亡。围生儿死亡中与早产有关的占75%~80%，在围生儿死亡顺位中占52%，居第二位。另外有8%的早产儿虽能存活但可能留有智力障碍或神经系统的后遗症。

一、病因

引起早产的原因有很多种，早产与细菌感染、孕妇年龄过大，或者孕妇年龄过小、宫腔过度扩张、母胎反应激烈等有关。具体引起早产的原因有以下几种：

1）孕妇因过度心理或生理上的疲劳而没有适当休息，引起内分泌失调、生殖器官疾病等，使得妊娠期间出现一些合并症。

2）宫颈口过于松弛，因子宫发育不全或是先天性畸形，使得宫颈功能不全而引起早产。

3）一些孕妇有吸烟喝酒等不良生活习惯，其都是对身体和孩子不健康的一种行为，会引发早产。

4）妊娠会造成孕妇的精神心理压力增大，如果没有及时进行心理治疗，可通过内分泌途径使得宫颈过早成熟并引发宫缩，此时是自发性早产。

5）一些孕妇有流产以及早产史，此时早产是普通孕妇的两倍，孕妇应在孕期注意这些问题，要保证胎儿的安全。

二、临床表现

早产的主要临床表现是子宫收缩，最初为不规则宫缩，并常伴有少许阴道出血或血性分泌物，以后可发展为规则宫缩，与足月临产相似。胎膜早破较足月临产多。临床类型分为：

（一）早产先兆

妊娠满28周后出现至少10分钟1次的规律宫缩，伴宫颈管缩短。

（二）早产临产

妊娠满 28 周至不满 37 周，出现规律性、较强的宫缩，20 分钟 ≥4 次；宫颈管缩短 ≥75%，进行性宫口开大 ≥2 cm。部分患者可伴有少量阴道出血或阴道流液。

三、治疗

早产的治疗原则：如胎儿存活、胎膜未破、无宫内感染、宫颈扩张在 4 cm 以下者，尽量设法抑制宫缩，使妊娠继续，让胎儿在子宫内继续生长与发育。如胎膜已破，宫颈口进行性开张，妊娠已无法继续，应积极做好新生儿复苏准备，尽量提高早产儿的存活率。治疗方法如下：

（一）一般治疗

1. 卧床休息

一旦出现早产先兆症状，应卧床休息，宜多采用左侧卧位，以减少自发性宫缩，增加子宫血流量，改善胎盘功能。

2. 吸氧

每天 2 次，每次 30 分钟。

3. 避免刺激及干扰

尽量减少阴道、肛门及腹部检查，必须检查时动作要轻柔，减少局部刺激。

（二）病因治疗

1）去除早产的明确病因是治疗早产的重要措施之一，对于妊娠并发症，积极治疗原发病可避免医源性（干预性）早产的发生；对于宫颈功能不全者，孕妇可于妊娠 14~28 周行宫颈环扎术。

2）对于先兆早产和早产患者，现建议使用抗生素（用药量及方法按具体情况而定）。既可防止下生殖道感染的扩散，也能延长破膜后的潜伏期（从破膜开始到有规律宫缩的一段时间）。因宫缩有负吸作用，能促进和加重感染，一旦出现宫缩，则应该应用抗生素。

抗生素多选用氨苄西林和（或）红霉素。用药方法：①对仅有胎膜早破者，用阿莫西林 750 mg，3 次/天，口服，共 7 天。②有规律宫缩、宫口未开、无破膜者，口服氨苄西林 2.0~3.0 g/d；或红霉素 1.0~1.2 g/d，共 7 天。③有规律宫缩、宫口扩张 <3 cm、无破膜者，采用负荷量加维持量治疗，即氨苄西林 4.0~5.0 g/d，静脉滴注，或红霉素 2.0 g/d，静脉滴注，共 2 天，然后口服氨苄西林 0.75~2.0 g/d 或红霉素 1.0 g/d，共 5 天。④有规律宫缩合并胎膜早破者，采用氨苄西林 6.0~8.0 g/d，静脉滴注共 4 天，继以口服 1.5~2.0 g/d 至分娩。⑤进入活跃期，静脉滴注氨苄西林 5.0 g，2~4 小时重复使用。随头孢菌素类抗生素药物的发展，目前临床上经常用头孢菌素二代和三代抗生素预防和治疗感染，且效果较好。因此，在经济条件允许的情况下，不妨选用头孢菌素类抗生素药物。a. 头孢噻吩：0.5~1 g，4 次/天，肌内注射或静脉注射；b. 头孢曲松：1 g/d，1 次肌内注射；严重感染 1 g，2 次/天，溶于生理盐水或 5%~10% 葡萄糖液 100 ml 中，静脉滴注，于 0.5~1 小时滴完；c. 头孢唑啉 0.5~1.0 g，2 次或 3 次/天，肌内注射或静脉注射；d. 头孢拉定：1~2 g，分 3 次或 4 次服用。对青

霉素过敏者头孢菌素类抗生素药物须慎用。

实验证明，使用抗生素平均延长孕期 7~42 天，以宫口未开、无破膜者最显著，胎膜早破者效果较差。

（三）药物抑制宫缩

抑制宫缩的药物主要有两类。一类属改变子宫肌对宫缩物质反应性的药物，如 β_2 受体激动药（常用药物有沙丁胺醇及利托君等）、硫酸镁等。另一类属阻断或抑制合成或释放宫缩物质的药物，如前列腺素合成抑制药（常用药物有吲哚美辛、阿司匹林、保泰松等）。

1. β_2 受体激动药

药理作用：子宫收缩的发生是由于肌细胞内的肌球蛋白及肌动蛋白相互作用的结果，这种作用是通过对肌球蛋白轻链酶的磷酸化或去磷酸化进行的。而磷酸化则依赖于肌球蛋白轻链磷酸化酶将肌球蛋白轻链上的磷酸基团移去后，子宫平滑肌发生松弛，而达到抑制子宫收缩的作用。但子宫收缩的活动除了与肌球蛋白轻链磷酸根转移酶和磷酸化酶的比例有关外，肌球蛋白轻链磷酸根转移酶的活性又与钙调节蛋白结合的自由钙离子（Ca^{2+}）有关。因此使子宫松弛要通过两个途径：一是细胞内自由 Ca^{2+} 减少，依赖 cAMP 的蛋白质磷酸根转移酶的激活导致蛋白质的磷酸化，同时启动钠泵，Na^+ 出细胞，K^+ 则进入细胞内（这也部分解释了在使用 β_2 受体激动药后，血钾降低），Na^+ 呈梯度增加，加速 Na^+/Ca^{2+} 交换率，导致 Ca^{2+} 从细胞质外流，以及肌质网内 Ca^{2+} 的增加；另一途径是直接抑制肌球蛋白轻链磷酸根转移酶的活化导致腺苷酸环化酶介导的磷酸化。这是由于当 β 型受体激动药与肌细胞膜外表面的 β 受体互相作用后，激活位于细胞膜内面的腺苷酸环化酶，而腺苷酸环化酶又激动 ATP 转变成 cAMP，cAMP 的浓度增加，启动蛋白质磷酸根转移酶的活化并导致了特异的膜蛋白的磷酸化作用。

该类药可激动子宫平滑肌中的 β_2 受体，抑制子宫平滑肌收缩而延长妊娠期。但由于它亦有扩张血管作用，因而用后心血管副反应较明显，可使母儿的心率加快及收缩压升高，舒张压下降。当孕妇心率达 150 次/分或胎心率达 200 次/分或收缩压达 180 mmHg，舒张压仅 40 mmHg 时，必须停用。其他副反应尚包括呼吸困难、低血钾、高血糖及乳酸酸中毒。故禁用于心脏病、甲亢、高血压控制不良，糖尿病控制差，肺动脉高压症，慢性肝肾疾患以及必须应用肾上腺皮质激素或交感神经激动药（如支气管哮喘）的患者。应用时应严密观察患者情况，包括较轻的副反应，如头痛、发热、颤抖及幻觉等。

1）盐酸苯丙酚胺：为 β 受体激动药。取 80 mg 溶于 5% 葡萄糖液 500 ml 中，静脉滴注，每分钟 1.5~3 ml（每分钟 0.25~0.5 mg），如无效可每 15 分钟增加 1 次滴速，直至有效地抑制宫缩为止，宫缩抑制后，继续滴注 2 小时，以后改为肌内注射，10 mg 每 6 小时 1 次，连续 24 小时，根据宫缩情况，肌内注射，或口服 10~20 mg，每天 3 次，持续 1 周，最大滴速每分钟不超过 4.5~6 ml（每分钟 0.75~1 mg）。副反应：呼吸困难、血压下降、心动过速、恶心等。使用时应先扩充血容量，采取左侧卧位，可减少该药对血压的影响。

2）利托君：适用于妊娠 20 周以上的孕妇抗早产治疗。方法：取本品 150 mg 加入

500 ml 静脉滴注溶液中，于 48 小时内滴入。患者应保持左侧卧位，以减少低血压危险。开始滴速每分钟 0.1 mg，逐渐增加至每分钟 0.15~0.35 mg，待宫缩停止后，至少持续输注 12 小时。静脉滴注结束前 30 分钟，可以维持治疗。前 24 小时内口服剂量为每 2 小时 10 mg，此后每 4~6 小时 10~20 mg，每天总剂量不超过 120 mg。本品作用机制为 β_2 受体激动药，可激动子宫平滑肌中的 β_2 受体，抑制子宫平滑肌收缩，减少子宫活动，从而延长妊娠期。副反应：静脉注射时可发生心悸、胸闷、胸痛和心律失常等反应，严重者应中断治疗，还可有震颤、恶心、呕吐、头痛和红斑以及神经过敏、心烦意乱、焦虑不适等。本品通过胎盘屏障使新生儿心率改变和出现低血糖，应密切注意。糖尿病患者及使用排钾利尿药的患者慎用。与糖皮质激素合用可出现肺水肿，极严重者可导致死亡。

3）沙丁胺醇：本品是 β_2 受体激动药，具有抑制子宫收缩，使血管扩张，增加胎盘血流量的作用。据报道 54 例早产者应用本品抑制宫缩治疗，并与同期 47 例早产未用宫缩抑制药者作对照。结果显示：沙丁胺醇组抑制宫缩成功 45 例，成功率为 83.33%，平均延长妊娠时间 7.47 天，最长达 28 天；对照组仅 1 例宫缩自行缓解，其余全部在 48 小时内分娩，沙丁胺醇组新生儿窒息率低于对照组，产后出血率及出血量两组无差异。仅 2 例服沙丁胺醇后出现心动过速，停药后自行缓解。故认为对早产应用本品抑制宫缩治疗安全，有效。用法：沙丁胺醇，每片 2.4 mg，每次 4.8 mg，每天 3 次口服。宫缩消失后继续服 2~3 天停药。

2. 硫酸镁

静脉滴注硫酸镁提高细胞外液镁离子浓度，镁离子直接作用于子宫肌细胞，拮抗钙离子对子宫收缩的作用，从而抑制子宫收缩。常用方法为 25% 硫酸镁 16 ml 加于 25% 葡萄糖液 20 ml 内，5 分钟缓慢静脉推注；再用 25% 硫酸镁 60 ml 加于 5% 葡萄糖液 1 000 ml 内，以每小时硫酸镁 2 g 速度静脉滴注，直至宫缩停止。用药过程中注意膝腱反射（应存在）、呼吸（应每分钟不少于 16 次）和尿量（应每小时不少于 25 ml）。

3. 前列腺素合成抑制药

减少前列腺素的合成或释放，以抑制子宫收缩。

1）吲哚美辛：本品可通过抑制前列腺素的合成，减弱子宫收缩。其特点为：可使胎儿动脉导管提早关闭或狭窄，引起肺动脉高压甚至导致心力衰竭死亡。此外尚能引起胃肠反应，出现恶心、呕吐、腹泻、黏膜溃疡、出血、少尿等。现已不提倡在妊娠期使用。

2）阿司匹林：0.5~1 g，每天 3 次口服。

4. 其他

1）孕激素：对胎盘功能不全或孕妇血孕酮下降，E_2 上升，或二者比例失调而引起的早产，给孕酮制剂效果较好。但对已临产的早产无效。可每周肌内注射 1 次羟孕酮己酸盐 250 mg，根据情况及反应调整用药量，但不宜过多、过频使用。

2）乙醇：能抑制脑垂体生成和释放催产素及抗利尿激素，同时作用于子宫肌层使之松弛，阻止前列腺素 $F_2\alpha$ 的合成和释放，从而抑制子宫收缩。用法：95% 乙醇 50 ml 加入 5% 葡萄糖液 450 ml 中静脉滴注，开始以每小时 7.5 ml/kg 的速度滴入 1~2 小时，后改为每小时 1.5 ml/kg 静脉滴注（维持量），可持续 6～10 小时。重复用药应间隔 10 小时以上。其不良反应为恶心、呕吐、多尿、烦躁、头痛等乙醇中毒症状。亦可通过胎盘进入胎体，故胎儿血浓度与孕妇浓度相同，胎儿出生后可能发生精神抑制、呼吸暂停等。由于有效量与中毒量接近，对药物的耐受性个体差异较大，国内很少应用。

3）硝苯地平：该药能有效地抑制妊娠子宫肌自发性收缩及中期妊娠流产时羊膜腔注射前列腺素 $F_2\alpha$ 引起的宫缩与阵痛，因而可以治疗早产。Formun 报告在 10 例妊娠不足 33 周的早产患者中使用本品后，使分娩至少延期 3 天。

4）缩宫素受体拮抗药：是目前研究的热点，可分为肽类和非肽类。缩宫素受体拮抗药可妨碍缩宫素发挥作用，减少前列腺素的合成，降低子宫平滑肌的收缩性并对缩宫素受体有下调作用。2000 年欧洲奥地利、丹麦、瑞典等国有第一个肽类缩宫素受体拮抗药上市。国内亦有多个单位在加紧这方面的研究工作。

5）一氧化碳（NO）供体药物：子宫平滑肌由少量含一氧化氮合酶（NOS）神经支配，胎盘合体滋养层细胞也可检测到 NOS。NO 供体药物硝普钠可抑制胎盘细胞分泌促肾上腺皮质激素释放激素（CRH），因此，可利用 NO 供体药物对 CRH 合成分泌的调控来治疗早产。

国内学者采用使用方便的硝酸甘油贴膜，作为 NO 供体药物治疗有早产倾向的孕妇。结果表明，硝酸甘油贴膜延迟分娩 48 小时有效率达 90%，且起效迅速，多数患者在 24 小时内宫缩消失，不良反应轻微，仅少数患者因头痛、头晕症状明显改用常规治疗。硝酸甘油贴膜另一个显著优点就是使用非常方便，无创伤，可随时移去药源，据文献报道，硝酸甘油贴膜可望作为临床有效、安全的抗早产药物使用。

（四）镇静药

在孕妇精神紧张时，可用于辅助用药，但这类用药既不能有效抑制宫缩，又对新生儿呼吸有很大影响，故临产后忌用。

（五）促进胎肺成熟

早产儿最易发生 RDS，是早产儿死亡的主要原因之一。在产前应用肾上腺皮质激素可加速胎肺成熟，降低 RDS 的发生。当孕妇出现胎膜早破或先兆早产，在应用宫缩抑制药的同时要应用肾上腺皮质激素，并尽量利用宫缩抑制药为肾上腺皮质激素促胎肺成熟争取时间。

用法：倍他米松 12 mg，肌内注射，1 次/天，共 2 天；或地塞米松 5 mg，肌内注射，1 次/12 小时，共 4 次。盐酸溴环己胺醇，30 mg，3 次/天，口服，连用 3 天，如未分娩，7 天后重复 1 个疗程，直至检测胎肺成熟（羊水 L/S* >2，或羊水泡沫试验阳性），考虑分娩。

（六）分娩时处理

临产后慎用吗啡、哌替啶等抑制新生儿呼吸中枢的药物。分娩中应给孕妇吸氧，以防胎儿缺氧；为预防胎儿颅内出血，可行会阴侧切术；胎儿娩出后注意保暖，保持呼吸道通畅，吸氧，按未成熟儿常规处理；破膜 12 小时以上未分娩者，应给抗生素预防

---

* L/S 指羊水卵磷脂和鞘磷脂的比值。

感染。

（周晓丽）

第八节　妊娠合并心脏病

妊娠合并心脏病，是产科领域内的严重并发症，为孕产妇死亡的四大原因之一。心脏病患者在妊娠期、分娩期及产褥早期都可能因心脏负担加重而发生心力衰竭，甚至威胁生命。其发病率约为 1.06%，而死亡率约为 0.73%。只有加强孕期保健，才能进一步降低心脏病孕产妇死亡率。

一、妊娠及分娩对心脏病的影响

（一）妊娠期

妊娠期母体血容量自孕 6 周左右开始逐渐增加，至孕 32～34 周达高峰，比非孕时增加 30%～45%，平均增加 1 500 ml，维持此水平直至分娩。妊娠期心排血量比非孕时平均增加 40%～50%，从孕早期开始增加，至孕 20～24 周时增加最多。排血量的增加在妊娠早期以心搏出量增加为主，妊娠中晚期则需增加心率以适应血容量增多。至分娩前 1～2 个月，心率平均每分钟增加 10 次，使心脏负担加重。此外，妊娠晚期子宫增大、膈肌上升，心脏向左、向上移位，导致心脏大血管扭曲，使心脏负担进一步加重，易使心脏病孕妇发生心力衰竭。

（二）分娩期

此期为心脏负担最重的时期。在第一产程中，每次宫缩有 250～500 ml 血液被挤至体循环，使回心血量增加，血压增高；同时，子宫收缩增加外周循环阻力。在第二产程中，除子宫收缩外，腹肌、膈肌亦参加收缩活动，使外周循环阻力和肺循环阻力均增加；同时腹压的增加使内脏的静脉回流增加，因而心脏的前后负荷都增加。在第三产程中，子宫缩小和胎盘循环停止使子宫的血液分流减少，回心血量增加；此外，子宫缩小，腹腔内压力骤减，血液易淤滞于内脏，使回心血量急剧减少。这些因素均会加重心脏负担，易使不良的心功能进一步减退而引起心力衰竭。

（三）产褥期

产后由于子宫缩复使大量血液进入体循环，同时组织内原来潴留的液体也开始回到体循环，使循环血量再度增加，加重心脏负担，严重时可导致心力衰竭。尤其以产后 24～48 小时心脏负荷较重。

综上所述，妊娠 32～34 周，分娩期及产褥期的最初 3 天内，心脏的负担最重，是患有心脏病孕产妇最危险的时期，临床上应给予密切监护。

· 84 ·

二、心脏病对妊娠的影响

心脏病不影响受孕。心脏病变较轻、心功能Ⅰ～Ⅱ级、既往无心力衰竭史，亦无并发症者，经过密切监护和适当治疗，多能承受妊娠和分娩。不宜妊娠者若一旦受孕或妊娠后有心功能不良者，则可因缺氧而导致流产、早产、胎儿发育迟缓和胎儿宫内窘迫的发生率大为增加，甚至发生胎死宫内；同时，心脏病孕妇由于心力衰竭和严重感染等原因，也使孕产妇的死亡率明显增加。

三、妊娠合并心脏病的种类

妊娠合并心脏病以风湿性心脏病最为常见，其次为先心病。由于心脏手术的普遍开展，先心病患者存活率逐年上升，心脏手术后的孕产妇日益增多，使风湿性心脏病与先心病孕妇的比例由 20∶1 变为 3∶1。此外，妊娠期高血压疾病性心脏病、贫血性心脏病及肺源性心脏病也可见到，但均较少。

近年病毒性心肌炎呈增多趋势，心肌炎及其后遗症合并妊娠的比率也在增加。急慢性心肌炎个体表现差异较大，临床诊断较为困难。主要表现为既往无心瓣膜病、冠状动脉粥样硬化性心脏病（简称冠心病）或先心病，在病毒感染后 1～3 周出现乏力、心悸、呼吸困难和心前区不适。检查可见心脏扩大，出现与发热不相称的持续性心动过速、室性期前收缩、房室传导阻滞和 ST 段及 T 波异常改变等。病原学检查和心肌酶谱可协助诊断。一部分患者呈慢性病程，表现为扩张型心肌病。心肌炎及扩张型心肌病患者一旦妊娠，发生心力衰竭的危险性很大，一般不宜妊娠。急性心肌炎病情控制良好者，可在密切监护下妊娠。

四、诊断

（一）妊娠合并心脏病

妊娠前有心脏病及风湿热病史或心力衰竭史；可出现心功能异常的有关症状，如劳力性呼吸困难、经常性夜间端坐呼吸、咯血、经常性胸闷胸痛等；或可见发绀、杵状指、持续颈静脉怒张。心脏听诊有舒张期杂音或粗糙的全收缩期杂音。

心电图检查提示各类心律失常，如心房扑动、颤动，三度房室传导阻滞，ST 段及 T 波异常改变等；胸部 X 线或二维超声心电图检查显示显著的心界扩大及心脏结构异常，可诊断为心脏病。

（二）妊娠合并心脏病早期心力衰竭

轻微活动后即出现胸闷、心悸、气短；休息时心率每分钟超过 110 次，呼吸每分钟超过 20 次；夜间常因胸闷坐起呼吸，或到窗口呼吸新鲜空气；肺底部出现少量持续性湿啰音，咳嗽后不消失。

（三）心脏病代偿功能的分级

Ⅰ级（心力衰竭 0 级，即心功能代偿期）：一般体力活动不受限制（无症状）。

Ⅱ级（心力衰竭Ⅰ级，即心功能代偿不全Ⅰ度）：一般体力活动稍受限制（心悸、轻度气短），休息时无症状。

Ⅲ级（心力衰竭Ⅰ级，即心功能代偿不全Ⅰ度）：一般体力活动显著受限制（轻微日常工作即感不适、心悸、呼吸困难），休息后无不适；或过去有心力衰竭史者，不管目前疾病是否有症状。

Ⅳ级（心力衰竭Ⅲ级，即心功能代偿不全Ⅲ度）：不能进行任何活动，休息时仍有心悸、呼吸困难等心力衰竭表现。

（四）心脏病可否妊娠的依据

可从心脏病种类、病变程度及病程长短、心脏代偿功能、心力衰竭史、能否手术纠正以及当地医疗条件和患者心理状态等因素来分析能否承受妊娠、分娩、产褥期的各种负担，判定心脏病患者是否可以妊娠。婚后如希望生育，在心脏功能允许的条件下，婚后不宜避孕过久，因妊娠越晚、心脏病史越长，对患者越不利，但心脏功能不是一成不变的，可因主客观因素发生转化，心功能Ⅰ～Ⅱ级者，由于紧张、情绪激动、劳累、失眠、感染或处理不当等而使心功能发展为Ⅲ～Ⅳ级。因此，在孕期应加强保健，注意监护。

心脏病可否妊娠依据有：

1. 可以妊娠

心脏功能属Ⅰ～Ⅱ级，心脏病变较轻，心脏病史短，过去无心力衰竭史，先心病无发绀型；妊娠后在严密监护下，估计能承受妊娠和分娩的负担。

2. 不宜妊娠

心脏病变较重，心功能Ⅱ级或以上患者，心脏病史长，如风湿性心脏病有肺动脉高压、慢性心房颤动、三度房室传导阻滞、活动性风湿热并发细菌性心内膜炎等。先心病有明显发绀或伴肺动脉高压者，因易在孕产期发生心力衰竭，皆不宜妊娠；如已妊娠，则应在妊娠早期人工终止，以防在孕产期发生心力衰竭而危及生命。

五、治疗

心脏病孕妇的主要死亡原因是心力衰竭与严重感染。未经产前检查的心脏病孕妇，心力衰竭发生率与孕产妇死亡率较有产前检查者高数倍至10倍。

（一）未妊娠时

对有器质性心脏病的育龄妇女，做好宣教工作，使其了解妊娠和分娩对心脏病的影响。并根据心脏病的种类、心脏病代偿功能和病情等，决定是否可以妊娠。

（二）妊娠期的处理

1. 治疗性人工流产

不宜妊娠而已妊娠者则应于妊娠12周以前做人工流产。

2. 加强产前检查

继续妊娠者必须按时做产前检查，适当增加检查次数，密切观察心脏功能。

3. 早期心力衰竭的处理

妊娠期心力衰竭发生的诱因有心房颤动、上呼吸道感染、妊高征、重度贫血、产后发热或过度劳累等。心脏病孕妇可以突然发生心力衰竭，也可逐渐发展。因此，要积极防止并及早纠正各种妨碍心脏功能的因素如贫血、维生素B缺乏、蛋白质缺乏及感染等。遇有各种感染，须及早治疗。如并发妊高征时，更应及早治疗，并控制病情发展。

1）洋地黄类药物：洋地黄作为预防性用药的意见尚有争论，有人认为风湿性心脏病功能Ⅲ级而过去曾有过心力衰竭史者，心脏中等程度扩大、严重的二尖瓣狭窄、心房颤动或心率经常在每分钟110次以上者，应予适量的洋地黄类药物。

用药方法：一般孕产妇病情发展多较迅速，急性心力衰竭和急性肺水肿可很快出现，凡孕妇发生急性心力衰竭且病情危重者可用快速作用洋地黄类药物，以改善心肌状况。

首先将毛花苷C 0.4 mg加入25%葡萄糖液20 ml中，缓慢静脉注射，需要时（间隔2~4小时）再将0.2~0.4 mg加入5%~10%葡萄糖液10~20 ml，缓慢静脉注射，总量可用至1.2 mg/24 h，维持量因人而异。也可用毒毛花苷K，在未曾用过洋地黄类药物者，开始用量为0.25 mg加入25%葡萄糖液20 ml中缓慢静脉注射，必要时（间隔2~4小时）再加0.125~0.25 mg，维持量0.125~0.25 mg（6~8小时），适当的洋地黄化量为0.5 mg。

以上两种药物皆为快作用者，毒毛花苷K作用比毛花苷C更快，其对心肌的作用较毛花苷C强，但对传导系统的作用则较毛花苷C差，因此对心房颤动的患者减慢心率的作用不如毛花苷C。在近期已用过或目前正在用洋地黄类药物的患者，需要急用静脉给药时，最好不用毒毛花苷K，此药有兴奋子宫收缩的作用，故用于临床时有缩短产程的作用，但2周内用过洋地黄者禁用，以免药物蓄积中毒。奏效后改服排泄较快的地高辛维持。孕妇对洋地黄类强心药的耐受性较差，需要密切观察有无毒性症状出现。

2）利尿药：有心力衰竭伴急性肺水肿者，除严格限制盐及水的入量外，可静脉注射作用快速的利尿药用作扩血管药，在短时间内尿量增多，血管阻力降低，迅速降低心脏前负荷，同时给予氯化钾以补充K^+的丢失。

（1）排钾利尿药：应用排钾利尿药时应同时补钾，常用快速利尿药，如依他尼酸钠25 mg，肌内注射或静脉滴注，1~2次/天；呋塞米20~40 mg，肌内注射或静脉滴注，2次/天；布美他尼0.5~2 mg，静脉滴注，1~2次/天，此药多用于顽固性水肿；氢氯噻嗪25 mg，口服，2~3次/天；氯噻酮0.1 g，口服，1~2次/天。

（2）保钾利尿药：常用氨苯蝶啶50 mg，口服，3次/天；螺内酯20 mg，口服，3次/天，此二药物作用较弱，一般与排钠利尿药合用，单独使用时可发生高血钾。

3）扩血管药：心力衰竭时，多有外周血管收缩增强，致心脏后负荷增加，应用扩血管药可起"内放血"作用。如硝酸异山梨醇酯5~10 mg，口服或舌下含服，3~6次/天；硝酸甘油2~3 mg加入5%~10%葡萄糖液100~200 ml中，开始5~10 mg/min逐渐加量至40~50 mg/min，此药对二尖瓣狭窄引起的肺部淤血效果较好。上述药物可扩张静脉系统，减少静脉回流，降低心室充盈压。

4）减轻心脏后负荷：通过扩张小动脉减低体循环阻力，从而减轻心脏的后负荷。

（1）酚妥拉明：10~20 mg加入5%~10%葡萄糖液100 ml中，0.1~0.2 mg/min，静脉滴注，危重者可以用1 mg。

（2）哌唑嗪：1~2 mg，3次/天，自三通管中静脉推注，有扩张血管，降低总外周阻力，减少回心血量的作用，但用此药要注意血容量，如血容量不足者，血管扩张，血压下降太快，应注意发生休克；氨茶碱 0.25 g 加入 5% 葡萄糖液 20 ml，缓慢注射，可维持心排血量，降低静脉压，抑制肾小管对钠的重吸收。

（3）硝普钠：作用于血管平滑肌，使动静脉松弛，降低周围血管阻力，增加心排血量，同时解除冠状动脉痉挛改善心肌缺血。用法：50 mg 粉剂加入 5% 葡萄糖液中，输液瓶外罩以黑纸，配制后其浓度为 100 mg/ ml，开始剂量要小，速度慢为 10 ~ 15 mg/min，观察 5 ~ 10 分钟，根据患者反应情况逐渐加量，以期达到理想效果，可逐渐增速达 100 mg/min。用药过程中严密观察血压、心率、心律，如能以肺毛细血管楔压做监护更为理想。

注意：本药在体内的代谢产物为氰化物和氰酸盐，其与血红蛋白结合能减少血红蛋白携氧能力，使孕妇缺氧，因此使用过程中应特别注意胎儿缺氧窒息问题；同时其代谢产物可通过胎盘直接毒害胎儿，不宜长期大量使用，有人主张孕妇发生心力衰竭在胎儿未娩出前不用硝普钠，仅在心力衰竭发作后，而其他疗法又不能控制时，可短暂使用。

（4）肼屈嗪：25 mg，3 次/天，口服。其作用机制：使小动脉扩张，心排血量增加，与硝酸盐类合用，其扩张小动脉的作用较好，而且可以抵消因用肼屈嗪使心率加快致心肌耗氧增加的不良反应。

4. 肺水肿的处理

1）快速洋地黄类药物：可用毛花苷 C 0.4 ~ 0.8 mg 或毒毛花苷 K 0.25 mg 加 50% 葡萄糖液 40 ml，静脉缓慢推注。

2）利尿药：依他尼酸钠 50 mg 或呋塞米 40 mg 加 50% 葡萄糖液 40 ml 中，静脉推注。争取在 15 ~ 20 分钟大量利尿而减轻心脏负担。注意水、电解质及酸碱平衡紊乱。

3）镇静药：症见烦躁不安，气促过度者，可皮下或肌内注射吗啡 10 ~ 15 mg。但昏迷、休克、严重肺病或痰液过多者忌用，以免呼吸过度抑制。

4）激素：地塞米松 10 mg 加 50% 葡萄糖液 40 ml 中，静脉推注。

5）血管扩张药：酚妥拉明 30 ~ 40 mg 或硝普钠 50 mg，加入 10% 葡萄糖液 500 ml 中，静脉滴注，每分钟 15 ~ 30 滴为宜，并应严密进行血压监测。

在上述药物治疗的同时，患者应取半卧位或坐位，两腿下垂。给氧，最好面罩加压给氧，氧气输入时通过 50% ~ 70% 的乙醇，目的在于减低肺泡表面张力，达到去泡沫作用，改善呼吸。四肢结扎止血带，以减少回心血量，但每隔 5 ~ 10 分钟交替放松 1 次，对孕妇需要安慰鼓励，消除其恐慌心理。

5. 心律失常的处理

1）频发室性期前收缩及短阵室性心动过速：利多卡因 50 ~ 75 mg，加入 25% 葡萄糖液 20 ~ 40 ml 中，静脉推注，必要时 5 ~ 10 分钟重复 1 次。病情稳定后，用利多卡因 400 mg，加 10% 葡萄糖液 500 ml 中静脉滴注，维持 1 ~ 3 天。适当选用营养心肌和改善心肌代谢的药物。

2）房室传导阻滞：阿托品 0.03 g 或莨菪类 10 mg，每天 3 次，肌内注射或静脉滴注。视病情变化，决定增减数量。维生素 C 200 mg 每天 3 次口服；肌苷片 0.4 g，每天 3 次口服；地塞米松 0.75 ~ 1.5 mg，每天 3 次口服，3 天后逐渐减量至停药。如属三度房室传导阻滞，可在内科医生指导下抢救，有条件可安装心脏起搏器。

（三）分娩期的处理

尽量减少产妇体力消耗，缩短产程，防止腹压突然降低而发生心力衰竭。对心功能良好又无手术指征的心脏病孕妇可在严密监护下经阴道分娩。

1. 第一产程

鼓励安慰产妇，消除紧张情绪。适当使用镇静止痛药，如地西泮、哌替啶等镇静药。严密观察血压、脉搏、呼吸、心率、心律，若出现心力衰竭，应取半卧位、面罩吸氧，并给毛花苷 C 0.4 mg 加入 50％ 葡萄糖液 20 ml 中缓慢静脉注射，必要时每隔 4～6 小时重复给药 1 次，每次 0.2 mg，产程开始后给抗生素预防感染，直至产后 1 周左右无感染征象时停药。

2. 第二产程

宫口开全后防止产妇屏气，应行会阴侧切，可行胎头吸引术、产钳术、臀牵引术等助产，及早结束分娩。

3. 第三产程

胎儿娩出后立即于腹部放置沙袋并缠以腹带加压，以防腹压突然下降，血液向内脏倾流，加重心脏负担。给镇静药，产后立即给吗啡 10 mg，肌内注射，或哌替啶 100 mg，肌内注射。如产后子宫收缩不良，可用催产素 10～20 U，肌内注射，因麦角新碱能增加静脉压，故应慎用。如遇产后出血，可以输血，但需注意输血速度。

（四）分娩方式的选择

心功能 I～II 级，胎儿中等大小，胎位正常，宫颈条件良好者，可考虑阴道分娩。心功能 III 级的初产妇，或心功能 II 级但宫颈条件不佳，或有产科指征，均应选择择期行剖宫产。这是因为剖宫产可减少产妇因长时间子宫收缩所引起的血流动力学改变，减轻心脏负担，其结果较阴道分娩者可明显改变病情。如有心力衰竭，应控制心力衰竭后再行剖宫产术。

（五）产褥期

产后 1～3 天，特别是 24 小时内应注意回心血量的增加仍可发生心力衰竭。故根据病情给予地高辛或洋地黄。为避免感染给予抗生素。心功能在 III 级以上者不宜给婴儿哺乳。产后 1 周行绝育术。

（六）胎婴儿的处理

由于胎儿与新生儿属高危儿，产程中应注意缺氧导致的宫内窘迫及出生后窒息，做好抢救准备实属必要。

六、防控

1）加强产前检查，可以妊娠者应从妊娠早期开始进行产前检查，检查次数和间隔时间可按具体情况而定，必要时进行家庭访视，以免患者往返劳累而使病情加剧。

2）安排好患者的工作与生活，每天至少有 10 小时的睡眠，避免过度劳动，防止情绪过度激动。妊娠 4 个月起，应限制食盐摄入量，一天不超过 5 g，有些学者认为如每天或隔天给利尿药如氢氯噻嗪，并同时补给钾盐，则可以不限制食盐。

3）积极防止并及早纠正各种妨碍心脏功能的因素，防治感染，积极治疗妊高征。

（周晓丽）

第九节　妊娠合并病毒性肝炎

病毒性肝炎是严重危害人类健康的传染病，病原主要包括甲型肝炎病毒（HAV）、乙型肝炎病毒（HBV）、丙型肝炎病毒（HCV）、丁型肝炎病毒（HDV）、戊型肝炎病毒（HEV）五种，以乙型肝炎（简称乙肝）常见，可发生在妊娠任何时期。孕妇肝炎的发生率约为非孕妇的 6 倍，而急性重型肝炎为非孕妇的 66 倍。据全国监测资料报道，本病占孕产妇间接死因的第二位，仅次于妊娠合并心脏病。

一、妊娠时肝脏的生理变化

妊娠期肝大小形态不变，组织学正常。肝糖原稍增加。部分正常孕妇的肝功能于妊娠晚期轻度超过正常值，分娩后多能迅速恢复正常。

正常妊娠时肝脏的生理性变化如下：

1. 肝脏的组织学

除肝糖原有所增加外，肝脏的大小、组织结构、血流总量均无明显变化。

2. 肝功能

某些肝功能试验于妊娠晚期可轻度超过正常值，分娩后迅速恢复正常。

1）血清蛋白：由于妊娠期血容量增加，血液稀释，血清总蛋白约半数低于 60 g/L，主要是白蛋白降低，γ 球蛋白不变，α 和 β 球蛋白稍升高。

2）血清胆固醇及脂类：自妊娠 4 个月起开始升高，至妊娠 8 个月时达最高水平，半数孕妇高达 6.50 mmol/L，血清总脂质、磷脂及 α 和 β 脂蛋白均增加。

3）血清总胆红素：多在正常范围。少数孕妇可轻度升高，不足以出现黄疸。

4）血清谷草转氨酶（GOT）和 GPT：多在正常范围，少数在妊娠晚期升高，产后很快恢复正常。

5）血清碱性磷酸酶：妊娠早期可有轻度升高，妊娠晚期可达非孕时的 2 倍，其升高系由胎盘产生的一种碱性磷酸酶同工酶所致。

6）凝血功能检查：妊娠晚期，血浆纤维蛋白原较非孕时增加 50%，凝血因子Ⅱ、Ⅴ、Ⅶ、Ⅷ、Ⅸ、Ⅹ增加。凝血酶原时间正常。

7）磺溴酞钠（BSP）试验：非孕时 45 分钟潴留 < 0.05，妊娠晚期潴留率增多，为 0.10 ~ 0.15，BSP 不通过胎盘，其排泄减慢原因可能与肝血流量相对不足有关，BSP 试验对急性肝炎的诊断有帮助，且较其他肝功能指标改变早。

二、妊娠对病毒性肝炎的影响

妊娠期母体各种营养消耗多，营养不足时常以肝糖原补充，且新陈代谢增高，肝负荷加重。容易感染病毒性肝炎，或促使原来存在的肝病恶化。此外，分娩时疲劳、出血、手术和麻醉均可加重肝脏损害，尤当合并妊高征时，由于全身小动脉痉挛，肝脏可出现缺血性损害，在此基础上如再合并病毒性肝炎，易致病情急剧恶化。

三、病毒性肝炎对妊娠的影响

（一）对母体的影响

妊娠早期合并病毒性肝炎，可使妊娠反应加重，妊娠中、晚期合并病毒性肝炎者，易发展为重症肝炎，病死率高；同时易并发妊高征。患者肝功能受损，凝血因子合成功能减退，易导致产后出血，重者分娩时常并发 DIC，出现全身出血倾向，威胁母儿生命。

（二）对胎儿影响

妊娠早期患肝炎者，胎儿畸形发生率较正常孕妇高 2 倍，流产、早产、死胎、死产和新生儿死亡率明显升高。有资料报道，肝功能异常孕妇的围生儿死亡率高达 46%。

（三）母婴传播

病毒的种类不同，传播的方式也不同。

1. 甲型肝炎病毒

HAV 为微小核糖核酸肠道病毒属，HAV 能否通过母婴传播，目前尚缺乏证明。一般认为 HAV 经粪—口传播，不会通过胎盘或其他途径传给胎儿。1988 年上海甲型肝炎（简称甲肝）大流行中，未发现甲肝孕妇所生的新生儿受染，说明母婴传播的可能性很小，但近年来国外资料报道，妊娠晚期患急性甲肝可引起母婴传播。这可能是胎儿在分娩过程中，暴露于污染的母体血液或粪便的结果。

2. 乙型肝炎病毒

病毒外层含乙肝表面抗原（HbsAg），内层含核心抗原（HbcAg）及核心相关抗原（HbeAg）即 e 抗原。HBV 通过注射、输血、生物制品、密切的生活接触等途径传播。母婴传播为重要途径，不同地区母婴传播状况不同，在东南亚地区母婴传播极为普遍，据报道每年发现患者中 35% ~ 40% 是由于围生期传播造成的，而在北美与西欧围生期传播并不常见。乙肝的母婴传播途径可分下列三个方面：

1）子宫内经胎盘传播：以往认为 HBV 很少通过胎盘，其宫内感染率为 5% ~ 10%，近几年较多资料证明宫内感染率为 9.1% ~ 36.7%。Tong 等应用分子杂交法，在引产胎儿肝、脾、胰、肾、胎盘等组织中均检出 HBV - DNA，证实宫内感染的存在。Wong 等曾提出宫内传播的诊断标准：①脐血或出生后第 3 天婴儿静脉血存在抗 - HBcIgM，由于 IgM 不能通过胎盘，提示婴儿近期有 HBV 感染；②出生后第 3 天静脉血 HBsAg 水平高于脐血水平，往往说明婴儿本身有病毒复制；③出生时婴儿注射乙肝高效价免疫球蛋白（HBIG），由于 HBsAg 可被被动免疫的乙肝表面抗体（HBsAb）所中和，如第三天静脉血中存在 HBsAg，无论水平高低都意味着宫内感染。

2）分娩时通过软产道接触母血或羊水传播：根据目前资料，分娩期感染是 HBV 母婴传播的主要途径，占 40% ~60%。由于阴道分泌物 HbsAg 阳性率较羊水阳性率高，产时新生儿通过产道时吞咽含 HBsAg 的母血、羊水、阴道分泌物，或在分娩过程中因子宫收缩使胎盘绒毛血管破裂，母血渗漏入胎儿血液循环，只要有 10^{-8} ml 母血进入胎儿即可使乙肝传播。

3）产后接触母亲唾液或喂母乳传播：Lee 研究 HBsAg 阳性产妇的乳汁病毒携带率为 70%，所以认为哺乳是母婴传播途径之一，但以后的流行病学调查未能证实。多数学者认为血中乙肝三项阳性者和 HBsAg 加上乙肝核心抗体（HBcAb）者其初乳中 HBV – DNA 阳性率为 100%，不宜哺乳。但目前对 HBsAg 阳性母亲，尤其是双阳性者是否母乳喂养问题，尚未达成一致意见。

所以，HBV 的母婴传播情况归纳如下：①孕晚期患急性乙肝者，约 70% 胎儿发生感染；孕中期患病者，胎儿感染率为 25%；孕早期患病者，胎儿无 1 例感染。②围生期感染的婴儿，85% ~90% 将转为慢性病毒携带者。③孕妇 HBsAg 阳性，其新生儿约半数为阳性。④孕妇 HBeAg 阳性，表示为感染期，胎儿多数受感染。

3. 丙型肝炎病毒

HCV 主要通过输血、输血制品、注射、性生活、母婴传播等途径传播。根据 HCV 研究资料，大多数人认为 HCV 能在母婴之间传播。晚期妊娠时患 HCV 者中约 2/3 发生母婴传播，其中 1/3 以后发展为慢性肝病，这些小孩除转氨酶增高外无其他临床表现。另外，孕妇为静脉注射毒品成瘾者和 HIV 感染者是导致 HCV 围生期传播的危险因素。但也有学者认为，HCV 在血液中浓度很低，其母婴传播很少发生。有关 HCV 的母婴传播尚需更多的资料研究。HCV 感染易导致慢性肝炎，其发生率比 HBV 更高，至少 40% ~50% 患者转为慢性肝炎，最后发展为肝硬化和肝癌。

4. 丁型肝炎病毒

HDV 感染必须同时有 HBV 感染。传播方式基本同 HBV，与 HBV 相比，HDV 的母婴传播少，而性传播相对较多，易发展为重症肝炎。

5. 戊型肝炎病毒

HEV 通过粪—口传播，水及食物型暴发流行，一旦感染，病情重，孕妇于妊娠后期病死率为 10% ~20%。

四、诊断

妊娠期病毒性肝炎诊断比非孕期困难，尤其在妊娠晚期，因可伴有其他因素引起的肝功能异常，不能仅凭转氨酶升高做出肝炎诊断。

（一）病史

有与病毒性肝炎患者密切接触史，或半年内曾接受输血、注射血制品史。

（二）病毒性肝炎的潜伏期

甲肝 2~7 周（平均 30 天）；乙肝 1.5~5 个月（平均 60 天）；丙型肝炎 2~26 周（平均 7.4 周）；丁型肝炎 4~20 周；戊型肝炎 2~8 周（平均 6 周）。

（三）临床表现

出现不能用妊娠反应或其他原因加以解释的消化系统症状，如食欲减退、恶心、呕吐、腹胀、肝区痛。继而出现乏力、畏寒、发热，部分患者有皮肤巩膜黄染、尿色深黄。可触及肝大，肝区有叩击痛。妊娠晚期受增大子宫影响，肝脏极少被触及，如能触及应考虑异常。

五、治疗

妊娠期病毒性肝炎与非孕期的病毒性肝炎处理原则是相同的。

（一）妊娠合并普通型肝炎的处理

1. 严格隔离，及时治疗，妊娠期间应住传染病房，临产后转入产科隔离病房或隔离分娩室。必须卧床休息，进低脂肪饮食，保证足够营养，给予大量、多种维生素和葡萄糖，进行中西医结合治疗。

2. 积极护肝治疗

注意休息，保证营养，补充蛋白质、葡萄糖及维生素B、维生素C、维生素K_1，护肝药物如肌苷、肝宁、二异丙胺、垂茵茶等可以选用。孕期密切监护，警惕病情恶化。

3. 避免应用可能损害肝脏的药物

如禁用四环素，因其对母儿均有严重危害，可引起急性脂肪肝及死胎。尽量不用可能损害肝脏的镇静药及麻醉药，尤在合并妊高征时更应谨慎。

4. 预防感染

除产时严格消毒外，可用广谱抗生素预防产道及肠道中细菌扩散，一旦发生内源性感染，可诱发肝性脑病甚至直接致死。

5. 防止产后出血

当有血小板下降或凝血因子减少时，宜及早补充。

（二）妊娠合并急性重症肝炎的处理

1. 一般治疗

在昏迷前期应禁食蛋白，保持大便通畅，以减少氨及毒素的吸收。

2. 药物治疗

1）维生素：给予多种维生素同时给予大量葡萄糖，每天 200~300 g。

2）高血糖素—胰岛素联合疗法：高血糖素 1~2 mg 加胰岛素 4~8 U，溶于 5% 葡萄糖液 250 ml 中，静脉滴注，每天 1 次。可减少肝细胞坏死，促进肝细胞再生。

3）降氨药物：重症肝炎时蛋白质代谢异常，出现高血氨、高血胺及高芳香类氨基酸。控制血氨的传统办法除限制蛋白质摄入，每天 <0.5 g/kg，增加碳水化合物，保持大便通畅，减少氨及毒素的吸收之外，可口服新霉素抑制大肠杆菌，减少游离氨及其毒性物质的形成。如出现肝性脑病前驱症状或发生肝性脑病时，每天静脉滴注谷氨酸钠或钾盐 23~46 g，精氨酸 25~50 g，或 γ - 氨基丁酸 2~6 g。左旋多巴开始以 0.1 g，静脉滴注，以后每 12 小时增加 0.05 g，直至神志明显好转再逐渐减量。近年来主张用支链氨基酸，将此注射液 250 ml 加于等量葡萄糖液中，缓慢静脉滴注，每天 1 次，10~15 天为 1 个疗程。因其能调整血清氨基酸比值，使昏迷患者清醒。

4）脱水剂：可选用 20% 甘露醇 200 ml，快速静脉滴注，每 6 ~ 8 小时 1 次。并酌情应用糖皮质激素，如地塞米松等。

5）肝素：DIC 是重症肝炎的致死原因之一，应积极处理肝炎，防止 DIC 的发生。若合并 DIC，需用肝素治疗，量宜小而不宜大，还应补充新鲜血。但临产期和产后 12 小时内不宜应用肝素，以免发生创面大出血。

（三）产科处理

上述药物治疗同时，应及时进行产科处理。

1. 妊娠期

妊娠早期应积极治疗，待病情好转后行人工流产。中、晚期妊娠给维生素 C 和维生素 K，并防治妊高征。经治疗，病情仍继续发展者，终止妊娠。

2. 分娩期

做好分娩出血的预防工作，可提前用氨甲苯酸、酚磺乙胺、维生素 K_1、纤维蛋白原等。分娩方式可根据产科情况而决定。乙肝产妇，新生儿娩出 24 小时后，应肌内注射 HBIG 或乙肝疫苗，母婴应隔离，不用母乳喂养。

3. 产褥期及对新生儿的处理

选用对肝脏损害较少的抗生素预防感染，如氨苄西林、先锋霉素，避免用四环素及红霉素。乙肝患者不宜给新生儿哺乳，一是耗损体力不利恢复，再者病毒可经乳汁垂直传递给新生儿。回乳时可用皮硝包敷乳房，或服用炒麦芽，避免使用雌激素。新生儿于 24 小时内接受乙肝疫苗，肌内注射 30 μg，1 个月时注入 20 μg，半岁时注入 10 μg。

（刘惠平）

第十节　妊娠合并糖尿病

妊娠合并糖尿病，指在原有糖尿病的基础上合并妊娠；或妊娠前为隐性糖尿病，妊娠后进展为临床糖尿病；或妊娠后新发糖尿病。妊娠后新发糖尿病又称妊娠期糖尿病。妊娠期糖尿病发病率约为 5%。妊娠合并糖尿病属高危妊娠，对母儿均有很大的危害，死亡率高，故应加以重视。

一、妊娠对糖尿病的影响

（一）易出现低血糖和酮症酸中毒

妊娠时，母体除本身消耗葡萄糖外，尚需供应胎儿所需葡萄糖，若摄入不足则脂肪分解增加，因而妊娠早期呕吐、进食减少时易出现低血糖和饥饿性酮症酸中毒。妊娠中、晚期胰岛素拮抗激素分泌增多及胰岛素降解加速，使糖尿病患者胰岛素需要量增多，若胰岛素用量不足、血糖控制不好，易出现糖尿病酮症酸中毒。分娩后经胎盘排出，多种胰岛素拮抗因素迅速消失，孕妇对胰岛素敏感性突然增加，若胰岛素用量未及时减少，则易发生低血糖。

（二）对糖尿病肾病的影响

目前尚未明确妊娠是否会使隐匿性肾病加速变为显性肾病，但认为如能严格控制血糖及适当处理妊娠，并不会使显性肾病加速进展为终末期肾病。显性肾病患者由于有血管病变，子宫胎盘灌注减少，胎儿宫内生长迟缓，胎儿窘迫及母体妊娠高血压综合征发生率均增高，并常由于母体或胎儿原因而需要提前分娩。糖尿病肾病伴肾功能减退者不宜妊娠。

（三）对糖尿病视网膜病变的影响

目前认为糖尿病妇女妊娠期间出现的非增殖性或增殖性视网膜病变一般是可逆的，可能于产后消退，但仍应按常规指征进行光凝治疗。良好的预后与血糖控制及密切随访有关。糖尿病视网膜病变患者如果血糖不迅速得到严格控制，往往会出现视网膜病变恶化，因而主张于6~8个月使血糖慢慢正常化，然后才受孕。但是，如果糖尿病视网膜病变患者已合并妊娠，仍主张尽快使血糖正常化，同时密切观察视网膜状态，必要时积极治疗。

（四）合并缺血性心脏病的糖尿病妇女

有报道，合并缺血性心脏病的糖尿病妇女，其围生期死亡率为50%~67%，因而不主张妊娠，一旦受孕，应终止妊娠。

（五）合并高血压的糖尿病妇女

随着妊娠进展，血压增高，不利于糖尿病肾病及视网膜病变的治疗，先兆子痫发生率增高，胎儿死亡率也增高。尽管目前母婴预后已明显改善，但对于有高血压的糖尿病妇女是否适宜妊娠仍需事先作全面考虑。

二、糖尿病对围产儿的影响

（一）巨大儿的发生率增高

糖尿病孕妇血中的葡萄糖值高，葡萄糖容易通过胎盘进入胎儿血液循环，而胰岛素不能通过胎盘，致使胎儿长期处于高血糖状态，刺激胎儿胰岛β细胞数目增多，产生较多量的胰岛素，活化氨基酸转移系统，促进蛋白质和脂肪合成，抑制脂解作用，使胎儿全身脂肪聚集增多，脏器增大，导致胎儿巨大。

（二）畸形胎儿的发生率增高

糖尿病合并妊娠时的畸胎率为正常孕妇的2~3倍。发生原因尚不清楚，可能与妊娠早期（特别是妊娠7周以前）的高血糖有关，也可能与治疗糖尿病的药物（如甲苯磺丁脲、格列吡嗪、格列齐特、格列本脲等）有关，但至今尚缺乏足够的证据。畸形胎儿包括心血管、中枢神经、骨骼、胃肠道等系统的畸形。

（三）死胎的发生率增高

糖尿病孕妇若伴有严重血管性病变或产科并发症（如重度妊娠高血压综合征等），影响胎盘血供可致死胎。预防死胎需加强在妊娠期间对糖尿病的治疗，以及对胎儿健康状况的系统监测。由于死胎多数发生在妊娠36周以后。故应在妊娠35周时住院，在严密监护下待产。根据胎儿肺成熟度、胎盘功能等综合分析，通常以妊娠37周时终止妊娠为宜。若在待产过程中出现胎儿宫内窘迫征象，则应立即终止妊娠。

（四）新生儿低血糖的发生率增高

新生儿脱离母体高血糖环境，而胎儿胰岛 β 细胞增生，引起胰岛素分泌过多，使新生儿发生低血糖。低血糖可使新生儿脑神经组织受到损伤，甚至死亡。

（五）新生儿呼吸窘迫综合征的发生率增高

糖尿病孕妇娩出的新生儿患 RDS 比正常孕妇娩出的新生儿高 5～10 倍，是新生儿死亡的主要原因。孕妇血糖增高，可以导致胎儿高胰岛素血症。高胰岛素有拮抗肾上腺皮质激素及促胎儿肺成熟的作用，高胰岛素血症影响胎儿肺泡表面活性物质的形成，致表面活性物质减少，加之常在妊娠 37 周左右引产或剖宫产，均是导致新生儿发生 RDS 的重要因素。

三、诊断

孕前即患有糖尿病者或糖尿病症状典型者，诊断比较容易。但妊娠期糖尿病常无典型的症状，空腹血糖有时可能正常，容易漏诊、误诊和延误治疗，更具危害性，诊断时应予重视。

有糖尿病家族史、患病史，特别是不明原因的死胎、死产、巨大儿、畸形儿、新生儿死亡等分娩史。

妊娠期有"三多"症状，即多饮、多食、多尿或反复发作的外阴阴道念珠菌感染体征。孕妇体重 >90 kg，本次妊娠伴有羊水过多或巨大胎儿者应警惕糖尿病。

四、治疗

（一）治疗原则

1）糖尿病妇女于下列情况禁忌妊娠，一旦受孕，应及时终止：①严重糖尿病肾病伴肾功能减退；②晚期缺血性心脏病；③增生性视网膜病治疗效果不好；④年龄较大的妇女；⑤年龄小于 20 岁的妇女；⑥血糖控制极差，即糖化血红蛋白（HbA$_1$）>12%，或 HbA1c >10%；⑦妊娠早期患酮症酸中毒。

2）要求生育的糖尿病妇女应接受孕前咨询：①了解糖尿病对妊娠的影响、妊娠对糖尿病及其并发症的影响、妊娠禁忌证等；②全面检查，对血压、心、肾、视网膜等情况进行评价，以决定是否适宜妊娠；③尽可能严格控制血糖至正常或接近正常，同时避免低血糖，要求空腹血糖 <5.6 mmol/L，餐后 2 小时血糖 <8.0 mmol/L，HbA1c 接近正常上限，即 <6%；④指导采取避孕措施至达到上述控制要求 2 个月后才可受孕；⑤对存在的糖尿病并发症进行相应治疗。

3）妊娠期间应在医生指导下，严格控制血糖，达到上述要求。为此，孕妇须密切配合，自我监测，每天查 4 次尿糖及酮体，尽可能自备血糖计，自己监测血糖，按需要测定三餐前及餐后 2 小时血糖。

4）产前首次就诊应做全面检查，包括了解心、肾、眼科情况等。妊娠早、中期每2 周 1 次，28 周后每周 1 次复诊，进行常规产前检查，尽可能至妊娠足月（40 周）才分娩。近年来仅通过门诊处理也可得到良好母婴预后。产前住院指征包括先兆子痫、羊膜早破及早产等，妊娠期任何时候若血糖控制不佳均应住院治疗。

（二）妊娠合并糖尿病的母、儿监护

患者应在有经验的产科、内分泌科和儿科医生共同监护下度过妊娠及分娩期。

1. 母体监护

1）妊娠前：

（1）血糖控制：受孕后最初几周是胚胎发育的关键时期，该阶段孕妇高血糖可致胎儿发生严重结构畸形。孕前已确诊糖尿病的妇女在计划妊娠前应进行血糖控制，确保孕前及孕早期血糖正常。

（2）检测血压、眼底及心肾功能，血压≥150/100 mmHg、眼底检查有增生性视网膜病变、心电图示冠状动脉硬化、肾功能减退等患者均不宜妊娠，如已妊娠应早日终止妊娠并落实绝育措施为妥。

2）早孕反应：呕吐严重者容易产生低血糖及尿酮症，可影响胎儿脑发育和智力，应每天空腹测尿酮体以调节热量摄入。

3）对允许继续妊娠的糖尿病患者应在高危妊娠门诊检查与随访，每次均应做尿糖、尿酮体、尿蛋白及血压、体重的测定。

4）孕期严格的血糖控制：

（1）健康教育：其目的是提高孕妇及其家属对于妊娠糖尿病的认识，提高孕妇自我护理能力并建立良好的家庭和社会支持系统。宣教的对象包括孕妇及其家属，内容包括：有关糖尿病的一般知识，妊娠与糖尿病的关系；饮食指导和运动指导；血糖控制的目标和意义，如何做好血糖自我监测；胰岛素的使用方法、注意事项和皮肤护理；自我心理调节技巧，建立良好的家庭和社会支持系统；远期糖尿病的预防等。

（2）定期产前检查：加强对糖尿病孕妇及其胎儿的监护。初诊时应全面评估既往妊娠分娩史，根据 White 分级确定病情严重程度，并做血糖、尿常规、眼底、肾功能及 B 超检查等。A1 级糖尿病孕妇产前检查次数同非糖尿病孕妇，A2 级以上的糖尿病孕妇则 28 周前每 2 周 1 次，28 周以后每周 1 次，如有特殊情况，须增加检查的次数，必要时住院检查和治疗。

（3）饮食控制：是糖尿病治疗的基础。由于孕妇对营养的特殊需要，要保证充足热量和蛋白质的摄入，避免营养不良或发生酮症而危害胎儿。每天控制总热量为每天每千克体重（标准体重）146～159 kJ，并根据血糖和酮体情况适当调整。其中碳水化合物占 40%～50%，蛋白质占 12%～20%，脂肪占 30%～35%，并给予维生素和叶酸 0.5 mg、铁剂 15 mg 和钙剂 1.0～1.2 g。提倡少量多餐，适当限制食盐的摄入，勿食糖果，建议多食富含粗纤维的食物。如饮食控制得当，孕妇体重正常增长，血糖在正常范围且无饥饿感，则无须药物治疗。

（4）运动治疗：适当的运动可降低血糖，提高对胰岛素的敏感性，并保持体重增加不至过高，有利于糖尿病的控制和正常分娩。运动方式可选择极轻度运动（如散步）和轻度运动（如中速步行），而不提倡过量运动，每次持续 20～40 分钟，每天至少 1 次，于餐后 1 小时左右进行。一般散步 30 分钟，可消耗热量约 377 kJ；中速步行 30 分钟可消耗热量 628 kJ。通过饮食治疗和运动治疗，最好使患者在整个妊娠期体重增加保持在 10 ~ 12 kg 的范围。

（5）药物治疗：不用磺脲类降糖药，因其可通过胎盘导致胎儿胰岛素分泌过多，致使胎儿低血糖死亡，亦有致畸报道。故多采用胰岛素治疗，剂量应根据血糖值确定。血糖控制标准为：0 点和三餐前血糖值 ≤5.6 mmol/L，三餐后 1 小时 ≤7.8 mmol/L，2 小时 ≤6.7 mmol/L。药物治疗时应注意防止低血糖或酮症酸中毒。若发生酮症酸中毒，现主张应用小剂量治疗法，胰岛素首次剂量 0.1 U/kg 静脉滴注，直至酸中毒纠正（血 pH 值 >7.34），尿酮体转阴。如小剂量治疗 2 小时血糖仍无变化，可增大剂量。

2. 胎儿监护

1）早孕时孕妇 HbAlc 测定：大于 10% 者，则胎儿畸形率增加，经 B 超等检查确定为畸胎者，终止妊娠。

2）B 超检查：孕 18 ~ 20 周常规检查，以后密切随访胎儿生长发育，及时发现异常情况。

3）胎儿情况监护：胎动计数，胎儿心率数，生物生理监测。36 周前发现有胎儿宫内窘迫时测羊水 L/S，以适时计划分娩。

（三）分娩期管理

1. 分娩时间选择

应根据胎儿大小、肺成熟度、胎盘功能和孕妇血糖控制及并发症情况综合考虑终止妊娠时间，力求使胎儿达到最大成熟度而又避免胎死宫内。妊娠 35 周前早产儿死亡率较高，而妊娠 36 周后胎死宫内的发生率又逐渐增加，故主张选择 36 ~ 38 周终止妊娠。出现以下情况考虑随时终止妊娠：①严重妊高征，特别是发生子痫者；②酮症酸中毒治疗效果不佳时；③严重肝肾损害、增生性视网膜病变、动脉硬化性心脏病；④严重感染；⑤孕妇重度营养不良；⑥重度胎儿发育迟缓；⑦严重胎儿畸形或重度羊水过多；⑧胎盘功能不良或胎儿处境危险时。

2. 分娩方式的选择

糖尿病本身不是剖宫产指征，有巨大儿、胎盘功能不良、糖尿病病情重、胎位异常或其他产科指征者，应行剖宫产。术前 3 小时需停用胰岛素，以防新生儿发生低血糖。

（四）终止妊娠过程中注意事项

1. 促胎肺成熟

引产或剖宫产前遵医嘱应用地塞米松，以减少新生儿 RDS 的发生。

2. 防止低血糖

产程中遵医嘱应用葡萄糖与胰岛素，防止低血糖的发生。

3. 密切观察产程

阴道分娩时严密观察宫缩与胎心，避免产程过长导致胎儿缺氧与产妇发生酮症酸中毒。

4. 预防产后出血

遵医嘱于胎肩娩出时肌内注射缩宫素。

5. 预防感染

保持腹部及会阴部伤口清洁干燥。遵医嘱继续应用抗生素，适当推迟伤口拆线时间。

6. 遵医嘱及时调整胰岛素用量

胎盘娩出后抗胰岛素物质急剧下降，产后 24 小时内胰岛素用原量的 1/2，第二天用原量的 2/3，并根据空腹血糖值调整用量。胰岛素的用量一般在产后 1～2 周逐渐恢复至孕前水平。

7. 新生儿的处理

糖尿病孕妇所生的婴儿，抵抗力较弱，均应按早产儿处理。密切观察新生儿有无低血糖、RDS、高胆红素血症及其他并发症的发生。为防止新生儿低血糖，出生后 30 分钟开始定时滴服 25% 葡萄糖液，多数新生儿在生后 6 小时内血糖可恢复至正常值，必要时静脉缓慢滴注 10% 葡萄糖液 30～40 ml（每分钟 10～15 滴）。

（五）产褥期

预防产褥期感染，除保持腹部和会阴部伤口清洁外，还应注意皮肤清洁。如产妇未用对婴儿有害的药物，鼓励母乳喂养；但母乳喂养可使母体血糖降低，对于使用胰岛素者需调整胰岛素用量。指导产妇定期接受产科及内科复查，动态评估糖尿病情况。产后应长期避孕，根据情况选择适宜的避孕方式。与工具和宫内节育器避孕方式相比，口服避孕药的避孕成功率较高，但有血管病变或高血压、血栓性疾病的妇女慎用雌孕复合激素；单纯孕激素的口服避孕药较复合避孕药容易发展成糖尿病，所以有糖尿病家族史者不宜使用；无生育要求者可选择绝育手术。

（刘惠平）

第七章　妇科疾病

第一节 阴道炎

病原体侵入阴道，使阴道黏膜产生炎症，白带出现量、色、质的异常，称阴道炎。临床常见的有滴虫性阴道炎、外阴阴道假丝酵母菌病、细菌性阴道病、老年性阴道炎。阴道炎各年龄层次的妇女均可发生，为妇科生殖器炎症中最常见的疾病。

滴虫性阴道炎

寄生人体的毛滴虫有阴道毛滴虫、人毛滴虫和口腔毛滴虫，分别寄生于泌尿生殖系统、肠道和口腔，与皮肤病有关的是阴道毛滴虫，引起滴虫性阴道炎。

滴虫性阴道炎是由阴道毛滴虫感染引起的常见的阴道炎之一，其传播途径主要有两种：一是通过性生活直接传播；二是通过浴池、泳池、浴巾、脚盆、马桶等公共用品间接传播。阴道毛滴虫寄生在女性阴道时可引起滴虫性阴道炎。滴虫性阴道炎可以用御外法治疗。典型的症状是阴道口及外阴部瘙痒、灼痛和性交痛，白带增多呈稀薄泡沫状、黄绿色，有臭味。阴道毛滴虫还可侵入尿道或尿道旁腺，甚至膀胱、肾盂，若合并尿道感染时，可有尿频、尿急、尿痛，有时可见血尿。

一、临床表现

多数病例无症状，妇女有不适的感觉可能持续 1 周或几个月，然后会因月经或妊娠而明显好转，阴道黏膜发炎，呈鲜红色，上覆斑片状假膜，常伴泡沫样分泌物，自觉不同程度瘙痒，少数有灼热感。

少数病例白带增多变黄绿色。偶可发生尿频、尿急、尿痛、血尿，或腹痛、腹泻、黏液便，或齿槽溢脓、龋齿。常引起尿道炎，可致膀胱炎、前庭大腺炎。采用涂片显微镜检查或培养的方法，取阴道分泌物、前列腺液、尿液查阴道毛滴虫。阴道分泌物常呈黄色脓性。

二、治疗

（一）全身用药

滴虫性阴道炎，常伴有泌尿系统及肠道内滴虫感染，单纯局部用药，不易彻底消灭滴虫，应结合全身用药。

1. 甲硝唑

甲硝唑 400 mg，2~3 次/天，7 天为 1 个疗程，对初次患病的患者单次口服甲硝唑 2 g，可收到同样效果。口服吸收好，疗效高，毒性小，应用方便，服药后偶见胃肠道反应，如食欲减退，恶心、呕吐。此外，偶见头痛、皮疹、白细胞减少等，一旦发现应停药。甲硝唑能通过乳汁排泄，若在哺乳期用药，用药期间及用药后 24 小时内不哺乳为妥。另外，甲硝唑为诱变剂，虽然对人类的致畸作用尚未定论，但药物可通过胎盘到达胎儿血液循环，故妊娠期间慎用。有人建议妊娠前 16 周禁止口服本药。

新生儿用药可为每次 50 mg，2 次/天，共 4~5 天，婴幼儿则以 80 mg/kg 的剂量分 4 天用。

性伴侣应同时治疗，男性可用口服每次 2 g 的方法治疗。男性长期感染，可导致尿道狭窄，有时会发展成为附睾炎或前列腺炎。

2. 替硝唑

替硝唑 2 g 口服，1 次/天，共用 7 天，如治疗无效，药量可加倍。儿童用药 15 mg/(kg·d)，分 3 次服，共 7 天。

3. 曲古霉素

曲古霉素 10 万~20 万 U 口服，2 次/天，共 7 天。

4. 其他

对甲硝唑有耐药性的患者，有报道可用甲苯达唑（甲苯咪唑），2 次/天，每次 100 mg，连服 3 天；或口服呋喃唑酮，3 次/天，每次 100 mg。

老年或闭经患者可同时服用己烯雌酚 0.25~0.5 mg，每天 1 次，7~10 天为 1 个疗程，乳腺癌、子宫内膜癌患者禁用。

（二）局部用药

1. 增强阴道防御能力

用 0.5%~1% 乳酸液或醋酸液，或 0.25% 碘伏液冲洗阴道，每天 1 次，7 日为 1 个疗程。

2. 甲硝唑

阴道泡腾片 200 mg，于阴道冲洗后或每晚塞入阴道 1 次，7 天为 1 个疗程。

（三）妊娠期滴虫阴道炎的治疗

目前尚存在争议。国内药物学仍建议妊娠期禁用甲硝唑；美国 FDA 推荐用甲硝唑 250 mg，每天 3 次，连服 7 天。

（四）治疗中注意事项

为避免重复感染，内裤及洗涤用的毛巾应煮沸 5~10 分钟；治疗期间禁性生活，夫妇双方同时治疗；未婚女性以口服治疗为主；治疗后检查滴虫阴性时，应于下次月经后继续治疗 1 个疗程，方法同前，以巩固疗效。

（五）治愈标准

滴虫阴道炎常于月经后复发，检查滴虫阴性时，应每次月经后复查白带，连续 3 次检查滴虫均为阴性方为治愈。

外阴阴道假丝酵母菌病

外阴阴道假丝酵母菌病也称外阴阴道念珠菌病，是常见外阴阴道炎症。病原菌主要为白假丝酵母菌。假丝酵母菌适宜在酸性环境中生长，妊娠妇女和糖尿病患者、大量应用免疫抑制药及长期应用广谱抗生素者易受感染。

一、病因和发病机制

80%~90%的病原体为白假丝酵母菌。有白假丝酵母菌感染的阴道 pH 值在 4.0~4.7，通常<4.5。在 10%~20%非孕妇女及 30%的孕妇阴道中有此菌寄生，但并不引起症状。当机体抵抗力降低，阴道内糖原增多，酸性增强时，即可迅速繁殖而引起炎症。故本病多见于孕妇、糖尿病及接受大剂量雌激素治疗的患者。大量长期应用抗生素及肾上腺皮质激素，亦可使菌群紊乱，而导致假丝酵母菌生长。其他如严重的传染病，消耗性疾病以及 B 族维生素缺乏等，均为其生长繁殖的有利条件。传染途径：①内源性传染，为主要传播途径。假丝酵母菌除阴道外，还可寄生于人的口腔和肠道，这三个部位的假丝酵母菌可相互传染。②直接传染，少部分患者通过性交直接传染。③间接传染：因接触感染的衣物而传染。

二、临床表现

主要症状为外阴瘙痒、灼痛。从轻微痒感到难以忍受的奇痒。大多数患者瘙痒均较严重，坐卧不安，影响工作与生活，且伴烧灼痛，尤在性生活、排尿时更甚。有的可有尿频、尿急及性交痛。另一症状为白带增多，典型白带黏稠，呈白色豆渣样或凝乳状。无混合感染时，一般无臭味。

检查可见小阴唇内侧、阴道黏膜上紧紧粘附有白色片状薄膜，如鹅口疮样伪膜，不易擦去，若揭去伪膜可见其下黏膜红肿，可有小的浅表溃疡与渗血。

三、治疗

（一）消除诱因
若有糖尿病，给予积极治疗；及时停用广谱抗生素、雌激素。
（二）药物治疗
1. 局部用药
1）制霉菌素阴道栓：100 mg 每天早、晚各 1 次置于阴道深部，10 天为 1 个疗程。
2）硝酸咪康唑栓剂：200 mg 每晚 1 次置于阴道深部，2 周为 1 个疗程。
3）克霉唑栓剂（或霜剂、软膏）：阴道内用药。每晚 1 次置于阴道深部，1 次 1 粒，连续 7 天为 1 个疗程。
4）1%甲紫涂擦阴道：隔天 1 次，6~7 次为 1 个疗程。
5）地衣芽孢杆菌栓剂：外阴用高锰酸钾液洗净后，患者自行将栓剂置入阴道深部，早、晚各 1 次，1 次 1 枚，连用 3 天后取阴道分泌物涂片检查，观察疗效，治愈即停药。
6）聚甲酚磺醛制剂：
（1）聚甲酚磺醛阴道栓，一粒含聚甲酚磺醛 90 mg，每天或隔天 1 次，1 粒/次，晚间放入阴道深处。
（2）聚甲酚磺醛软膏，含聚甲酚磺醛 18 mg，隔天 1 次，晚间用插入管将软膏送入阴道深处。

（3）聚甲酚磺醛浓缩液，按1:5用水稀释。冲洗阴道。

7）双唑泰栓：每晚1枚，置于阴道后穹隆处，7天为1个疗程。文献报道，总有效率82.66%，优于克霉唑栓61.55%。

8）3%碳酸氢钠溶液：冲洗阴道，连用10天。以增加阴道碱性度，从而不利于假丝酵母菌生长繁殖，然后局部上药，将制霉菌素片塞入阴道内，每天1片，10天为1个疗程。或用3%~5%克霉唑软膏涂于阴道、外阴部，每天1次，5次为1个疗程。

9）妇宁栓：每次1粒，每天1次，阴道纳入。

10）妇炎栓：阴道纳药，每次1粒，每天1次。

11）妇炎平胶囊：阴道纳药，每次1~2粒，每天1次。

12）灭敌刚片：阴道纳药，每次1片，每天1次。

13）洁尔阴洗液：用温开水稀释至10%浓度以上，采用阴道冲洗或坐盆，每天2次，2周为1个疗程。有较好的疗效。

2. 全身用药

1）酮康唑：是近来发现的一种咪唑二恶烷衍生物，对皮肤真菌等双相真菌和真菌纲具有抑菌和杀菌活性，对皮肤黏膜念珠菌感染特别是假丝酵母菌外阴炎、阴道炎疗效好，疗程短。方法：成人每天1次2片（400 mg），7天为1个疗程，餐中或饭后服用，无肝、肾、胃疾病者服药不能中断，夫妻同服。

2）氟康唑：新型三唑类抗真菌药，选择抑制真菌麦角甾醇合成。具有广谱抗菌活性，不良反应少，既可口服又可静脉注射。较酮康唑作用强20~100倍。对阴道假丝酵母菌感染有效率为97%。方法：不论口服或静脉滴注（30分钟内滴完），第1天400 mg，每天1次，以后200 mg，每天1次，根据病情决定疗程。孕妇、哺乳期妇女、16岁以下儿童慎用。

3）伊曲康唑：为三唑类抗真菌药，作用比酮康唑强，口服吸收良好。对阴道假丝酵母菌真菌转阴率达80%，方法：200 mg，每天1次。如疗效不佳可增至400 mg，每天1次。治疗时间根据病情决定。不良反应常见有恶心、呕吐、皮疹、头晕、足肿、一过性转氨酶升高。

4）制霉菌素片：口服50万~100万U，每天3次，7~10天为1个疗程。

妊娠期假丝酵母菌病发病率高，症状较重，并可能引起胎儿宫内感染，应进行局部用药治疗。

（三）复发性外阴阴道假丝酵母菌病的治疗

一年内有症状并经真菌学证实的外阴阴道假丝酵母菌病发作4次或以上，称为复发性外阴阴道假丝酵母菌病，发生率约5%。多数患者复发机制不明确。抗真菌治疗分为初始治疗及维持治疗。初始治疗若为局部治疗，延长治疗时间为7~14天；若口服氟康唑150 mg，则第4天、第7天各加服1次。常用的维持治疗：氟康唑150 mg，每周1次，共6个月；或克霉唑栓剂500 mg，每周1次，连用6个月；或选用其他局部唑类药物间断应用。在治疗前应做真菌培养确诊。治疗期间定期复查监测疗效及药物不良反应，一旦发现不良反应，立即停药。

（四）妊娠合并外阴阴道假丝酵母菌病的治疗

局部治疗为主，7 天疗法效果佳，禁用口服唑类药物。

（五）性伴侣治疗

无须对性伴侣进行常规治疗。约 15% 男性与女性患者接触后患有龟头炎，对有症状男性应进行假丝酵母菌检查及治疗，预防女性重复感染。

（六）随访

若症状持续存在或诊断后 2 个月内复发者，需再次复诊。

细菌性阴道病

细菌性阴道病是指一类在细菌学上表现为生殖道正常菌群数量减少，代之以一组厌氧菌群数量增加的临床综合征，为混合感染。以前由于对它认识有限，曾报道过很多名称，如非特异性阴道炎、加德纳菌性阴道炎、阴道嗜血杆菌性阴道炎等，1984 年正式命名为细菌性阴道病。

一、临床表现

主要阴道分泌物增多，色灰黄或灰白，有腥臭味，稀薄，有时可见泡沫（系厌氧菌产生的气体所致）。可伴有外阴轻度烧灼及瘙痒感。月经过后或性交后腥臭气味加重。

二、诊断要点

下列 4 条具有 3 条阳性者即可诊断为细菌性阴道病。

1）阴道分泌物为匀质稀薄的白带。

2）阴道 pH 值 >4.5（正常阴道 pH 值 ≤4.5），为厌氧菌产氨所致。

3）氨臭味试验阳性，取阴道分泌物少许放玻片上，加入 10% 氢氧化钾液 1～2 滴，产生一种鱼腥臭气味即为阳性。

4）线索细胞阳性，取少许白带放在玻片上经染色，或直接加一滴生理盐水混合，置于高倍显微镜下见到 20% 以上的线索细胞。线索细胞即阴道脱落的表层细胞，于细胞边缘贴附大量颗粒状物即加德纳菌，细胞边缘不清。

三、治疗

（一）全身用药

1. 甲硝唑

甲硝唑为首选药物。一般每次 500 mg，2 次/天。7 天为 1 个疗程。连续 3 个疗程效果最好。也有人采用每次 400 mg，2～3 次/天，共 7 天，或单次给予 2 g 口服，必要时 24～48 小时重复给药。甲硝唑近期有效率为 82%～92%。

2. 克林霉素

克林霉素是目前公认的另一有效药物，可适用于孕妇。用法：口服每次 300 mg，2

次/天，连服 7 天，有效率达 94% ；另有分析，近期治愈率为 93.5% ，远期为 89.7% ，不良反应有腹泻、皮疹及阴道刺激症状，但均不严重，不必停药。

3. 匹氨西林

匹氨西林每次 700 mg，2 次/天，6~7 天为 1 个疗程。有报道指出，本药可用作甲硝唑的替代治疗。有人曾对 289 例患者分别用本药及甲硝唑治疗，本药有效率为 54% ，甲硝唑为 69% 。

4. 氨苄西林

氨苄西林每次 500 mg，6 小时 1 次，5~7 天为 1 个疗程。有人对几种治疗方案进行比较，结果发现，治愈率氨苄西林为 58% ，甲硝唑为 97% 。大多数学者认为患者的配偶不必治疗，对无症状的携带者亦不治疗。妊娠期可选用氨苄西林，不选用甲硝唑。

（二）阴道用药

1）甲硝唑 400 mg 或甲硝唑栓 1 枚置阴道内，1 次/天，共 7 天。

2）2% 克林霉素软膏外涂，每晚 1 次，连用 7 天。

3）氧氟沙星阴道泡腾片，每晚 1 次，1 片/次，置阴道深部，连用 7 天。偶有灼烧感、瘙痒感，对本品及喹诺酮类药物过敏者禁用。治愈率为 96% 。

4）聚维酮碘栓 200 mg，置于阴道穹隆部，每晚 1 粒，5~7 天为 1 个疗程，据报道有效率为 94.4% 。但碘过敏者慎用。

5）洁尔阴阴道泡腾片 300 mg，置阴道，每晚 1 次，共 7 天。

6）1% 过氧化氢液，洁尔阴洗液，1% 乳酸液，0.5% 醋酸液，碘仿溶液，肤阴洁洗液冲洗阴道，可改善阴道内环境，提高疗效。

（三）性伴侣的治疗

本病虽与多个性伴侣有关，但对性伴侣给予治疗并未改善治疗效果及降低其复发，因此，性伴侣不需常规治疗。

（四）妊娠期细菌性阴道病的治疗

由于本病与不良妊娠结局有关，应在妊娠中期进行细菌性阴道病的筛查，任何有症状的细菌性阴道病孕妇及无症状的高危孕妇（有胎膜早破、早产史）均需治疗。由于本病在妊娠期有合并上生殖道感染的可能，多选择口服用药，甲硝唑 200 mg，每天 3~4 次，连服 7 天。也可选用甲硝唑 2 g，单次口服；或克林霉素 300 mg，每天 2 次，连服 7 天。

老年性阴道炎

一、病因和发病机制

老年性阴道炎常见于绝经后的老年妇女。因此时卵巢功能衰退，体内雌激素水平降低，阴道黏膜变薄、萎缩，上皮细胞内糖原减少，阴道 pH 值升高，阴道黏膜抵抗力降低，致病菌容易侵入生长繁殖而引起阴道炎。此外，卵巢切除或盆腔放射治疗（简称放疗）及卵巢功能早衰者，都可能有类似症状。

二、临床表现

主要为腰酸，下腹坠胀不适，外阴瘙痒、灼热感。阴道分泌物增多，呈淡黄色或血水状。部分伴尿频、尿急。检查见阴道呈老年性改变，黏膜萎缩，皱襞消失，上皮平滑菲薄。阴道黏膜点状充血，严重者有溃疡，阴道前、后壁粘连，甚至阴道闭锁，检查时可能出血。

三、诊断要点

根据年龄、绝经史及上述临床表现而诊断。但应进一步检查，如阴道分泌物常规检查真菌、滴虫，宫颈刮片及阴道壁脱落细胞检查癌细胞等，以便明确病原微生物并与肿瘤等其他疾病相鉴别。

四、治疗

（一）一般治疗

注意卫生，保持外阴部清洁。避免进食葱、姜、蒜、辣椒等刺激性食物。

（二）药物治疗

1. 1%乳酸液、0.5%酸液

上述药物冲洗阴道，继后擦干阴道，喷撒抗生素粉或用栓剂。也可用1:5 000高锰酸钾液冲洗阴道。有溃疡者也可用紫草油涂搽局部。

2. 己烯雌酚

己烯雌酚0.25~0.5 mg，每晚塞入阴道，7~10天为1个疗程。病情顽固者用0.125~0.25 mg，每晚1次口服，10次为1个疗程。

3. 雌三醇

雌三醇1~2 mg，口服，每晚1次，7天为1个疗程。

4. 尼尔雌醇

尼尔雌醇为E_3的衍生物，是目前雌激素药物中雌激素活性最强的药物，可选择性地作用于阴道。每天2.5~5 mg，口服。

5. 结合雌激素

本品是从妊娠马尿中提取的一种水溶性天然复合雌激素。每次0.5~2.5 mg，每天1~3次。肝功能不全者慎用。

6. 炔雌醇

经绝后妇女体内雌激素减少，阴道壁上皮萎缩变薄，角化程度较低，易招致损伤和感染，发生老年性阴道炎。如无禁忌证，可用炔雌醇治疗，效果可靠。剂量每天0.025~0.05 mg。

7. 复方氯霉素甘油

取氯霉素25 g，己烯雌酚0.1 g，加入热甘油（甘油用水浴加热到80℃左右）中，不断搅拌溶解，最后加甘油至1 000 ml，用多层消毒纱布过滤即得，使用时先用1:1 000新洁尔灭液棉球擦洗外阴，以扩阴器扩张阴道，用1:1 000新洁尔灭液棉球擦净阴道分泌物，再以消毒干棉球擦干，以带尾的消毒棉球浸润复方氯霉素甘油液后涂布阴道，然后将棉球放置于阴道后穹隆处，使棉球尾端留于阴道口，嘱患者于 2 ~ 24 小时自行取出，一般用药 1 ~ 3 次即可痊愈。

8. 紫金锭

紫金锭 5 片（15 g）研为细末，以窥阴器扩开阴道上药，每天 1 次，5 次为 1 个疗程。

9. 洁尔阴洗液

洁尔阴洗液冲洗阴道，有一定疗效。

（刘惠平）

第二节　盆腔炎

盆腔炎是指女性生殖器官、子宫周围结缔组织及盆腔腹膜的炎症。慢性盆腔炎往往是急性期治疗不彻底迁延而来，其发病时间长，病情较顽固。细菌逆行感染，通过子宫、输卵管而到达盆腔。但在现实生活中，并不是所有的妇女都会患盆腔炎，发病只是少数。盆腔炎可采用御外法治疗。在正常情况下，女性生殖系统能抵御细菌的入侵，只有当机体的抵抗力下降，或由于其他原因使女性的自然防御功能遭到破坏时，才会导致盆腔炎的发生。

急性盆腔炎

一、病因和发病机制

1. 产后或流产后感染

分娩后产妇体质虚弱，宫颈口因有恶露流出，未及时关闭，宫腔内有胎盘的剥离面，或分娩造成产道损伤，或有胎盘、胎膜残留等，或产后过早有性生活，病原体侵入宫腔内，容易引起感染；自然流产、药物流产过程中阴道出血时间过长，或有组织物残留于宫腔内，或人工流产手术无菌操作不严格等均可以发生流产后感染。

2. 宫腔内手术操作后感染

如放置或取出宫内节育环、刮宫术、输卵管通液术、子宫输卵管造影术、宫腔镜检查、黏膜下子宫肌瘤切除术等，由于术前有性生活或手术消毒不严格或术前适应证选择不当，手术后急性感染发作并扩散；也有的患者手术后不注意个人卫生，或术后不遵守医嘱，同样可使细菌上行感染，引起盆腔炎。

3. 经期卫生不良

若不注意经期卫生，使用不洁的卫生巾和护垫，经期盆浴、经期性交等均可使病原体侵入而引起炎症。

4. 邻近器官的炎症直接蔓延

最常见的是患阑尾炎、腹膜炎时，由于它们与女性内生殖器官毗邻，炎症可以通过直接蔓延，引起盆腔炎症；患慢性宫颈炎时，炎症也可通过淋巴循环，引起盆腔结缔组织炎。

5. 其他

慢性盆腔炎的急性发作等。

二、病理

（一）急性子宫内膜炎及子宫肌炎

多见于流产、分娩后。

（二）急性输卵管炎、输卵管积脓、输卵管卵巢脓肿、急性盆腔结缔组织炎

细菌由宫颈或子宫壁的淋巴播散到盆腔结缔组织引起结缔组织充血、水肿、白细胞浸润，以宫旁结缔组织最常见。病变累及输卵管浆膜层形成输卵管周围炎，然后累及肌层，输卵管黏膜层受累极轻或不受累；若炎症为沿子宫内膜向上蔓延者，首先引起输卵管黏膜炎，黏膜充血、肿胀、渗出，管腔内有积脓，大量中性粒细胞浸润，重者上皮变性脱落，管腔粘连，伞端闭塞，形成输卵管积脓。发炎的输卵管伞端可与卵巢粘连而发生卵巢周围炎，称输卵管卵巢炎或附件炎。炎症可通过卵巢排卵的破孔侵入卵巢形成卵巢脓肿，若脓肿与输卵管积脓粘连贯通，即形成输卵管卵巢脓肿。

（三）急性盆腔腹膜炎

盆腔内器官发生严重感染时，往往蔓延到盆腔腹膜，发炎的腹膜充血、水肿、渗出，形成盆腔脏器的粘连。当有大量的脓性渗出液积聚于粘连的间隙内，可形成散在的小脓肿，积聚于直肠子宫陷凹处形成盆腔脓肿。若脓汁流入腹腔则扩散为弥漫性腹膜炎。

（四）败血症及脓毒血症

当病原体毒性强、数量多，患者抵抗力降低时，常发生败血症。多见于严重的产褥感染，感染性流产，亦可发生于放置宫内节育器、输卵管结扎术损伤脏器引起，细菌大量进入血液循环并大量繁殖形成败血症，感染的血栓脱落入血引起脓毒血症，若得不到及时的控制，可很快出现感染性休克，甚至死亡。

三、临床表现

常有经期不注意卫生，产褥期感染，宫腔、宫颈、盆腔手术创伤史，或盆腔炎症反复发作病史。

可因炎症的轻重与范围大小而有不同。轻者头痛、发热、食欲减退，重者高热、寒战；下腹两侧疼痛，逐渐加重，严重者可伴有大便次数增多、膀胱刺激症状、白带增多。妇科检查见脓性白带，宫颈举痛或触痛，附件区有压痛、触痛、水肿增厚感，有时可扪及包块，边界不清，压痛明显，不活动。

四、治疗

联合、足量应用敏感抗生素彻底治疗，避免转为慢性。急性盆腔炎可配合中药治疗。

（一）全身治疗

较重要，患者应卧床休息，予以高蛋白流质或半流质，取头高脚低位以利宫腔内及宫颈分泌物排出体外，盆腔内的渗出物聚集在直肠子宫直肠陷凹内而使炎症局限。补充液体，纠正电解质紊乱及酸碱平衡，高热时给予物理降温。

（二）抗生素治疗

根据药敏试验选用抗生素较为合理，但通常需在获得实验室结果之前即给予抗生素治疗，因此，初始治疗往往根据经验选择抗生素。由于急性盆腔炎的病原体多为需氧菌、厌氧菌及衣原体的混合感染，需氧菌及厌氧菌又有革兰阴性菌及革兰阳性菌之分，故在抗生素的选择上多采用联合用药。给药途径以静脉滴注收效快，常用的配伍方案如下：

1. 青霉素或红霉素与氨基糖苷类药物及甲硝唑配伍

青霉素每天 320 万 ~ 960 万 U 静脉滴注，分 3 ~ 4 次加入少量液体中间歇快速滴注；红霉素每天 1 ~ 2 g，分 3 ~ 4 次静脉滴注；庆大霉素 1 次 80 mg，每天 2 ~ 3 次，静脉滴注或肌内注射；阿米卡星每天 200 ~ 400 mg，分 2 次肌内注射，疗程一般不超过 10 天；甲硝唑葡萄糖注射液 250 ml（内含甲硝唑 500 mg），静脉滴注，每 8 小时 1 次，病情好转后改口服 400 mg，每 8 小时 1 次。本药通过乳汁排泄，哺乳期妇女慎用。

2. 第一代头孢菌素与甲硝唑配伍

尽管第一代头孢菌素对革兰阳性菌的作用较强，但有些药物对革兰阴性菌较优，如头孢拉定静脉滴注，每天 2 ~ 4 g，分 4 次给予；头孢唑啉每次 0.5 ~ 1 g，每天 2 ~ 4 次，静脉滴注。

3. 克林霉素或林可霉素与氨基糖苷类药物（庆大霉素或阿米卡星）配伍

克林霉素 600 mg，每 8 ~ 12 小时 1 次，静脉滴注，体温降至正常后改口服，每次 250 ~ 500 mg，1 日 3 ~ 4 次；林可霉素每次 300 ~ 600 mg，每天 3 次，肌内注射或静脉滴注。克林霉素或林可霉素对多数革兰阳性菌及厌氧菌有效，与氨基糖苷类药物联合应用，无论从实验室还是临床均获得良好疗效。此类药物与红霉素有拮抗作用，不可与其联合。长期使用可致假膜性肠炎，其先驱症状为腹泻，遇此症状应立即停药。

4. 第二代头孢菌素或相当于第二代头孢菌素的药物

头孢呋辛，每次 0.75 ~ 1.5 g，每天 3 次，肌内注射或静脉注射。头孢孟多静脉注射或静脉滴注，每次 0.5 ~ 1 g，每天 4 次，较重感染每次 1 g，每天 6 次。头孢替安每天 1 ~ 2 g，分 2 ~ 4 次给予，严重感染可用至每天 4 g。头孢西丁每次 1 ~ 2 g，每天 3 ~ 4 次，此药除对革兰阴性菌作用较强外，对革兰阳性菌及厌氧菌（消化球菌、消化链球菌、脆弱拟杆菌）均有效。若考虑有衣原体感染，应同时给予多西环素 100 mg 口服，每 12 小时 1 次。

5. 第三代头孢菌素或相当于第三代头孢菌素的药物

头孢噻肟肌内注射或静脉注射，每次 0.5~1 g，每天 2~4 次；头孢曲松 1 g，每天 1 次静脉注射，用于一般感染，若为严重感染，每天 2 g，分 2 次给予；头孢唑肟每天 0.5~2 g，严重者 4 g，分 2~4 次给予；头孢替坦每天 2 g，分 1~2 次静脉注射或静脉滴注。头孢曲松、头孢唑肟及头孢替坦除对革兰阴性菌作用较强外，对革兰阳性菌及厌氧菌均有抗菌作用。若考虑有衣原体或支原体的感染应加用多西环素 100 mg，口服，每 12 小时 1 次，在病情好转后，应继续用药 10~14 天。对不能耐受多西环素者，可用阿奇霉素替代，每次 500 mg，每天 1 次，连用 3 天。淋病奈瑟球菌感染所致盆腔炎首选此方案。

6. 哌拉西林

哌拉西林是一种新的半合成的青霉素，对多数需氧菌及厌氧菌均有效。每天 4~12 g，分 3~4 次静脉注射或静脉滴注，严重感染者，每天可用 10~24 g。

7. 喹诺酮类药物与甲硝唑配伍

喹诺酮类药物是一类较新的合成抗菌药，本类药物与许多抗菌药物之间无交叉耐药性。第三代喹诺酮类药物对革兰阴性菌及革兰阳性菌均有抗菌作用。常用的有环丙沙星每次 100~200 mg，每天 2 次，静脉滴注；氧氟沙星每次 400 mg，每 12 小时 1 次，静脉滴注。

（三）手术治疗

下列情况应行手术解决：

1）若有盆腔脓肿或腹膜后脓肿形成，经药物治疗 48~72 小时，高热不降，中毒症状加重或肿块增大，根据脓肿位置高低，及时经腹或经阴道切开引流。

2）若有盆腔脓肿破裂症候，如突然腹痛加剧、高热、寒战、恶心、呕吐、腹胀、拒按或脓毒症休克表现，需立即剖腹探查。

3）确诊为输卵管积脓或输卵管卵巢脓肿，经药物治疗炎症控制，病情稳定后，应适时手术，切除病灶。

慢性盆腔炎

慢性盆腔炎是指女性内生殖器及其周围结缔组织、盆腔腹膜的慢性炎症。常为急性盆腔炎未彻底治疗，在患者体质较差的情况下，急性盆腔炎的病程可迁延及反复发作，造成慢性盆腔炎；但是亦可无急性盆腔炎病史过程，如沙眼衣原体感染所致输卵管炎。慢性盆腔炎病情较顽固，可导致月经紊乱、白带增多、腰腹疼痛及不孕等。

一、病因和发病机制

1. 免疫因素

当自然防御功能遭到破坏，或机体免疫功能下降、内分泌发生变化或外源性致病菌侵入，亦可导致炎症的发生。

2. 病情迁移

急性盆腔炎如未得到彻底治疗，病程迁延而发生慢性盆腔炎；也可能由邻近器官炎症直接蔓延，例如阑尾炎、腹膜炎等蔓延至盆腔，导致慢性盆腔炎的发生。病原体以大肠杆菌为主。

3. 衣原体感染

患者可无急性盆腔炎病史，而由沙眼衣原体感染所致。

4. 病理改变

部分慢性盆腔炎为急性盆腔炎遗留的病理改变，并无病原体存在。

5. 产后、流产后以及妇科手术后

如刮宫术、输卵管通液术、子宫输卵管造影术、宫腔镜检查、人工流产等各种对盆腔有一定损害的手术及侵入性检查，或没有严格遵守无菌原则，可导致生殖道黏膜损伤、出血、坏死，导致下生殖道内源性菌群的病原体上行感染。

6. 与性活动及年龄有关

盆腔炎多发生在性活跃期妇女，尤其是初次性交年龄小、有多个性伴侣、性交过频以及性伴侣有性传播疾病者。

7. 下生殖道感染

下生殖道的性传播疾病，如淋病奈瑟球菌性宫颈炎、衣原体性宫颈炎以及细菌性阴道病可以通过下生殖道与盆腔连接，进而导致盆腔炎症的发生。

8. 性卫生不良

在经期进行性行为，使用不洁的月经垫、盆浴等，均可使病原体侵入而引起炎症。此外，不注意性卫生保健、疏于进行阴道冲洗者，盆腔炎的发生率高。

9. 慢性盆腔炎急性发作

慢性盆腔炎所致的盆腔广泛粘连、输卵管损伤，输卵管防御能力下降，易造成再次感染，病情反复发作，导致慢性盆腔炎的急性发作。

二、临床表现

1. 症状

1）慢性盆腔痛：慢性炎症形成的瘢痕粘连以及盆腔充血，常引起下腹部坠胀、疼痛及腰骶部酸痛。常在劳累、长时间站立、性交后及月经前后加剧。重者影响工作。

2）不孕及异位妊娠：输卵管粘连阻塞可致不孕和异位妊娠。急性盆腔炎后不孕发生率为20%～30%。并随着病情的发展，不孕率呈现上升趋势。

3）月经异常：子宫内膜炎常有白带增多、月经紊乱、经血量多、痛经、性感不快；盆腔淤血可致经量增多；卵巢功能损害时可致月经失调。

4）全身症状：多不明显，有时仅有低热，易感疲倦。由于病程时间较长，部分患者可出现神经衰弱症状，如精神不振、周身不适、失眠等。当患者抵抗力差时，易有急性或亚急性发作。

2. 体征

一般体征：子宫多后倾、活动受限或粘连固定；或输卵管增粗压痛；或触及囊性包块；或子宫旁片状增厚压痛等。

1）若为子宫内膜炎，子宫增大、压痛；若为输卵管炎，则在子宫一侧或两侧触到呈索条状的增粗输卵管，并有轻度压痛。

2）若为输卵管积水或输卵管卵巢囊肿，则在盆腔一侧或两侧触及囊性肿物，活动多受限。

3）若为盆腔结缔组织炎时，子宫常呈后倾、后屈，活动受限或粘连固定。

三、治疗

治疗原则：采取综合措施，积极合理治疗，尽量保留卵巢功能，为不孕患者争取受孕机会，取得根治效果。

（一）一般治疗

解除患者心理负担，树立战胜疾病信心，加强营养，锻炼身体，提高机体抵抗力。

（二）药物治疗

如低热、下腹痛等症状有所加重，应酌情给予抗生素治疗以防亚急性或急性发作。可同时采用透明质酸酶 1 500 U 或 α－糜蛋白酶 5 mg 肌内注射，隔天 1 次，5～10 次为 1 个疗程，以利粘连和炎症的吸收。

（三）物理疗法

选用短波、超短波、微波、离子透入等物理疗法以促进盆腔血液循环，改善组织营养状态，提高新陈代谢而有利于消炎散肿。

（四）手术治疗

经药物治疗无效的盆腔炎性肿块、输卵管积水或输卵管卵巢囊肿可行手术治疗，存在小的感染灶，反复引起炎症发作者亦宜手术治疗。手术以治愈为原则。

（五）中医治疗

1. 辨证论治

1）热毒蕴盛：症见高热寒战，腹痛拒按，带下黄浊，秽臭，口干舌燥，恶心呕吐。舌质红，苔黄腻，脉滑数。

治宜：清热解毒，行气活血。

方药：红藤煎加减。

红藤、紫花地丁、败酱草各 30 g，金银花、连翘各 20 g，元胡、丹皮各 10 g，制乳香、没药各 9 g。

腹胀、腹痛，加木香（后入）、川楝子各 30 g，茯苓 20 g；毒热盛，加安宫牛黄丸 1 丸，分 2 次服。

2）热毒内陷：症见面色灰暗，四肢厥冷，汗出而喘。舌质红绛，苔灰黄，脉微弱或细数。

治宜：清热解毒，回阳救逆。

在热毒蕴盛治疗的基础上加用参附汤。西洋参、熟附子（先煎 2 小时）各 15 g。

3）下焦湿热：症见低热起伏，腰酸腹痛，经前或经期及劳累后加重，经行不调，量多，带下黄稠，味臭，尿黄便干。舌质红，苔黄腻，脉滑数。

治宜：清热利湿，活血化瘀。

方药：薏苡附子败酱散加减。

败酱草 30 g，薏苡仁、鱼腥草、蒲公英各 15 g，柴胡、赤芍、川楝子、陈皮各 10 g，元胡 1.5~3.0 g。

4）寒凝气滞：症见少腹胀痛冷感，腰骶酸痛，畏寒肢冷，经血量少、色暗，带下清稀量多。舌质淡或有瘀点，苔白腻，脉沉迟。

治宜：温经散寒，行气化瘀。

方药：少腹逐瘀汤加减。

当归、赤芍、生蒲黄、五灵脂、元胡、丹参、川芎、木香各 10 g，穿山甲* 15 g，小茴香、肉桂粉（冲服）、柴胡各 6 g。

5）气滞血瘀：症见少腹痛如针刺或长期隐痛，痛处不移，月经不调，经色紫黑有块，白带增多，头晕倦怠。舌质暗紫有瘀斑，苔白，脉涩或沉。

治宜：理气止痛，活血化瘀。

方药：膈下逐瘀汤加减。

当归、赤芍、丹参、元胡、五灵脂、苍术各 10 g，制香附、乌药、川芎各 6 g。

2. 中成药

1）妇科千金片：具有益气养血，清热解毒之功效。用以治湿毒热盛之盆腔炎。每次 4 片，每天 2 次。

2）妇科止带片：具有清湿热，止带下之功效。用以治湿热之盆腔炎。每次 1 丸，每天 2 次。

3）白带丸：具有清湿热，止带下之功效，用以治湿热之盆腔炎，每次 1 丸，每天 2 次。

4）黛蛤散：具有清利肺肝郁热之功效。用以治肝经湿热下注之盆腔炎。每次 9~15 g，每天 2 次。

5）康妇消炎栓：具有清热解毒，杀虫利湿，软坚散结，化瘀止痛之功效。用以治附件炎、盆腔炎性包块等。肛门给药，每次 1~2 粒。每天 1 次。

6）野菊花栓：具有清热、利湿、止痛之功。用以治慢性盆腔炎。肛门给药，每次 1~2 粒，每天 1 次。

7）活血止痛散：具有活血散瘀，消肿止痛之功效。用以治瘀血阻滞之慢性盆腔炎。每次 1.5~3 g，每天 2 次。

8）六神丸：每次 10 粒，每天 3 次。适用于慢性盆腔炎。

9）调经益母丸：具有清热散瘀之功效。用以治瘀热之盆腔炎性包块。每次 20~30 粒，每天 3 次。

10）止带丸：具有补虚止带之功效。用以治脾肾阳虚之慢性盆腔炎。每次 3~6 g，每天 2~3 次。

---

* 穿山甲现使用其替代药物。

3. 验方

1）丹参20 g，赤芍、元胡各12 g，木香10 g，夏枯草、薏苡仁、败酱草各30 g。以上按比例配方水煎为500 ml，每次服50 ml，每天服2次，15天为1个疗程。对慢性盆腔炎效果好。

2）黄连30 g，黄柏、黄芩、大黄各90 g。共研细末，蜜调或水煮，热敷下腹部。适于急性盆腔炎、炎症浸润期。

3）大黄、黄柏、姜黄、白芷各150 g，制南星、陈皮、苍术、厚朴、甘草各60 g，天花粉300 g。共研细末。用法同上。

4）金银花30 g，土茯苓15 g，丹皮9 g，木通6 g，大黄4.5 g，白鸡冠花12 g。水煎2次分服，每天1剂。适于急性盆腔炎。

（刘惠平）

第三节　生殖器结核

由结核分枝杆菌引起的女性生殖器炎症称为生殖器结核，又称结核性盆腔炎。生殖器结核多见于20～40岁妇女；也可见于绝经后的老年妇女，常继发于身体其他部位结核如肺结核、肠结核、腹膜结核、泌尿系统结核以及其他部位结核。约10%的肺结核患者伴有生殖器结核。生殖器结核潜伏期很长，为1～10年，多数患者在日后发现生殖器结核时，其原发病灶多已痊愈。

生殖器结核是全身结核的一部分，多为继发感染。主要来源于肺结核、肠结核、腹膜结核等。以血行播散为主，亦可直接蔓延或通过淋巴管传播，一般首先侵犯输卵管，再蔓延至子宫内膜，宫颈、卵巢则少见。

一、病理

（一）输卵管结核

生殖系统感染结核分枝杆菌时，输卵管首先受到影响。输卵管结核占女性生殖系统结核的85%～95%，且多为双侧性。输卵管增粗肥大、僵直，浆膜面粟粒结节，输卵管黏膜上皮纤毛遭到结核分枝杆菌侵蚀破坏，管腔充满干酪样物质，伞端可粘连闭锁。输卵管与周围邻近器官相粘连。输卵管蠕动不正常。

（二）子宫内膜结核

子宫内膜结核常由输卵管结核蔓延而来。输卵管结核的患者中约有50%的人同时患有子宫内膜结核。子宫内膜受到不同程度的破坏，最后可导致子宫内膜瘢痕、粘连、宫腔变小，以致月经量减少或闭经。

（三）卵巢结核

卵巢结核由输卵管结核蔓延而来，仅有卵巢周围炎。由血行播散者，可在卵巢深部形成结节、干酪样坏死，甚至脓肿。

（四）宫颈结核

宫颈结核较少见，多由子宫内膜结核蔓延而来，形成浅表溃疡或乳头状增生，极易与宫颈癌混淆。

（五）盆腔腹膜结核

盆腔腹膜结核常合并输卵管结核，分渗出型和粘连型。前者以渗出为主，渗出液为浆液性草黄色，积聚粘连形成包裹性囊肿。后者以粘连为主，腹膜增厚，与周围器官紧密粘连，发生干酪样坏死，形成瘘管。

二、临床表现

生殖器结核的临床表现很不一致，不少患者可无症状，有的患者则症状较重。

（一）症状

1. 活动期

常有午后潮热或低热、无力、盗汗、食欲欠佳、消瘦等表现。不孕常常是本病的主要或唯一症状。输卵管结构和功能的破坏和子宫内膜的广泛破坏导致不孕。

2. 月经失调

早期患者因为子宫内膜充血，可表现为月经过多，而大多数人则因子宫内膜被破坏而月经过少。

3. 下腹疼痛

下腹疼痛为盆腔炎症、粘连所致，月经来潮时特别明显。

（二）全身体检

可有消瘦、浅表淋巴结肿大等。

（三）妇科检查

部分患者无阳性体征，仅因不孕行诊断性刮宫术才发现子宫内膜结核。严重者子宫活动差，宫旁组织增厚，触及结节状索状物或实质性包块。

三、治疗

本病一旦确诊，必须坚持早期、联合、足量、规则和全程用药原则。

（一）一般支持疗法

急性患者，至少需休息3个月；慢性患者可从事部分工作和学习，但要注意劳逸结合，加强营养，适当参加体育活动，增强体质。

（二）抗结核治疗

抗结核药物对女性生殖器结核有效率为90%。必须遵循早期联合、规律、适量、全程原则。既往多采用1.5~2年的长疗程治疗，近年来将疗程缩短为6~9个月，取得了良好效果。常用药物如下：

1. 利福平

利福平450~600 mg/d，早饭前顿服，便于吸收。不良反应极轻，主要对肝脏有损害，出现短暂性肝功能损害、转氨酶升高等。多发生于原有肝脏疾病患者。此药对胎儿有潜在致畸性，故早孕妇女忌用。

2. 利福定

利福定 150～200 mg/d，早饭前顿服，作用效果及不良反应与利福平相似，与利福平有交叉耐药性，孕妇慎用。

3. 异烟肼

异烟肼 300 mg/d，顿服，此药对结核分枝杆菌杀菌力强，用量较小，口服不良反应小，价廉，故应用广泛。与其他抗结核药物合用可减少耐药性的产生，并有协同作用。

4. 链霉素

链霉素 0.75 g，肌内注射，1 次/天。单独使用易产生耐药性，多与其他抗结核药物联合使用，长期使用可有眩晕、口麻、四肢麻木感、耳鸣，甚至耳聋。老年妇女慎用。

5. 乙胺丁醇

乙胺丁醇 0.5～0.75 g/d。对结核分枝杆菌有较强的抑制作用，与其他抗结核药药无交叉耐药性，联合使用可增强疗效。主要不良反应为球后视神经炎，发生率为 0.8%，大剂量使用时易产生，早日停药多能恢复。

6. 吡嗪酰胺

吡嗪酰胺 1.5 g/d，分 3 次口服。不良反应以肝脏损害为常见，还可有高尿酸血症、关节痛和胃肠道反应。毒性大，易产生耐药，抑菌作用不及链霉素。但对于细胞内缓慢生长的结核分枝杆菌有效，与其他抗结核药物联合，可以缩短疗程。

7. 紫霉素

本药对结核分枝杆菌有抑制作用。用药剂量每次 1～2 g 肌内注射，每周 2 次，肾功能不良者禁用。

8. 环丝氨酸

本药对抗结核分枝杆菌作用比链霉素、异烟肼弱，但不易产生耐药性，主要用于耐药结核分枝杆菌的感染。口服每次 250 mg，每天 2 次。不良反应主要为神经系统毒性反应。

9. 利福布汀

本药为利福霉素类衍生物，是一长效制剂，每周用药 1 次，每次 60 mg，可与其他抗结核药物联用，效果与利福平治疗相当，不良反应较少。

10. 喹诺酮类药

①氧氟沙星：对结核分枝杆菌的最低抑菌浓度（MIC）为 1.25 mg/L，对结核病有肯定疗效，特别是慢性空洞型结核。但其疗程长，价格昂贵，杀菌效果不如利福平、异烟肼、吡嗪酰胺，故不作首选。②司帕沙星：在体内的 MIC 比氧氟沙星低 1～2 级稀释度。单用效果与异烟肼相似，联用效果相当于利福平，有望成为未来用于多重耐药结核病的首选，但该药疗程超过 1 周时，其不良反应发生率上升。

目前推行两阶段短疗程药物治疗方案，前 2～3 个月为强化期，后 4～6 个月为巩固期或继续期。常用的治疗方案：①强化期 2 个月，每天链霉素、异烟肼、利福平、吡嗪酰胺四种药物联合应用，后 4 个月巩固期每天连续应用异烟肼、利福平（简称 2SHRZ/4HR）；或巩固期每周 3 次间歇应用异烟肼、利福平（2SHRZ/4H$_3$R$_3$）。②强化期每天链霉素、异烟肼、利福平、吡嗪酰胺四种药联合应用 2 个月，巩固期每天应用异烟肼、利福平、乙胺丁醇连续 6 个月（2SHRZ/6HRE）；或巩固期每周 3 次应用异烟肼、利福平、乙胺丁醇连续 6 个月（2SHRZ/6H$_3$R$_3$E$_3$）；也可采用全程间歇疗法，强化期 2 个月，每周 3 次联合应用链霉素、异烟肼、利福平、吡嗪酰胺，巩固期 6 个月，每周 3 次应用异烟肼、利福平、乙胺丁醇（2S$_3$H$_3$R$_3$Z$_3$/6H$_3$R$_3$E$_3$）；或采用 2SHRZE/6H$_3$R$_3$E$_3$ 方案。第一个方案可用于初次治疗的患者，第二个方案多用于治疗失败或复发的患者。若对以上方案中的链霉素耐药，可用乙胺丁醇代替。其他可选用的方案有 2HRZ/7H$_3$R$_3$ 或 3SHR/6H$_2$R$_2$，多用于病情较轻的患者。以上各方案，可根据病情，酌情选用。

（三）免疫治疗

在结核病的病程中，可引起 T 细胞介导的免疫应答，也有 I 型超敏反应。结核病患者处于免疫紊乱状态，细胞免疫功能低下，而体液免疫功能增强，出现免疫功能严重失调，对抗结核药物的治疗反应迟钝，往往单纯抗结核药物化疗不易收到良好的疗效。因此对结核病患者除抗结核药物化疗外，辅以免疫调节剂可以及时调整机体的细胞免疫功能，提高治愈率，减少复发率。常用结核病免疫调节剂有：

1. 卡提素

卡提素（PNS）是卡介苗的菌体热酚乙醇提取物，含卡介苗多糖核酸等 10 种免疫活性成分，具有提高细胞免疫功能及巨噬细胞功能，使 T 细胞功能恢复，提高过氧化氢（H$_2$O$_2$）的释放及自然杀伤细胞的杀菌功能。常用 PNS 1 mg 肌内注射，每周 2 次，与异烟肼、利福平、链霉素并用作为短程化疗初治活动性肺结核。

2. 母牛分枝杆菌菌苗

母牛分枝杆菌菌苗的作用机制一是提高巨噬细胞产生 NO、H$_2$O$_2$ 的水平杀灭结核分枝杆菌，二是抑制变态反应。每 3 ~ 4 周深部肌内注射 1 次 0.1 ~ 10.5 mg，共用 6 次，并联合抗结核药物治疗初治和难治性肺结核，可缩短初治肺结核化疗疗程及提高难治性结核病的治疗效果。

3. 左旋咪唑

左旋咪唑主要是通过激活免疫活性细胞，促进淋巴细胞转化产生更多的活性物质，增强网状内皮系统的吞噬能力，故对结核患者治疗有利，但它对正常机体的影响并不显著。左旋咪唑作为免疫调节剂治疗某些难治性疾病已被临床日益重视。左旋咪唑一般联合化疗药物辅助治疗初治肺结核，用法 150 mg/d，每周连服 3 天，同时每天应用化疗药物治疗，疗程 3 个月。

4. γ - 干扰素

γ - 干扰素（γ - IFN）可使巨噬细胞活化产生 NO，从而抑制或杀灭结核分枝杆菌。常规抗结核药物化疗无效的结核患者在加用 γ - IFN 后可以缓解临床症状。用法 25 ~ 50 μg/m^2 皮下注射，每周 2 次或 3 次。作为辅助药物治疗难治性播散型分枝杆菌感染用量为 50 ~ 100 μg/m^2，每周至少 3 次。它的不良反应有发热、寒战、疲劳、头痛，但反应温和而少见。

（四）手术治疗

出现以下情况可考虑手术治疗：①盆腔包块经药物治疗后缩小，但不能完全消退。②治疗无效或治疗后又反复发作者。③已形成较大的包裹性积液者。④子宫内膜结核药物治疗无效者。为避免手术时感染扩散及减轻粘连对手术有利，术前应采用抗结核药物1~2个月，术后根据结核活动情况，病灶是否取净，继续用抗结核药物治疗，以达治愈。手术以全子宫及双侧附件切除术为宜，对年轻妇女应尽量保留卵巢功能，对病变局限于输卵管，而又迫切希望生育者，可行双侧输卵管切除术，术后给予辅助生育技术。由于生殖器结核所致的粘连常较广泛而紧密，术前应口服肠道消毒药物并做清洁灌肠，术时应注意解剖关系，避免损伤。

（刘惠平）

第四节　功能失调性子宫出血

功能失调性子宫出血简称功血，是指非全身性或生殖系统局部的各种器质性疾病所引起的异常子宫出血，可表现为出血量过多、出血时间过长和（或）间隔时间过短。功血为妇科常见病，可引起患者贫血、继发感染、不孕、精神负担，甚至需行子宫切除。有报道功血的发病率约占妇科门诊患者的10%。

功血按发病机制可分为无排卵性及有排卵性两类。前者占70%~80%，多见于青春期和绝经过渡期妇女，后者占20%~30%，多见于生育年龄妇女。

无排卵性功能失调性子宫出血

一、病因

无排卵性功血原因是促性腺激素或卵巢激素在释出或调节方面的暂时性变化，机体内部和外界许多因素诸如精神过度紧张、恐惧、忧伤、环境和气候骤变以及全身性疾病，均可通过大脑皮质和中枢神经系统影响下丘脑—垂体—卵巢轴的相互调节，营养不良、贫血及代谢紊乱也可影响激素的合成、转运和对靶器官的效应而导致月经失调。

二、发病机制

（一）青春期

下丘脑和垂体的调节功能未趋成熟，与卵巢间尚未建立稳定的周期性调节，尤其是对雌激素的正反馈调节存在缺陷。此时期垂体分泌的卵泡刺激素（FSH）呈持续性低水平，无黄体生成素（LH）高峰出现。因此，虽有卵泡生长，却无排卵，卵泡发育到一定程度即发生退行性变，形成闭锁卵泡。

（二）围绝经期

由于围绝经期卵巢功能衰退，卵泡几乎已经耗尽，卵巢对促性腺激素反应性降低。由于卵泡近于耗竭，雌激素分泌量锐减，对垂体的负反馈变弱，垂体分泌的促性腺激素水平升高，主要以 FSH 升高明显，LH 仍在正常范围。尽管促性腺激素水平增高，但仍不能形成排卵前高峰，卵巢不能排卵。FSH 及 LH 协同作用，使衰退的卵巢仍有部分卵泡生长发育，分泌一定量的雌激素，又因为卵巢不排卵，无黄体形成，缺乏孕激素，使子宫内膜仅有增生期改变而无分泌期变化，因此就发生了围绝经期无排卵性功血，其发病机制同青春期无排卵性功血。

三、病理

卵巢中可见不同发育阶段的卵泡，但无排卵现象及黄体。在雌激素的作用下子宫内膜可呈现不同程度的增生期改变。

1）增生期子宫内膜较为多见，此时子宫内膜与正常月经周期中增生期内膜无区别，但在月经后半期甚至月经期仍表现为增生期。

2）子宫内膜腺囊型增生过长，子宫内膜增厚，波及局部或全部，内膜呈息肉样增生。腺体增多，腺腔扩大，大小不一。

3）子宫内膜腺瘤型增生过长，内膜腺体高度增生，数目增多，间质较少，称背靠背现象。如果腺瘤型增生的程度严重，或者腺上皮发生异型改变，需警惕有发生癌变的可能，应密切随访并积极治疗。

4）萎缩型子宫内膜较少见，内膜菲薄，腺体少而小。上皮细胞呈立方形，低柱状，腺腔狭小，间质少而致密，血管少，胶原纤维相对增多。

四、临床表现

无排卵性功血患者临床表现有以下特点：

1）最常见症状是子宫不规则出血。特点是月经周期紊乱，经期长短不一，出血量时多时少，甚至大量出血。有时先有数周或数个月停经，接着发生阴道不规则出血，血量往往较多，持续 2～3 周甚至更长，不易自止；有时一开始即为阴道不规则出血。也有表现为类似正常月经的周期性出血，但出血量多。

2）出血期无下腹痛或其他不适。

3）出血量多或病程长者常有贫血。

病史应特别注意询问：①年龄。十几岁的患者，称青春期功血，都属无排卵性功血；45 岁以上在围绝经期年龄段的患者称围绝经期功血。②全身有无慢性病史如肝病、血液病、高血压、代谢性疾病等（对识别全身性其他疾病引起异常子宫出血有帮助）。③有无精神紧张、情绪受刺激等影响正常月经的因素。

五、治疗

（一）一般治疗

补充铁剂、维生素和蛋白质以改善全身状况。贫血严重者，需输血纠正。出血期间避免过度疲劳和剧烈运动，保证充分休息和睡眠。出血时间长者，给予消炎药物以控制感染。适当应用促凝或抗纤溶药物以减少出血量。

（二）药物治疗

确诊后应首先行药物治疗。包括止血、调整周期和诱发排卵3个阶段。采用性激素止血和控制月经周期；出血期可辅以抗纤溶和促凝药物促进止血。青春期及生育年龄无排卵者应以促进排卵功能的建立和恢复为治愈目标；绝经过渡期患者的治疗则以调整周期、控制出血量和防止子宫内膜病变为目标。已发生子宫内膜增生过长病变者，应根据病变程度制订孕激素转化内膜方案及随访计划。

1. 性激素疗法

性激素对止血和调整周期极有效。

1）止血：对大量出血者，要求在8小时内止血显效，24～48小时出血基本停止。选用药物种类和首剂量视体内雌激素水平和出血量而定。

（1）雌激素：适用于青春期和生育期患者。出血多时采用苯甲酸雌二醇2 mg肌内注射，每6～8小时1次，止血后维持2天后逐渐减量，剂量减至每天2 mg时，可改用口服制剂，如己烯雌酚、结合雌激素和天然雌激素等；当剂量减至每天1 mg时维持用药至止血后20天左右。减量的原则是按每3天减少原剂量的1/3计算。在应用雌激素的后5～10天，需加用孕激素以促使子宫内膜转化，孕酮10 mg肌内注射，每天1次，或甲羟孕酮6～10 mg每天1次，共7～10天停药。雌、孕激素同时停药。一般在停药3～7天出现撤药性出血。

（2）孕激素：出血量少且持续不断者可用"药物性刮宫"，方法如上。出血多的患者，需用大剂量合成孕激素方可止血，原理是促进内膜同步性分泌化而止血，停药后出现集中性撤退性出血，如炔诺酮5～7.5 mg、甲地孕酮8 mg或甲羟孕酮8～10 mg，每6小时口服1次，用药3～4次后出血量明显减少或停止，则改为每8小时1次，再逐渐减量，每3天递减1/3量直至维持量，即每天炔诺酮2.5～5 mg，甲地孕酮4 mg，或甲羟孕酮4～6 mg，持续用到止血后20天左右，停药后发生撤药性出血。用药期间若有突破性出血，可配伍应用己烯雌酚0.1 mg，每天1次。

（3）三合激素：每支含苯甲酸雌二醇2 mg，孕酮12.5 mg，丙酸睾酮25 mg。每次肌内注射1支，可在6小时后重复注射，一般在24小时可望止血，止血后停药，等待撤药性出血。雄激素有拮抗雌激素，增强子宫肌肉及子宫血管张力作用，可改善盆腔充血，减少出血量，常用于围绝经期妇女。

（4）前列腺素合成酶抑制药：

甲芬那酸：0.25 g，3次/天，口服，首次可用0.5 g，月经期开始服用，用药不宜超过1周，肾功能不正常者慎用。

氯芬那酸：0.28～0.4 g，3次/天，口服，月经期第1天开始，服5～7天。

氟芬那酸：0.2 g，3次/天，口服，月经期服用，5～7天。

（5）抗纤溶药物：

氨甲苯酸：针剂每支0.1 g（10 ml），每次0.1～0.2 g与葡萄糖、生理盐水混合后缓慢静脉注射。

氨基己酸：初用量 4.0 ~ 6.0 g，加 5% ~ 10% 葡萄糖液或生理盐水 10 ml 中静脉滴注，15 ~ 30 分钟滴完，维持量 1.0 g/h。

氨甲环酸：0.25 ~ 0.5 g 加入 25% 葡萄糖液 20 ml 内静脉注射，或口服 0.25 g，3 次/天。

（6）其他止血药：

酚磺乙胺：0.25 ~ 0.75 g 静脉注射或肌内注射。不可与氨基己酸混合注射，以免引起中毒。

卡巴克络：2.5 ~ 5 mg 口服，3 次/天；或 5 ~ 10 mg 肌内注射，1 次/天。

维生素 K_1：10 mg 肌内注射或静脉滴注。

维生素 K_4：4 ~ 8 mg 口服，3 次/天。

维生素 C：0.1 ~ 0.2 g 静脉注射，或 0.1 g 口服，3 次/天。

巴曲酶：1 U 肌内注射，1 次/天，连续 3 天。

2）调整周期：使用性激素人为地控制出血的周期及减少出血量是治疗月经失调的一项过渡措施。其目的在于：①使患者本身的下丘脑—腺垂体—卵巢轴暂时抑制一段时期，停药后可能出现反跳，恢复正常月经的内分泌调节；②性激素直接作用于生殖器官，使子宫内膜发生周期性变化，按期剥脱，并且出血量也不致太多。常用方法有：

（1）雌、孕激素序贯法：即人工周期，适用于青春期功血患者。己烯雌酚 1 mg，每晚 1 次，于月经第六天开始，连服 20 天，于用药的第 11 天开始加用孕酮 10 mg，肌内注射，每天 1 次，共 10 天，即两药同时用完，停药后 3 ~ 7 天出现撤药性出血。连用 3 个周期。

（2）雌、孕激素合并法：己烯雌酚 0.5 mg、甲羟孕酮 4 mg，每晚 1 次，于月经第 6 天开始，连服 20 天。停药后出现撤药性出血，血量较少。连用 3 个周期。也可选用口服避孕药 I 号或 II 号。此法适用于围绝经期功血或育龄期有避孕要求的功血患者。

（3）孕、雄激素合并法：常用于围绝经期功血以减少撤药性出血量。自预计下次出血前 8 天开始，每天肌内注射孕酮 10 mg 和丙酸睾酮 10 ~ 25 mg，共 5 天。

（4）全周期孕激素：适用于雌激素水平较高（血中 $E_2 > 370$ pmol/L）者，于月经周期或药物撤血第 5 ~ 25 天，选择炔诺酮 2.5 mg、甲地孕酮 4 mg 或甲羟孕酮 5 mg，每天 1 次，连服 22 天。治疗时间长短可根据子宫内膜病理报告而确定，一般不得短于 3 个周期。内膜增生过长，疗效不得少于 6 个周期，然后再根据治疗后内膜检查结果，制订治疗方案。

2. 促进排卵

促进排卵是治愈无排卵性功血的关键。青春期、育龄妇女在月经周期已基本控制后，即应选用下列药物促排卵，期间测基础体温观察疗效。

1）雌激素：己烯雌酚每天 0.125 ~ 0.25 mg，共 20 天，连用 3 ~ 6 个周期。

2）HCG：当卵泡发育至近成熟时肌内注射，逐天加大剂量，可引起排卵。

3）氯底酚胺：有较高的促排卵作用，每天 50 ~ 100 mg，共 5 天，自经期第 5 天开始口服，连用 3 个周期。

4）促性腺激素释放激素（GnRH）：于月经周期的中期，仿效生理分泌形式，连续脉冲式给药，肌内注射或静脉注射，每天5μg，共3天，可能促使排卵。亦有在月经第5天开始给50μg肌内注射，每天1次，连用7~10天，或在月经周期第14~15天皮下注射100μg。

5）人类绝经期促性腺激素（HMG）与HCG合用：适用于合并不育症患者。于月经周期或撤血第5天予HMG，每天75U，治疗7天后卵泡仍不大，可加大到每天150U，当卵泡发育达20mm、卵巢增大不超过10cm时，可加肌内注射HCG 5 000 U，每天1次，连注1~3天，起促排卵作用。

6）氯米芬与HCG合用：停用氯米芬7~8天再用HCG 3 000~5 000 U肌内注射，一般均可达到有效地诱导排卵。

3. 其他

对顽固性功血或年龄较大且子宫内膜呈腺瘤型增生过长或不典型增生者，可选择子宫切除术或通过电凝切除子宫内膜。

排卵性功能失调性子宫出血

有排卵性功血是指不规则阴道出血，但有排卵者。有排卵性功血患者月经虽有紊乱，但却有规律可循。有排卵的诊断常依靠以下几种方法：基础体温双相；宫颈黏液的周期性改变；月经后半期血孕酮升高；诊刮内膜有分泌期变化；B超连续监测有排卵。临床上将有排卵性功血分为经间期出血和月经量多两类，前者又进一步分为经前期出血、经期延长和围排卵期出血。

黄体功能不足

黄体功能不足指月经周期中有卵泡发育及排卵，但黄体期孕激素分泌不足或黄体过早衰退，导致子宫内膜分泌反应不良，引起异常子宫出血。

一、发病机制

黄体的发育健全有赖于垂体分泌足够水平的FSH和LH，卵巢对LH也必须具有良好的反应并分泌足量甾体激素。卵泡发育不良、LH排卵峰分泌不足、LH排卵峰后LH低脉冲缺陷均可导致黄体功能不足。此外，生理性因素如流产后、分娩后及绝经前，也可能出现性腺轴功能紊乱，导致黄体功能不足的发生。

二、病理

黄体功能不足使孕激素分泌降低，使分泌期子宫内膜腺体呈分泌不良状况。也可观察到腺体与间质发育的不同步现象，或在内膜各个部位显示分泌反应不均。

三、诊断

月经周期缩短，因此月经频发。有时月经周期虽在正常范围内，但卵泡期延长，黄体期缩短，以致患者不易受孕或孕早期流产。根据病史和妇科检查生殖器官无异常发现。基础体温双相型，但排卵后体温上升缓慢，上升幅度偏低，升高时间仅维持 9～10 天即下降，诊刮显示子宫内膜分泌反应不良，可诊断无排卵性功血。

四、治疗

（一）促进卵泡发育

黄体功能不足的治疗方法较多，首先应针对其发生原因，调整性腺轴功能，促使卵泡发育和排卵，以利于正常黄体的形成。首选药物是氯米芬，适用于黄体功能不足卵泡期过长者。氯米芬疗效不佳尤其不孕者考虑用 HMG－HCG 疗法，以加强卵泡发育和诱发排卵，促使正常黄体形成。黄体功能不足、催乳素水平升高者，宜用溴隐亭治疗。随着催乳素水平下降，可调节垂体分泌促性腺激素及卵巢分泌雌、孕激素增加，从而改善黄体功能。

（二）黄体功能替代法

黄体功能替代法是治疗黄体功能不健全普遍采用的方法。从经前第 8 天起，每天肌内注射孕酮 10～20 mg 或口甲羟孕酮 8～12 mg，共 5 天；也可在基础体温显示排卵后，肌内注射长效孕酮 250 mg 1 次。

（三）人绒毛膜促性腺激素

于基础体温开始上升后第 3 天起，每天或隔天肌内注射 1 000～2 000 U，共 5 次，可起刺激及维持黄体功能的作用。

子宫内膜不规则脱落

黄体持续过久，未能及时萎缩，又称黄体萎缩不全。其特征是患者有排卵，黄体发育良好，但萎缩过程延长，导致子宫内膜不规则脱落，经期延长。

一、发病机制

黄体一般寿命多为 2 周，然后退化萎缩，通常在 3～5 天完全退化，此时，内膜因缺乏雌、孕激素的支持而行经。当下丘脑—垂体—卵巢轴调节功能紊乱引起黄体退化萎缩时间延长，内膜持续受孕激素影响，以致不能如期完整脱落。

二、病理

在正常月经期第 3～4 天时，分泌期内膜已全部脱落，代之以再生的增生期内膜。但在子宫内膜不规则脱落时，于月经期第 5～6 天仍能见到呈分泌反应的内膜或混杂出血坏死组织及新增生的内膜。

三、诊断

表现为月经间隔时间正常，但经期延长，长达 10 天，且出血量多，严重者可出现贫血。诊断依据除典型的临床表现外，基础体温双相型，但下降缓慢。诊断性刮宫在月经期第 5～6 天进行，内膜切片检查仍能见到呈分泌反应的内膜，且与出血期及增生期内膜并存。

四、治疗

（一）孕激素

孕激素可调节下丘脑—垂体—卵巢轴的反馈功能，使黄体及时萎缩。药物与用法同前。

（二）人绒毛膜促性腺激素

HCG 可促进黄体功能，用法同前。

（三）雌—孕激素序贯疗法

目的在于抑制下丘脑—垂体—卵巢轴活动，以期停药后产生功能的反跳反应而恢复正常。用法同前。

（刘惠平）

第五节　闭　经

闭经并不是一种疾病，而是妇科疾病中一个最常见的症状，它的病因涉及多系统、多学科。通常将闭经分为原发性闭经和继发性闭经。原发性闭经是指年龄超过 16 岁，第二性征已发育，无月经来潮，或年龄超过 14 岁，第二性征尚未发育且无月经来潮者；继发性闭经则指以往曾建立正常月经，但此后因某种病理性原因而月经停止 6 个月，或按自身原来月经周期计算停经 3 个周期以上者。前者约占 5%，后者约占 95%。由于月经初潮的年龄受遗传、营养、气温等条件的影响，上述定义不是绝对的。

一、病因及分类

月经是指子宫内膜周期性变化随之出现的周期性子宫出血。正常月经的建立和维持有赖于下丘脑—垂体—卵巢轴的神经内分泌调节，以及靶器官子宫内膜对性激素的周期性反应，其中任何一个环节发生障碍就会出现月经失调，甚至导致闭经。

（一）子宫性闭经

闭经的原因在于子宫，月经调节功能正常，卵巢有功能，但子宫内膜对卵巢不能产生正常的反应，称子宫性闭经。引起子宫性闭经的常见疾病有：

1. 先天性无子宫或子宫发育不良

如始基子宫、实体子宫，由副中肾管不发育或发育不全所致，均表现为原发性闭经。

2. 子宫内膜损伤或粘连综合征

常发生在人工流产、产后出血或流产后出血刮宫以后，多是由于刮宫过度，损伤了子宫内膜，造成宫腔粘连，出现闭经。

3. 子宫内膜结核

在青春期前，体内任何脏器的结核感染可经血液循环扩散到生殖器，也可由腹腔结核直接蔓延到生殖器，子宫内膜因结核感染而被破坏，最后形成瘢痕组织，失去功能，而表现为原发性闭经。如月经来潮后患病则表现为继发性闭经。

4. 子宫内膜反应不良

子宫内膜对卵巢分泌的性激素不起反应，无周期性改变，故无月经。

5. 子宫切除后或宫腔内放疗后

因生殖道疾病切除子宫后或因某些子宫恶性肿瘤经腔内放疗破坏子宫内膜后而出现闭经。

6. 神经反射性刺激

如哺乳时间过长可使子宫内膜过度萎缩。

（二）卵巢性闭经

闭经的原因在于卵巢，卵巢性激素水平低落，子宫内膜不发生周期性变化而致闭经，常见的疾病有：

1. 先天性无卵巢或卵巢发育不良

如性染色体异常引起特纳综合征、真性卵巢发育不全。

2. 卵巢损坏或切除

卵巢组织因物理性创伤（如放疗、手术切除）、炎症或肿瘤全部被破坏。

3. 卵巢功能性肿瘤

如睾丸母细胞瘤、含肾上腺皮质瘤、卵巢门细胞瘤等，产生雄激素，抑制下丘脑—垂体—卵巢轴的功能而致闭经。卵巢颗粒细胞瘤、卵泡膜细胞瘤等产生雌激素，可抑制排卵，并使子宫内膜过度增生以致短暂闭经。

4. 无反应性卵巢综合征

此征可能由于细胞膜受体缺陷，使卵巢对垂体促性腺激素不敏感，而起对抗作用。

5. 卵巢功能早衰

妇女绝经期提早，40岁前绝经者为卵巢功能早衰。具有高促性腺激素及低雌激素特征，卵巢组织学呈围绝经期或老年妇女绝经后的变化。

卵巢功能早衰其病因不明，可能有如下因素：

1）遗传学因素：因某种原因卵巢中储存的原始卵泡先天性减少，出生后不断闭锁，至青春期仅剩下少数原始卵泡，不久即消失殆尽。可能与X性连锁遗传有关。进行性肌营养不良是一种X性连锁遗传病，患者群中常合并出现卵巢早衰。

2）性腺发育不全：性腺呈条索状或卵巢小于正常的一半，卵泡缺如或少于正常，皮质层所含卵泡数的差异很大。染色体核型为46，XX；或嵌合型45，XO/46，XX，Xp-Xq及47，XXX；偶见45，XO。

3）先天性酶的缺乏：如17-羟化酶、碳链酶、3β-羟类固醇脱氢酶、17-酮还原酶及半乳糖转移酶不足等。

4）卵巢被破坏

（1）放疗及化疗：放疗及化疗对卵母细胞有损害作用，卵母细胞受损吸收以后，卵泡结构消失，纤维化导致卵巢功能衰退，放射剂量 >8 Gy 导致永久性闭经，烷化剂如 CTX 等可导致卵巢功能受损。

（2）卵巢手术：卵巢双侧手术切除引起卵巢功能急性消失，一侧或部分卵巢切除可使剩余卵巢组织的功能寿命缩短。

（3）感染：儿童腮腺炎可导致病毒性卵巢炎，双侧输卵管卵巢脓肿可引起卵巢组织破坏。

（4）免疫性损害：现在很多学者认为 20% ~ 35% 的卵巢功能早衰与卵巢受到自身免疫性损害有关，卵巢功能早衰是一种自身免疫性疾病或自身免疫性疾病累及卵巢后的表现。常见于自身免疫性甲状腺炎。

（5）促性腺激素作用障碍：卵巢在胚胎发育期因母体缺乏促性腺激素而引起卵泡闭锁过程加速，先天性无胸腺小白鼠模型支持这一学说，但在人类尚无类似证据。

（6）其他：环境中毒，如镉、砷、汞可损伤卵巢组织，吸烟也如此。

（三）垂体性闭经

主要病变在垂体。垂体前叶的器质性疾病或功能失调可影响促性腺激素的分泌，从而影响卵巢出现闭经，主要疾病有：

1. 垂体损坏

垂体可因炎症、放疗及手术等损伤而丧失部分或全部功能。较常见的是在大出血，特别是产后大出血伴较长时间休克时，垂体缺血坏死，随之出现功能减退，不仅促性腺激素的分泌减少，尚可影响促甲状腺素及 ACTH 的分泌，临床表现为闭经、消瘦、畏寒、乏力、性欲减退、毛发脱落、生殖器官及第二性征萎缩、产后乳汁分泌减少或无乳，并伴低血压、低血糖、低基础代谢，称为垂体功能减退症或席汉综合征。

2. 垂体肿瘤

位于蝶鞍内的脑垂体前叶的各种腺细胞，都可发生肿瘤，尚有发生在蝶鞍上方的颅咽管瘤，种类很多，按电镜和临床资料以及其所分泌的激素，可分为生长激素腺瘤、催乳素腺瘤、促甲状腺激素腺瘤、促性腺激素腺瘤的混合瘤、无功能的垂体腺瘤等。不同性质的肿瘤出现不同的有关症状，但多有闭经的表现。

3. 原发性垂体促性腺功能低下

原发性垂体促性腺功能低下为一种罕见的遗传病。卵巢内的原始卵泡不能生长发育，表现为原发性闭经，内外生殖器官及第二性征不发育。

（四）下丘脑性闭经

下丘脑性闭经是最常见的一类闭经，由于下丘脑功能失调而影响垂体，进而影响卵巢而引起闭经，其病因复杂，可由中枢神经器质性病变、精神因素、全身性疾病、药物和其他内分泌功能紊乱而引起。

1. 特发性因素

特发性因素是闭经中最常见的原因之一。其确切机制不明，但表现为 GnRH 的脉冲式分泌异常，这种改变与中枢神经系统的神经传递或下丘脑功能障碍有关。

2. 精神性因素

精神创伤、环境改变、盼子心切或畏惧妊娠等强烈的精神因素可使机体处于紧张的应激状态，扰乱内分泌的调节功能而发生闭经。闭经多为一时性，通常很快自行恢复，也有持续时间较长者。

3. 体重下降和营养缺乏

中枢神经对体重急剧下降极为敏感，而体重又与月经联系密切。单纯性体重下降或真正的神经性厌食均可诱发闭经。单纯性体重下降系指体重减轻标准体重的 15% ~ 25%。神经性厌食通常由于内在情感的剧烈矛盾或为保持体型而强迫节食引起下丘脑功能失调、GnRH 促性腺激素和雌激素水平均低下而发生闭经。

4. 剧烈运动

剧烈运动如长跑易致闭经，原因是多方面的。初潮发生和月经的维持有赖于一定比例（17% ~ 20%）的机体脂肪，若运动员机体肌肉与脂肪比率增加或总体脂肪减少，而脂肪是合成甾体激素的原料，故可使月经异常。另外，运动加剧后 GnRH 释放受到抑制而引起闭经。

5. 药物

除垂体腺瘤可引起闭经溢乳综合征外，长期应用某些药物如吩噻嗪及其衍生物（奋乃静、氯丙嗪）、利血平以及甾体类避孕药，偶尔也可出现闭经和异常乳汁分泌。药物性抑制所致的闭经泌乳综合征常常是可逆的，一般在停药后 3 ~ 6 个月月经自然恢复。

6. 颅咽管瘤

颅咽管瘤是垂体、下丘脑性闭经的罕见原因，瘤体增大压迫下丘脑和垂体柄时，可引起闭经、生殖器官萎缩、肥胖、颅内压增高、视力障碍等症状，称为肥胖生殖无能营养不良症。

二、治疗

闭经的治疗原则为早期诊断，早期治疗。一旦诊断清楚则采取支持疗法改善全身健康情况和心理状态；针对病因治疗，相应的性激素替代治疗，调节下丘脑—垂体—卵巢轴的周期关系，恢复月经周期；对于继发性闭经要以预防为主；对一时性闭经如服避孕药后引起的闭经可短期观察。

（一）一般治疗

全身体质性治疗和心理学治疗在闭经中占重要地位。若闭经为潜在的疾病或营养缺乏引起，应积极治疗全身性疾病，提高机体体质，供给足够的营养，保持标准体重。若闭经受应激或精神因素影响，则应进行耐心的心理治疗，消除精神紧张和焦虑。

（二）病因治疗

治疗引起闭经的器质性病变。如结核性子宫内膜炎应积极抗结核治疗；宫腔粘连者行宫颈、宫腔粘连分离术；先天性畸形如处女膜闭锁、阴道横隔等可行手术切开或成形术；卵巢或垂体肿瘤可行手术治疗或放疗；口服避孕药引起的闭经应停药，月经多在半年内恢复。

（三）雌、孕激素替代治疗

模仿自然月经周期序贯用药，选用炔雌醇 25～50 μg 或结合雌激素 0.625～1.25 mg，每晚 1 次，连服 25 天，于服药第 14～16 天，每天加用甲羟孕酮 8～10 mg，连服 10～12 天，停药后出血，并于出血第 5 天开始重复。有些闭经时间较长的患者，子宫内膜萎缩，停药后可能无撤药性出血，可适当增加雌激素剂量或在停药后第 15 天继续服用直至出现撤药性出血。对严重的患者，需终身替代。有些患者停药后可能出现卵巢功能的恢复。

（四）糖皮质激素

泼尼松 5～10 mg/d 或醋酸可的松 25 mg/d，清晨服 2/3，下午服 1/3，以符合肾上腺皮质激素分泌的昼夜规律。

（五）甲状腺素

甲状腺片剂量从 15～30 mg/d 开始，逐渐增至 60～120 mg/d，一般应在服泼尼松 1～2 周再服甲状腺片，或同时服用。

（六）诱发排卵

要求生育而卵巢功能未衰竭者，可根据不同病因采用不同激素或其类似物诱发排卵。氯底酚胺每天 50～150 mg，共 5 天。首先 1～2 周期应以小剂量每天 50 mg 开始。用于卵巢和垂体有正常反应、下丘脑功能不足或不协调者，以纠正其功能而诱发排卵。对垂体功能不全者可用 HMG 及 HCG 以促进卵泡发育成熟以致排卵而有黄体形成。每天肌内注射 HMG 1～2 支（75～150 U），连续 7～14 天。当尿中雌激素 24 小时为 60～100 μg，B 超检查显示发育卵泡直径为 16～25 mm 时，肌内注射 HCG 1 000～3 000 U。对下丘脑功能不足，以致 GnRM 分泌不足者，可采用脉冲式微量 GnRH 注射法，诱发排卵。

（七）溴隐亭

溴隐亭用以治疗溢乳闭经综合征患者，其作用是抑制催乳素分泌以减少催乳素，开始时用小剂量 1.25 mg，每天 2～3 次，如无明显反应即逐渐加量，最大剂量每天不超过 10 mg。

（刘惠平）

第六节　痛　经

凡在行经前后或月经期出现下腹疼痛、坠胀、腰酸或合并头痛、乏力、头晕、恶心及其他不适，影响工作和生活质量者称为痛经。痛经分为原发性和继发性两类，前者指生殖器官无器质性病变的痛经，后者指由于盆腔器质性病变如子宫内膜异位症、盆腔炎或宫颈狭窄等引起的痛经。本节只叙述原发性痛经。

一、病因

（一）内分泌因素

痛经经常发生在有排卵的月经周期，无排卵的月经周期一般不伴有腹痛，提示腹痛与黄体期孕酮升高有关。

（二）精神、神经因素

内在或外来的应激可使痛阈降低，精神紧张、焦虑、恐惧、寒冷刺激、经期剧烈运动以及生化代谢产物均可通过中枢神经系统刺激盆腔疼痛纤维。

（三）遗传因素

女儿痛经与母亲发生痛经有相关关系。

（四）免疫因素

痛经患者免疫细胞和免疫反应有改变。

二、临床表现

1）多见于青少年期，多在初潮后半年至 1 年发病（此期内排卵周期多已建立，在孕激素作用下，分泌期子宫内膜剥脱时经血前列腺素含量才高。若无排卵性月经，则增生期子宫内膜经血中前列腺素含量是不高的）。

2）疼痛多自月经来潮后开始，最早出现在经前 12 小时。行经第 1 天疼痛最剧，持续 1~3 天缓解。疼痛程度不一，重者呈痉挛性。疼痛部位在下腹耻骨上，可放射到腰骶部和大腿内侧。

3）有的患者痛经时伴发恶心、呕吐、腹泻、头晕、乏力等症状，严重时面色苍白，出冷汗（与临床应用前列腺素引起胃肠道和心血管系统平滑肌过强收缩时的不良反应相似）。

4）妇科检查无异常发现。

三、治疗

（一）一般治疗

加强锻炼，增强体质，注意经期保健，重视精神心理治疗，必要时适当应用镇痛、镇静、解痉药。

（二）药物治疗

1. 镇痛解痉药

季铵类抗 M 胆碱受体药可以解除平滑肌痉挛，起到解痉镇痛作用。阿托品：每次 0.3~0.6 mg，口服；或针剂每支 0.5 mg，皮下注射。山莨菪碱：片剂每片 5 mg，1~2 片/次，口服；或针剂每支 5 mg，皮下注射。注意：青光眼、麻痹性肠梗阻患者禁用。颠茄片也有解痉镇痛作用，8 mg，3 次/天，口服。

2. 前列腺素拮抗药

前列腺素可诱发子宫平滑肌收缩，产生分娩样下腹痉挛性绞痛。前列腺素拮抗药均可抑制环氧合酶系统而减少前列腺素。常用的药有以下几种：

1）阿司匹林：每次 0.3 ~ 0.6 g，3 次/天。不良反应为胃肠道反应、过敏反应。

2）吲哚美辛：25 mg，2 ~ 4 次/天，口服。本品的抗炎镇痛效果较阿司匹林强 20 ~ 30 倍。长期服用有头痛、眩晕、胃肠道反应、白细胞下降、肝炎及与阿司匹林有交叉过敏等。吲哚美辛还有 2 种剂型。一是栓剂，如吲哚美辛栓，为直肠给药。药物 50% 以上不通过肝脏而直接进入血液作用于全身。这就避免了口服时引起的胃、肠、肝不良反应。一般 1 枚/天。另一种为吲哚美辛缓释片，药物作用持续时间长，不良反应相对较低。

3）布洛芬：每次 0.2 ~ 0.4 g，4 次/天。长期服用有恶心、皮疹、眩晕，与阿司匹林有交叉过敏，胃肠道反应较吲哚美辛与阿司匹林少。布洛芬缓释胶囊，每次 0.3 ~ 0.6 g，3 次/天。

前列腺素拮抗药类药物还有甲氯芬那酸、氟芬那酸、萘普生等。

3. 激素治疗

痛经严重者可用激素治疗，雌孕激素可抑制排卵，一般用 3 ~ 6 个周期。

1）雌激素：适用于子宫发育不良者，可促进子宫发育，使肌层变厚及血运增多。给予己烯雌酚 0.25 mg，自月经周期第 5 天开始服用，每天 1 次，连服 22 天。连续使用 3 ~ 6 个周期。

2）孕激素：可抑制子宫收缩。常用炔诺酮2.5 ~ 5 mg，每天 1 次，从月经周期第 5 天开始，连服 22 天，3 ~ 6 个周期；或甲羟孕酮 4 ~ 8 mg，每天 1 次，从经前 10 天开始，连服 7 天，或孕酮 10 ~ 20 mg，肌内注射，每天 1 次，从经前 7 天开始，连续 5 天。

3）雌孕激素混合物：用于抑制排卵，使周期不再出现分泌期而减少子宫内膜前列腺素的合成，又降低子宫肌壁对前列腺素的敏感性，从而使疼痛缓解。并可限制螺旋动脉的发育而减少经血量。对痛经要求避孕或痛经合并经量多者尤适宜。用法：国产口服避孕药Ⅰ、Ⅱ号或复方 18 – 甲基炔诺酮片每天 1 片，从月经第 5 天开始，连续服 22 天为 1 个周期，连服 3 ~ 6 个周期，有效率在 80% 以上。

4）雄激素：适用于月经量多，痛经，中年以上的妇女。甲睾酮 5 mg，每天 1 次，于经期第 10 ~ 14 天开始，连服 10 天，可用 2 ~ 3 个周期，丙酸睾酮 25 mg，肌内注射，每天 1 次，于经前 5 ~ 7 天开始用。

4. 镇静剂

苯巴比妥 0.03 g 或地西泮 2.5 ~ 5 mg，每天 1 ~ 3 次，以经前 3 ~ 4 天开始与止痛药剂联合使用，效果较好。适用于精神因素造成的痛经。

5. 维生素类

维生素 E 除具有抗氧化作用外，还能抑制前列腺素的形成，调节内分泌激素。有人对 100 例原发性痛经患者进行维生素 E 与安慰剂实验，发现两者均有一定效果，但维生素 E 较对照组效果明显。维生素 E 每次 10 ~ 100 mg，1 ~ 3 次/天。维生素 B_6 有促进镁离子进入子宫肌细胞，可产生解痉止痛的功效。用法：月经来潮前 3 ~ 5 天 20 mg，3 次/天，持续 1 周，3 次为 1 个疗程。

6. 碳酸锂

其能改变神经兴奋性及神经突触传递功能，增加脑内去甲肾上腺素脱氨代谢的量，抑制腺苷酸环化酶活性，减少 cAMP 的产生，对痛经、经前紧张症和月经过多有效。经前 10 天开始，每天 0.9 g，分 3 次口服，到月经来潮时停药。

7. 硝酸甘油

硝酸甘油能扩张血管，增加外源性氧化氮，降低子宫收缩强度，达到止痛目的。Moya 等对 88 例来自 6 个国家的患者进行实验，证实了硝酸甘油的有效性。

8. 速效救心丸

其主要成分为川芎、冰片。它具有温通、活血、化瘀、止痛的功效。用法：2~4 粒，舌下含服，一般用药 5~10 分钟疼痛可止。

9. 硝苯地平

近年发现本品可松弛子宫平滑肌，有效地抑制月经前两天的子宫收缩而被用于治疗痛经。每次月经前 3~5 天开始服药 10 mg，每天 3 次，7~10 天为 1 个疗程，连用 3 个疗程，月经已来潮时亦可服药，10~30 分钟疼痛减轻。

10. 可乐定

可乐定原为降血压药物。它是中枢交感神经抑制药，能使外周交感神经张力降低，血管扩张。在月经前或行经期，每次服用可乐定 0.3 mg，2 次/天，连服 4 天。

11. 丹参酮胶囊及复方丹参注射液

丹参酮是中药丹参根的乙醇提取物，可以抑制孕酮过多分泌，使前列腺素含量下降，从而抑制子宫肌肉强烈收缩，达到止痛目的。2 粒/次，2 次/天，连服 20 天，3 个月为 1 个疗程。复方丹参注射液可以改善子宫内壁血流循环。痛经开始时 20 ml 复方丹参注射液加入 500 ml 葡萄糖液中静脉滴注，3 天为 1 个疗程。

12. 小茴香提取油

Ostad 于小鼠上行小茴香提取油药理与毒性试验，发现小茴香提取油可以降低子宫收缩强度与频率，可用于治疗痛经，而且毒性反应小。

13. 白三烯受体拮抗药

白三烯为炎症介质，目前发现前列腺素拮抗药治疗无效的原发性痛经患者子宫内膜上白三烯数量相当多，白三烯受体拮抗药可以对抗白三烯，从而治疗痛经，特别是对前列腺素拮抗药无效者。

14. 环氧化酶 -2 抑制药

Morrison 等人发现环氧化酶 -2 参与原发性痛经的发病，一种环氧化酶 -2 抑制药——罗非考昔可以治疗原发性痛经。

（时秀芳）

第七节 围绝经期综合征

围绝经期综合征是指妇女绝经前后出现性激素波动或减少所致的一系列躯体及精神心理症状。绝经分为自然绝经和人工绝经。自然绝经指卵巢内卵泡生理性耗竭所致的绝经；人工绝经指两侧卵巢经手术切除或受放疗所致的绝经。人工绝经患者更易发生围绝经期综合征。

一、病因

（一）内分泌因素

卵巢功能减退，血中雌、孕激素水平降低，使正常的下丘脑—垂体—卵巢轴之间平衡失调，影响了自主神经中枢及其支配下的各脏器功能，从而出现一系列自主神经功能失调的症状。在卵巢切除或放疗后雌激素急剧下降，症状更为明显，而雌激素补充后可迅速改善。

（二）神经递质

血 β - 内啡肽及其自身抗体含量明显降低，引起神经内分泌调节功能紊乱。神经递质 5 - 羟色胺（5 - HT）水平异常，与情绪变化密切相关。

（三）种族、遗传因素

个体人格特征、神经类型，以及职业、文化水平均与围绝经期综合征的发病及症状严重程度有关。围绝经期综合征患者大多神经类型不稳定，且有精神压抑或精神上受过较强烈刺激的病史。另外，经常从事体力劳动的人发生围绝经期综合征的较少，即使发生也较轻，消退较快。

二、病理

（一）卵巢变化

围绝经期的最早变化是卵巢功能衰退，表现为卵泡对 FSH 敏感性下降，对促性腺激素刺激的抵抗性逐渐增加，然后才表现为下丘脑和垂体功能退化。围绝经期后，卵巢体积缩小，卵巢皮质变薄，原始卵泡耗尽，不再排卵。

（二）性激素变化

由于卵巢功能衰退，雌激素分泌逐渐减少，绝经后妇女体内仅有低水平雌激素，以雌酮（E_1）为主，来自肾上腺皮质的雄烯二酮经周围组织转化为 E_1。

（三）促性腺激素变化

围绝经期由于雌激素不足，对下丘脑、垂体不能进行有效的负反馈，致使垂体分泌促性腺激素增加，绝经后 2～3 年达最高水平，至老年期才开始下降。

（四）催乳素变化

由于雌激素具有肾上腺能耗竭剂的功能，可抑制下丘脑分泌催乳素抑制因子，从而使催乳素浓度升高。绝经后雌激素水平下降，下丘脑分泌催乳素抑制因子增加，致使催乳素浓度降低。

三、临床表现

（一）生殖泌尿系统症状

1. 月经紊乱

多数妇女绝经前经历 2～8 年无排卵性月经，临床上常出现子宫内膜增生过长和功血，有时出血程度相当严重。

2. 生殖器官萎缩

阴道、子宫逐渐萎缩，阴道干燥疼痛，外阴瘙痒。盆底肌肉松弛，易出现子宫脱垂和阴道壁膨出。

3. 第二性征

第二性征逐渐退化，乳房逐渐萎缩。

4. 泌尿系症状

由于尿道括约肌松弛，可出现尿失禁，容易发生感染。

（二）精神神经症状

其临床特征是围绝经期首次发病，多伴有性功能衰退，主要精神症状是忧郁、焦虑、多疑等，可有兴奋型和抑郁型两种表现：①兴奋型表现为情绪烦躁、易激动、失眠、注意力不集中、多言多语、大声哭闹等神经质样症状。②抑郁型多烦躁、焦虑、内心不安，甚至惊慌恐惧，记忆力减退、缺乏自信、行动迟缓，严重者对外界冷淡，丧失情绪反应，甚至发展成严重的抑郁型神经症。

（三）心血管系统症状

①血压升高或血压波动；②假性心绞痛，有时伴心悸、胸闷等，症状发生常受精神因素的影响，且易变多样。绝经后妇女易发生动脉粥样硬化、心肌缺血、心肌梗死、高血压和脑卒中。

（四）代谢障碍

由于雌激素减少，可影响胆固醇、钙、磷、水盐代谢，可出现动脉硬化、冠心病、肥胖、骨质疏松、腰腿疼痛、骨折及水肿等症状。

四、治疗

治疗目的应能缓解近期症状，并能早期发现、有效预防骨质疏松、动脉硬化等老年性疾病。

（一）一般治疗

使患者了解围绝经期是正常生理过程及在这个过程中身体可能发生的变化，消除其对围绝经期变化的恐惧心理，对将会发生的变化做好思想准备。了解绝经前后减轻症状的方法，以及预防绝经后疾病的措施。加强锻炼，保持积极乐观的精神状态，可减轻患者的心理负担，在此基础上加用药物治疗。

（二）绝经及绝经后期激素替代疗法

多数学者推荐绝经后采用激素替代治疗，理由是合理用药方案及定期监护可将雌激素的潜在有害因素降到最低程度或完全消除。而且，激素替代对妇女生活质量的有益作用远远超过其潜在的有害作用。

1. 适应证

雌激素替代治疗适用于具有雌激素水平低落症状或体征而无禁忌证者。由于雌激素减少对健康的危害始于绝经后，故应于绝经早期用药。

2. 禁忌证

1）绝对禁忌证：有妊娠、不明原因子宫出血、血栓性静脉炎、胆囊疾病、肝脏疾病。

2）相对禁忌证：有乳癌病史、复发性血栓性静脉炎病史或血栓、血管栓塞性疾病。

3. 药物制剂及剂量选择

主要成分是雌激素。有子宫者，用雌激素同时必须配伍孕激素以对抗单一雌激素对子宫内膜刺激引起的子宫内膜增生过长病变和阻止子宫内膜癌的发生。

1）雌激素：

（1）己烯雌酚：为合成非甾体激素，肌内注射较口服作用强，不良反应较重，易引起消化道反应和突破性出血。

（2）炔雌醇：为甾体类雌激素的衍生物，是半合成雌激素。是强效雌激素，活性为己烯雌酚的 20 倍，由于雌激素作用强，因而国外学者提出不适合用作激素替代治疗中的雌激素。目前是口服避孕药中的雌激素成分。

（3）尼尔雌醇：是半合成雌激素，口服吸收后储存于脂肪组织，缓慢释放，代谢为乙炔雌三醇起作用，是口服长效雌激素。用于激素替代治疗疗效明显，选择性地作用于阴道和宫颈管，对子宫内膜也有促生长作用。

（4）E_1：为天然雌激素，雌激素活性较 E_2 弱，但可转化为 E_2 在靶细胞起作用。国外有硫酸哌嗪雌酮等，国内尚无此药，也用于激素替代治疗。

（5）E_2：为天然雌激素，在循环中与性激素结合蛋白结合，非结合的亲脂游离 E_2 分子进入靶细胞，与雌激素受体结合发挥生物效应。E_2 在体内停留时间最长，因而雌激素活性最强，是体内起主要作用的雌激素。E_2 经微粉化处理后可在消化道内迅速吸收，口服数周后，血 E_2 浓度达稳态。

E_2 阴道片为该类产品，即 $17\beta - E_2$，欧洲将其广泛应用于激素替代治疗。

戊酸雌二醇（E_2V）：是 E_2 的酯类，口服后在消化道迅速水解为 E_2，药代动力学与药效动力学与 E_2 相同，也归天然雌激素。

（6）E_3：E_3 是 E_2、E_1 的不可逆代谢产物，是天然的雌激素，雌激素活性较小，选择作用于生殖道远端，对子宫内膜影响小。有片剂和栓剂，阴道用药为 E_3 栓或药膏。

（7）结合雌激素：从孕马的尿中分离，是天然的复合雌激素，其中 45% 为硫酸雌酮（E_1S），55% 是各种马雌激素。代谢复杂，药物作用也较复杂，临床用于激素替代治疗历史最久，目前仍在探讨其用药的复杂性。预防骨质疏松效果较好。并可使心肌梗死的发病率降低在50%。有片剂和阴道用霜剂。

（8）贴膜 E_2：所含的 E_2 储存在贴膜的药库或基质内，缓慢稳定地释放 E_2，0.05 mg的皮贴膜每天向体内释放 50 μg E_2。多数剂型为每周2帖。

（9）皮埋片 E_2：片内有结晶型 E_2，植入皮内1片，每片有25 mg、50 mg、100 mg E_2 等，可稳定释放 E_2 6个月。

（10）E_2 凝胶：为一种涂抹胶，含有乙醇的胶状物，涂抹在臂、肩和腹部皮肤，透过表皮的 E_2 储存在角质层内，缓慢释放，每天涂1次。

（11）E_2 片：含0.025 mg的 E_2，为阴道用药。

（12）E_2 环：每天释放 7.5 μg E_2，一环可使用3个月，可自由取出和放入。

（13）普罗雌烯：是一种特殊的 E_2—E_2 二醚，特殊的分子结构使其不能被皮肤及阴道上皮细胞吸收，具有严格的局部作用。营养外阴、阴道、尿道上皮细胞，常用于雌激素缺乏引起的外阴、阴道、尿道萎缩及炎症改变。有胶囊和软膏2种剂型。

2）孕激素和雌激素序贯疗法：孕激素可防止雌激素引起的乳房、子宫细胞过度生长。在服用雌激素后期加用孕酮10 mg肌内注射，或甲羟孕酮每天2~4 mg，口服，共5~7天。

3）雄激素：现已不再使用，但对于感觉乳房痛或性欲减退者，或为了减少药性出血，在使用雌、孕激素药物时可加用，如丙酸睾酮或甲睾酮等。

4）7-甲基异炔诺酮（OrgoD14）：为荷兰欧加农药厂研制出的一种新型类固醇，口服本品每天2.5 mg后可显著地抑制围绝经期妇女血浆 FSH 及 LH 水平，而以 FSH 抑制程度更甚。对催乳素水平无影响，对育龄的妇女有抑制排卵作用。一个多中心双盲有对照的交叉研究结果也显示256例患者口服本品共16周，1个月后潮热、出汗、头痛、疲乏感皆有明显好转，睡眠及性欲改善，自我感觉及情绪提高，且不良反应轻。

5）福康乐（C-H3）：临床140例经服用 C-H3 2~3个月后即初见疗效，如潮热、失眠、出汗、焦虑明显改善，内分泌检测同样也有改善，总有效率达到79.2%，其中显效11.4%。服用1年有效率60.5%，显效率39.5%。

6）丹那唑：用本品治疗伴有严重血管舒缩症状的绝经后妇女，每天100 mg，连服2个月，也可收到明显的效果。

7）E_2 醋酸炔诺酮：是微粉化 $17-\beta E_2$ 2 mg 与醋酸炔诺酮1 mg 的复方制剂，适用于需要连续合并应用雌、孕激素的情况。由该两药组成的模仿生理周期的三相复方制剂——E_2/E_2 炔诺酮可用于序贯方案。

8）雌孕激素联合治疗：11片2 mg 戊酸 E_2 和10片含2 mg 戊酸 E_2 和1 mg 醋酸环丙孕酮的复方片组成的制剂，可供周期性序贯合用雌、孕激素者选用。

9）复方雌孕片：是由0.625 mg的结合雌激素与2.5 mg的甲羟孕酮组成的复方制剂，可用于连续联合治疗。

10）复方雌孕片/结合雌激素片：是由14片0.625 mg的结合雌激素和14片含0.625 mg的结合雌激素与5 mg的甲羟孕酮组成的复方片，可用于序贯方案。

11）替勃龙：是一种21碳类固醇衍生物，具有孕、雌和雄激素的作用，能够稳定妇女在围绝经期卵巢功能衰退后的下丘脑—垂体系统，无内膜增生的作用，一般不引起阴道出血。适用自然绝经和手术绝经所引起的各种症状。

（三）非激素类药物

1. 钙剂

钙剂可减缓骨质丢失，如氨基酸螯合钙胶囊，每天口服 1 粒（含 1 g）。

2. 维生素 D

维生素 D 适用于围绝经期妇女缺少户外活动者，每天口服 400～500 U，与钙剂合用有利于钙的吸收完全。

3. 降钙素

降钙素是作用很强的骨吸收抑制药，用于骨质疏松。有效制剂为鲑降钙素。用法 100 U 肌内或皮下注射，每天或隔天 1 次，2 周后改为 50 U，皮下注射，每天 2～3 次。

4. 双磷酸盐类

双磷酸盐类可抑制破骨细胞，有较强的抗骨吸收作用，用于骨质疏松。常用氯甲双磷酸盐，每天口服 400～800 mg，间断或连续服用。

（时秀芳）

第八节　子宫内膜异位症

具有生长功能的子宫内膜组织（腺体和间质）出现在宫腔被覆内膜及宫体肌层以外的其他部位时称为子宫内膜异位症。该病临床表现多种多样，组织学上虽然是良性的，但却有增生、浸润、转移及复发等恶性行为，是生育年龄妇女最常见的疾病之一。

该病的发病率近年有明显增高趋势，发病率为 10%～15%。多发生于 25～45 岁生育年龄妇女。其中不孕症者占 48%，盆腔疼痛者占 32%。异位的子宫内膜可能出现和生长于身体各部位，但多数位于盆腔内组织如卵巢、子宫骶韧带、子宫下段后壁浆膜及直肠子宫陷凹内，其中以侵犯卵巢者最多见，约占 80%。其他如宫颈、阴道、外阴、脐、输尿管、肺、乳腺、淋巴结，甚至于手、臂、腿部亦有发病，但极罕见。

一、病因和发病机制

子宫内膜异位症为一种常见的良性病变，主要发生在盆腔以内，但具有远处转移和种植能力，对于其发病原因，目前有下列不同学说：

（一）子宫内膜种植学说

月经期脱落的子宫内膜碎屑随经血逆流经输卵管进入腹腔。种植于卵巢表面或盆腔其他部位，并在该处继续生长蔓延，因而形成盆腔内膜异位症。剖宫取胎手术后形成的腹壁瘢痕子宫内膜异位症是医源性的，为种植学说的有力证据。先天性宫颈狭窄或阴道闭锁等经血外流不畅的患者易并发子宫内膜异位症，也支持经血逆流种植的观点。

（二）淋巴及静脉播散学说

1952 年 Javert 提出子宫内膜组织像恶性肿瘤一样，通过血管和淋巴管向远处转移。人们在光镜检查时发现淋巴结和盆腔静脉中有子宫内膜组织，临床上所见远离盆腔的器官如肺、四肢的皮肤、肌肉的异位症可能是子宫内膜通过血行和淋巴弥散的结果。

（三）体腔上皮化生学说

目前认为直肠阴道隔的异位结节可能与体腔上皮化生有关。

（四）免疫学说

免疫机制在子宫内膜异位症的发生、发展等环节起重要作用。近年来研究表明，子宫内膜异位症发病可能为免疫抑制与免疫促进失衡导致免疫失控所致。在疾病发展早期，机体表现为积极的免疫反应，此时 NK 细胞、巨噬细胞数目增加，淋巴细胞活性增强，细胞毒作用增强，通过多种途径清除异位内膜残片。但内膜组织释放的有害因子（如免疫抑制因子）在与免疫系统相互作用的消长过程中，诱发免疫系统释放一系列的反馈因子，协同作用进一步抑制免疫活性细胞对异位内膜的清除，并使免疫系统逆转为免疫促进现象，即由免疫细胞释放一系列活性因子，促进异位内膜的种植、黏附、增生。该病的临床特点及自身抗体可能为单克隆激活模式，表明它具有自身免疫性疾病的特征。

（五）基因学说

有人观察到，某些子宫内膜异位症患者在其家属中同病的发生率较一般妇女为高，推测其中可能有遗传因素存在。关于遗传因素问题尚有待今后进一步探讨。

以上学说可相互补充，共同阐明子宫内膜异位症的发生机制。

二、病理

异位子宫内膜随卵巢激素的变化而发生周期性出血，周围纤维组织增生并形成粘连，在病变区出现紫褐色斑点或小泡，最后发展为大小不等的紫蓝色实质结节或包块。

（一）大体检查

1. 卵巢

卵巢子宫内膜异位症最多见。约 80% 患者病变累及一侧卵巢，50% 患者同时波及双侧卵巢。病变早期在卵巢表面上皮及皮层中可见紫褐色斑点或小泡。随着病变发展，卵巢内的异位内膜可因反复出血而形成单个或多个囊肿，但以单个为多见，称为卵巢子宫内膜样囊肿。囊肿内含暗褐色黏糊状陈旧血，状似巧克力液体，故又称为卵巢巧克力样囊肿。囊肿大小不一，一般直径多在 6 cm 以下，但最大者直径可达 25 cm 左右。当囊肿增大时，整个卵巢表面呈灰蓝色。由于经期时囊肿内出血增多，囊腔内压力增高，囊壁可出现小的裂隙并有极少量血液渗漏至卵巢表面，但裂隙随即被漏出物引起的腹膜局部炎性反应和组织纤维化所闭合，并导致卵巢与其邻近的子宫、阔韧带或乙状结肠等紧密粘连，故卵巢多固定在盆腔内，不能活动。若手术时将卵巢强行与其周围组织游离，囊壁往往破裂，流出黏稠的暗褐色陈旧血液。卵巢与周围器官或组织紧密粘连是卵巢子宫内膜样囊肿的临床特征之一，并可借此与其他出血性卵巢囊肿相鉴别。

2. 宫骶韧带、直肠子宫陷凹、子宫后壁下段

这些部位处于盆腔后部较低或最低处，与经血中的内膜碎屑接触机会最多，故为内膜异位症的好发部位。早期可见局部有散在紫褐色出血点或颗粒结节，之后出现子宫后壁与直肠前壁粘连，直肠子宫陷凹变浅甚至消失，严重者异位内膜可在直肠阴道隔内形成包块并向阴道后穹隆或直肠腔突出。

3. 宫颈

内膜异位累及宫颈者较少，病灶可位于表浅的黏膜面或深部间质内，表现为宫颈表面暗红色或紫蓝色小颗粒。宫颈剖面可见紫蓝色小点或含陈旧血液的小囊腔。

4. 输卵管

偶可在其管壁浆膜层见到紫褐色斑点或小结节。输卵管常与其周围病变组织粘连而影响其蠕动，但管腔多通畅。

5. 腹膜

腹腔镜检查可见典型的色素沉着子宫内膜异位病灶及无色素的早期子宫内膜异位腹膜病灶，如白色混浊腹膜灶、火焰状红色灶、腺样息肉灶和卵巢下粘连等。

（二）镜下检查

在病灶中见到子宫内膜上皮、内膜腺体或腺样结构、内膜间质及出血。但异位内膜反复出血后，上述典型的组织结构可能被破坏而难以发现，以致出现临床和病理不一致的现象。即临床表现极典型，但内膜异位的组织病理特征极少。内膜异位的出血来自间质内血管，故在镜检时能找到少量内膜间质细胞即可确诊本病。若临床表现和手术时肉眼所见十分典型，即使镜下仅能在卵巢的囊壁中发现红细胞或含铁血黄素的巨噬细胞等出血证据，亦应视为子宫内膜异位症。无色素的早期子宫内膜异位病灶镜下一般可见到典型的异位内膜组织。异位内膜虽可随卵巢周期变化而有增生和分泌改变，但其改变不一定与子宫内膜同步，且往往仅表现为增生期改变，可能与异位内膜周围组织纤维化以致血供不足有关。

肉眼正常的盆腔腹膜，在镜下发现子宫内膜的腺体和间质称为镜下子宫内膜异位症。镜下子宫内膜异位症可能在子宫内膜异位症的组织发生和治疗后复发方面起重要作用。有报道在正常腹膜活检中，有10%～15%妇女有镜下子宫内膜异位症。

三、临床表现

（一）症状

常见有痛经、下腹痛、性交痛、月经失调和不孕等。25%患者无任何症状。

1. 痛经和持续下腹痛

继发性痛经是子宫内膜异位症的典型症状，且多随病变加重而逐年加剧。腹痛多位于下腹部及腰骶部，可放射至阴道、会阴、肛门或大腿，常于月经来潮前1～2天开始，经期第1天最重，以后可逐渐减轻，至月经干净时消失。疼痛的程度与病灶大小并不一定成正比。病变严重者如较大的卵巢子宫内膜样囊肿可能疼痛较轻；而散在的盆腔腹膜小结节病灶反可导致剧烈痛经。偶有周期性腹痛出现较晚而与月经不同步者。少数晚期患者诉长期下腹痛，至经期更剧。

2. 性交痛

一般表现为深部性交痛，多见于直肠子宫陷凹有异位病灶或因病变导致子宫后倾固定的患者，且以月经来潮前性交痛更为明显。

3. 月经失调

15%~30%患者有经量增多、经期延长或经前点滴出血。月经失调可能与卵巢无排卵、黄体功能不足或合并有子宫腺肌病或子宫肌瘤有关。

4. 不孕

正常妇女不孕率约为15%，子宫内膜异位症患者可高达40%。子宫内膜异位症患者的不孕可能与下列因素有关：盆腔解剖结构异常、黄体期功能不足、未破裂卵泡黄素化综合征、自身免疫反应等。

5. 其他特殊症状

肠道子宫内膜异位症患者可出现腹泻或便秘，甚至有周期性少量便血。严重的肠道内膜异位症可因直肠或乙状结肠肠腔受压而出现肠梗阻症状。异位内膜侵犯膀胱肌壁可在经期引起尿痛和尿频。异位内膜侵犯和压迫输尿管时，可出现一侧腰痛和血尿，但极罕见。此外，身体其他任何部位有内膜异位种植和生长时，均可在病变部位出现周期性疼痛、出血或块物增大。卵巢子宫内膜样囊肿破裂时，可引起剧烈腹痛，伴恶心、呕吐和肛门坠胀。

（二）体征

典型的盆腔子宫内膜异位症患者在盆腔检查时，可发现子宫多后倾固定，正常或增大；直肠子宫陷凹或宫骶韧带或子宫后壁下段等部位扪及触痛性结节；在子宫的一侧或双侧附件处扪及与子宫相连的不活动囊性偏实包块，往往有轻压痛；若病变累及直肠阴道隔，可在阴道后穹隆部扪及，甚至可看到隆起的紫蓝色斑点、小结节或包块。

四、治疗

子宫内膜异位症虽为良性疾病，但其表现具有侵蚀、转移、复发的"恶性"生物学行为，治疗棘手。治疗方法的选择应根据患者年龄、有无生育要求、病变轻重、部位、范围及家庭经济状况综合考虑，对不同患者，采取个性化治疗。此外，也要考虑医院的条件及医生的经验。原则上，对以疼痛为主诉者，应减轻及控制疼痛；以不孕为主诉者，应促进生育；对有盆腔包块者，应去除及缩减病灶，预防复发。

（一）期待治疗

对患者定期随访，并对症处理病变引起的轻微经期腹痛，可给予前列腺素合成抑制药（吲哚美辛、萘普生、布洛芬等）。希望生育者应尽早行不孕的各项检查如子宫输卵管造影或输卵管通畅试验，特别是行腹腔镜下输卵管通液检查，或镜下对轻微病灶进行处理，解除输卵管粘连扭曲，促使其尽早受孕。一旦妊娠，异位内膜病灶坏死萎缩，分娩后症状缓解并有望治愈。

（二）药物治疗

由于子宫内膜异位症是激素依赖性疾病，妊娠和闭经可避免发生痛经和经血逆流，还能导致异位内膜萎缩、退化，故西药治疗主要采用性激素疗法。其原理主要是：①阻断下丘脑促性腺激素的释放，通过直接作用或反馈抑制垂体促性腺激素的合成及释放；②使卵巢功能减退，继发于垂体促性腺激素水平降低或直接抑制卵巢功能；③使异位子宫内膜萎缩，缺乏卵巢激素的支持及直接对子宫内膜的作用使其萎缩。通过以上3种机制达到使异位病灶缩小，病情缓解的目的。①适应证：没有较大的卵巢子宫内膜样囊肿；有手术禁忌证的重症患者；作为手术的辅助治疗，术前用药有利于粘连的分离、减少盆腔中的炎性反应，有助于卵巢子宫内膜样囊肿的缩小及减轻粘连与剥离等优点。保守性手术或不彻底的手术，术后用药有防止复发及继续治疗的作用。②禁忌证：盆腔包块不能除外恶性肿瘤者；肝功能异常不宜使用性激素者。

1. 短效避孕药

其为高效孕激素和小量炔雌醇的复合片，连续周期服用，不但可抑制排卵起到避孕作用，且可使子宫内膜和异位内膜萎缩，导致痛经缓解和经量减少，并可因此避免经血及脱落的子宫内膜经输卵管逆流及种植腹腔。服法与一般短效口服避孕药相同。此疗法适用于有痛经症状，但暂无生育要求的轻度子宫内膜异位症患者。

2. 高效孕激素

1956 年 Kistner 提出用大剂量高效孕激素，辅以小剂量雌激素防止突破性出血，以造成类似妊娠的人工闭经的方法，被称为假孕疗法。常用的方法有：①甲羟孕酮，第一周 4 mg 每天 3 次口服，第二周 8 mg 每天 2 次，以后 10 mg 每天 2 次，连服 6～12 个月。②炔诺酮，第一周 5 mg 每天 1 次，第二周 10 mg 每天 1 次，以后 10 mg 每天 2 次，连服 6～12 个月。以上两种方法可同时每天都加服炔雌醇 0.05 mg 以防突破出血。③炔诺孕酮 0.3 mg 和炔雌醇 0.03 mg，连服 6～12 个月。④己酸孕酮 250～500 mg 肌内注射，每周 2 次，共 3 个月。长期应用大量高效孕激素可引起恶心、呕吐、突破性出血、体重增加及诱发卵巢子宫内膜样囊肿破裂；还可对肝脏有损害，停药后而复发。一般可用于：没有较大的卵巢子宫内膜样囊肿；有手术禁忌证的重症患者；手术前药物准备，有利于粘连的分离；术后防止复发及残留病灶的治疗。复发后再用药物治疗仍可有效。

3. 达那唑

达那唑为合成的 17α - 乙炔睾酮衍生物，自 1971 年起即开始应用于治疗卵巢子宫内膜异位症，此药能阻断垂体促性腺激素的合成和释放，直接抑制卵巢甾体激素的合成，以及有可能与靶器官性激素受体相结合，从而使子宫内膜萎缩，导致患者短暂闭经，故称假绝经疗法，用法：每天 400～800 mg，分 2～4 次口服，自经期第一天开始连服 6 个月。停药后每年约有 15% 复发，重复用达那唑仍有效。不良反应主要为男性化作用致体重过度增加，往往超过 3 kg，其他轻度男性化作用如皮肤多油（20%）、声音低沉（10%）。因雌激素水平降低，少数患者可有乳房缩小或绝经期症状。用药后 GPT 增高为一时性、可逆性的，停药后都恢复。GPT 增高由药物致胆汁淤积，也有人认为是因蛋白同化作用加强所致，不是肝功能损害。此外糖和脂肪代谢受影响，并减少纤维蛋白原和增加纤维蛋白溶酶原等。这些不良反应均不严重，发生率也不高，且停药后都很快恢复正常。

达那唑适用于轻度或中度子宫内膜异位症但痛经明显或要求生育的患者。一般在停药后 4～6 周月经恢复，治疗后可提高受孕率，但此时内膜仍不健全，可待月经恢复正常2次后再考虑受孕为宜。

4. 雄激素疗法

雄激素通过间接对抗雌激素，直接影响子宫内膜，使之退化，缓解痛经。方法：甲睾酮5 mg，每天2次，舌下含化，连续应用3~6个月。小剂量服药，不抑制排卵，仍可受孕，一旦受孕及时停药，以免引起女胎男性化。丙酸睾酮25 mg肌内注射，每周2次，共8~12周，每天总量不超过300 mg。不良反应：长期使用或用量过大，可能出现痤疮、多毛、声音低沉等男性化表现。用药期间不抑制排卵，仍能受孕，但可使女胎男性化，故一旦妊娠，应立即停药。

雄激素疗法对早期病例症状解除有效，用法简单，不良反应少，但作用不持久，停药常易复发，不适于病情较严重者。多数人认为仅起对症治疗作用，不宜长期使用。

5. 棉酚

棉酚是我国在20世纪70—80年代从棉籽油中提出的一种萘醛化合物，作用于卵巢。对卵巢及子宫内膜有直接抑制作用，可导致闭经，从而使症状减轻或消失，晚期患者疗效也较满意，复发率约24%。一般治疗1个月痛经即可减轻。对年龄较小有生育要求者，每天服20 mg，连服2个月；症状好转后酌情改为200 mg每周2~3次。可用3~6个月，或待月经稀少或闭经时停药。对近绝经患者，可持续服至闭经后。不良反应：最严重的是血钾过低，故服药期间必须补钾。肝功能可以受损，个别患者一过性肝功能异常。棉酚治疗子宫内膜异位症疗效与达那唑相近且价廉，但由于棉酚的作用机制、用药最佳剂量以及有无致畸等问题尚未完全阐明，故临床还未普遍应用。

6. 促性腺激素释放激素增效剂（GnRH – A）

本品通过过度刺激垂体，消耗GnRH受体，使之失去敏感性而降低了促性腺激素和雌激素的分泌，造成了药物性绝经，亦称为"药物性卵巢切除"。一般用喷鼻法400 μg每天2次，皮下注射法200 μg每天1次，6个月为1个疗程。治疗后出现闭经病灶减轻或消失，内膜萎缩，用药第1个月有突破性出血，停药后2个月内恢复月经和排卵，但易复发。

7. 三苯氧胺

其具有拮抗雌激素及微弱雄激素作用。现已试用于治疗病变轻而痛经明确的子宫内膜异位症，以暂时缓解症状并防止病情继续发展。一般剂量为每次10 mg，每天2~3次，连服3~6个月。用药过程中，可出现潮热等类似围绝经期综合征症状或恶心、呕吐等副反应，应定期检查白细胞与血小板计数，如有骨髓抑制表现，立即停药。

8. 氟芬那酸

氟芬那酸为前列腺素合成抑制药，减少异位子宫内膜所产生的前列腺素，缓解痛经效果好。用量为0.2 g，每天3次，至症状消失后停药。

9. 萘普生

萘普生为前列腺素拮抗药，能封闭异位内膜产生前列腺素，进而抑制子宫收缩而止痛。用法：出现痛经时首次用2片（每片250 mg），以后根据病情需要，每4~6小时服1片，连用3~5天。缓解痛经效果良好。一般无明显不良反应，少数可出现疲乏、轻度头痛、胸痛等症。

10. 孕三烯酮

其具有较强抗孕激素和雌激素作用，抑制垂体 FSH、LH 分泌，使体内雌激素水平下降，用法为 2.5 mg，每周 2 次，月经第一天开始，连服半年，不良反应少。

11. 亮丙瑞林

其是 GnRH 的同类药物，用法：3.75 mg，每月只需要肌内注射 1 次，6 个月为 1 个疗程。在治疗初期，体内性激素的分泌将会有短暂性增加，原有症状稍加重。1 周左右，体内的性激素迅速下降至停经期的状态。同时，由于雌激素减少，导致停经期的症状出现，如潮热感、阴道分泌物减少、头痛、情绪不稳定、性欲减低等。因子宫内膜异位症而导致不孕的患者，经亮丙瑞林治疗后，有 27.6% 的患者妊娠。总有效率达82.6%。目前多主张连续用药超过 3 个月时，同时应用反加疗法即雌激素替代疗法以防止骨质过量丢失。给予雌激素的量很重要，既能减少不良反应又不降低亮丙瑞林治疗效果，此量称"窗口"剂量。应用亮丙瑞林 3 个月后需要反向添加治疗，其联合方法：①亮丙瑞林 + 结合雌激素 0.625 mg/d + 甲羟孕酮 2.5 mg/d；②亮丙瑞林 + 炔诺酮 5 mg/d；③亮丙瑞林 + 替勃龙 2.5 mg/d。

12. 米非司酮

米非司酮具有抑制排卵、诱发黄体溶解、干扰子宫内膜完整性的功能，是一种孕激素拮抗药，对垂体促性腺激素有抑制作用。用法：米非司酮 12.5 ~ 25 mg/d，3 ~ 6 个月为 1 个疗程，除轻度潮热外无明显不良反应。

近年已经研制出 GnRH 拮抗药西曲瑞克，正在观察其治疗性激素敏感疾病的效果，其中包括子宫内膜异位症。也有学者用释放左炔诺孕酮的宫内节育器治疗子宫内膜异位症，有一定疗效，由于例数尚不多，有待于进一步积累经验。

（三）手术治疗

手术可切除病灶及异位囊肿、分离粘连、缓解疼痛、增加生育力，并可确诊异位症及进行临床分期。手术方式有两种：经腹手术和腹腔镜手术。

（四）药物与手术联合治疗

手术治疗前先用药物治疗 2 ~ 3 个月以使内膜异位灶缩小、软化；有可能能适当缩小手术范围和有利于手术操作。术后亦可给予药物治疗 3 ~ 6 个月以使残留的内膜异位灶萎缩退化，降低术后复发率。

（时秀芳）

第九节 不孕症

女性有正常性生活，未经避孕一年未妊娠，称为不孕症。未避孕而从未妊娠者称为原发性不孕；曾有过妊娠而后未避孕连续一年不孕者称为继发性不孕。不孕症发病率因国家、民族和地区不同存在差别。我国不孕症发病率为 7% ~ 10%。反复流产和异位妊娠而未获得活婴，目前也属于不孕不育范围。

一、原因与影响因素

（一）生殖系统因素

夫妇双方都对生育力有影响。单纯女性因素致不孕占40%～55%，单纯男性因素致不孕占25%～40%，男女共同因素致不孕约占10%，原因不明占10%。因此，在查找不孕病因时，要强调对男女双方的检查。

1. 女方不孕因素

1）排卵障碍

（1）卵巢病变：如特纳综合征、多囊卵巢综合征、卵巢功能早衰、功能性卵巢肿瘤、卵巢子宫内膜样囊肿等。

（2）下丘脑—垂体—卵巢轴功能紊乱：引起无排卵性月经、闭经等。

（3）全身性疾病：甲亢或甲减、肾上腺皮质功能亢进或低下等可影响卵巢功能。

2）输卵管因素：是不孕最常见的原因。

（1）输卵管炎症：输卵管炎症引起输卵管堵塞是女性不孕的主要因素。

（2）输卵管发育不全：如过度细长弯曲、管壁收缩力减弱等。

（3）其他：如阑尾炎或产后、术后所引起的继发感染。

3）宫颈因素：宫颈黏液量和性质与精子能否进入宫腔有密切关系。慢性宫颈炎、宫颈息肉、宫颈肌瘤、宫颈管粘连狭窄等均可造成不孕。

4）外阴、阴道因素：如处女膜闭锁、阴道横隔、先天性无阴道等都可阻碍性交或阻碍精子进入。

5）免疫因素：造成不孕的免疫因素有两种情况。①同种免疫：是精子、精液或受精卵为抗原物质，被阴道及子宫上皮吸收后，通过免疫反应产生抗体物质，使受精卵不能结合，或受精卵不能着床。此种情况常与女性生殖道的损伤和炎症有关，在女性血清及宫颈黏液中可能测出抗精子抗体。②自身免疫：是不孕妇女血清中存在的透明带自身抗体，这种自身抗体与透明带起反应后可阻止精子穿透卵子而不能受精。

6）盆腔腹膜因素：卵子由卵巢排出后，通过输卵管伞捕获到输卵管内受精。当各种原因的盆腔腹膜炎、子宫内膜异位症、手术后所引起的粘连，依其部位和程度，可能阻隔排出的卵子或阻碍输卵管伞对卵子的捕获。

2. 男方不育因素

1）精子生成障碍：少精症、无精症、弱精症、畸精症等可由先天性隐睾、睾丸发育不全等引起；全身慢性消耗病、长期营养不良、慢性中毒（吸烟、酗酒）、精神过度紧张也可影响精子产生；腮腺炎并发睾丸炎导致的睾丸萎缩、结核性的睾丸破坏、睾丸精索曲张等均能影响精子的生成和质量。

2）精子输送障碍：输精管、附睾炎症使输精管阻塞，精子运送受阻，致精液中无精子。

3）免疫因素：男性自身免疫为主要因素，精子、精浆可刺激机体本身产生自身精子抗体，使射出的精子自凝或失去活力不能穿过宫颈黏液。

4）性功能异常：外生殖器发育不良或阳痿致性交困难、早泄不能使精子进入阴道。

5）其他：遗传因素、染色体异常或全身内分泌疾病（垂体、甲状腺和肾上腺功能障碍）可影响精子的产生。

3. 男女双方因素

1）缺乏性生活的基本知识。

2）男女双方盼子心切造成的精神过度紧张。

3）免疫因素：如前女方不孕因素与男方不孕因素。

（二）一般因素

在排除生殖系统发育异常或生殖系统有器质性病变而影响生育以外，还有以下因素可影响受孕：

1. 年龄因素

男性生育力最强年龄为 24～25 岁，女性为 21～24 岁。据有些学者统计，不论男女在 35 岁之前生育能力无显著区别，而在 35 岁之后其生育能力逐渐下降，不孕的发生可上升至 31.8%，40 岁之后不孕可达 70%，而到 45 岁之后则很少妊娠。

2. 营养因素

营养与生殖功能的关系密切，据文献报道，婚后严重营养不良、贫血、消瘦及经济落后的生活贫困地区的妇女受孕能力较低或不孕；然而另一个极端是营养过剩，即过度肥胖，也可引起性腺功能减退，导致不孕或生育能力下降。

近年来有许多国内外学者注意到微量元素即锌、锰、硒、铜等元素，还有维生素 E、维生素 A、维生素 C、维生素 B_{12} 等与男女的性功能、性激素的分泌有密切关系，这些微量元素和维生素对维持人体生殖内分泌的功能及下丘脑—垂体—性腺轴功能的协调起重要作用。如果微量元素严重不足甚至维生素缺乏者同样可以降低受孕能力或引起不孕。

3. 精神因素

有的学者发现精神过度紧张或过度忧虑、焦急，致妇女情绪紊乱及各种心理失调，随后通过神经内分泌系统对下丘脑—垂体—卵巢之间的内分泌平衡产生影响，导致不排卵和闭经而不孕。

4. 其他因素

不论男女，若存在不良嗜好，也会影响其生育能力，如长期吸烟、酗酒或接触麻醉药品、有毒物质，对男女的生育能力也存在不利影响，还有环境及职业性的污染，如噪声、化学染料、汞、铅、镉等同样可影响妇女的生育能力。

二、诊断要点

1）夫妇同居 1 年，未采用过避孕措施而未妊娠者，可诊断为不孕症。从未妊娠者为原发性不孕症，曾有妊娠史者为继发性不孕症。

2）根据原因，下列几种原因的不孕症有以下诊断标准。

（1）无排卵的诊断：①基础体温连续记录单相 3 个月以上；②阴道脱落细胞涂片

检查无周期性变化；③宫颈黏液结晶检查无椭圆体出现；④月经前 6 天子宫内膜检查无典型分泌期变化。以上四点中具备三点者可列为无排卵。

（2）黄体不健的诊断：①基础体温双相，经前期子宫内膜呈分泌期变化，黄体期卵巢 B 超显像见黄体表现而不孕；②基础体温后期上升少于 12 天；③分泌期子宫内膜反应与正常月经周期的反应日期相比相差 2 天以上（此点可确诊）；④排卵后 6 天尿孕二醇量 < 5 mg/24 h 或 2 次血清孕酮量 < 10 ng/ ml。

（3）输卵管炎症引起不孕症的诊断（不包括生殖道结核）：①子宫输卵管造影证实输卵管不通畅、阻塞或积水等；②腹腔镜检查下做输卵管通液，证实输卵管不通畅或不通，并且盆腔内粘连。

（4）宫腔粘连的诊断：①有宫腔炎症或刮宫病史，痛经或周期性下腹痛而闭经或经量少，不孕；②经子宫输卵管造影或宫腔镜检查证实有粘连。

（5）免疫性不孕的诊断：①临床及各项检查除外以上因素引起的不孕症；②血清或宫颈黏液抗精子抗体阳性或透明带自身抗体阳性（此点可确诊）；③性交后试验：排卵前性交后 2 小时内，每高倍视野下宫颈黏液中有力前进的精子少于 5 个；④精子宫颈黏液接触试验示排卵前，镜下见和宫颈黏液接触面的精子"颤抖"，不活动或活动迟缓。

三、治疗

（一）治疗原则

年龄是不孕症最重要的因素之一，选择恰当治疗方案应充分估计到女性卵巢的生理年龄、治疗方案合理性和有效性，以及其性价比。尽量采取自然、安全、科学有效的方案进行治疗。首先应增强体质和增进健康，纠正营养不良和贫血；改掉不良生活方式，戒烟、戒毒、不酗酒；掌握性知识，学会预测排卵期性交（排卵前 2 ~ 3 天至排卵后 24 小时内），性交频率适中，以增加受孕机会。

（二）治疗方法

1. 治疗生殖器器质性疾病

若发现能导致不孕症的生殖器器质性疾病应积极治疗。

1）输卵管慢性炎症及阻塞：

（1）一般疗法：口服活血化瘀中药，中药保留灌肠，同时配合超短波、离子透入等促进局部血液循环，有利于炎症消除。

（2）输卵管内注药：用地塞米松磷酸钠注射液 5 mg，庆大霉素 4 万 U，加于 20 ml 生理盐水中，在 150 mmHg 压力下，以每分钟 1 ml 的速度经输卵管通液器缓慢注入，可减轻输卵管局部充血、水肿，抑制梗阻形成，达到溶解或软化粘连的目的。应于月经干净 2 ~ 3 天开始，每周 2 次，直到排卵期前，可连用 2 ~ 3 个周期。

（3）输卵管成形术：对不同部位输卵管阻塞可行造口术、吻合术以及输卵管子宫移植术等，应用显微外科技术达到输卵管再通的目的。

2）卵巢肿瘤：可影响卵巢内分泌功能，较大卵巢肿瘤可造成输卵管扭曲，导致不孕。直径 > 5 cm 的卵巢肿瘤有手术探查指征，予以切除，并明确肿瘤性质。

3）子宫病变：

（1）先天性无子宫、阴道缺如或发育异常：往往先予以矫形，恢复阴道、子宫的形态后，再考虑治疗不孕不育。

对不孕不育伴子宫畸形者，可考虑先进行手术治疗，一旦妊娠，给予保胎及重点产前监护，放宽剖宫产手术指征，预防早产及母婴并发症。

（2）子宫肌瘤：子宫肌瘤导致不孕的原因是多方面的，除引起内膜发育不良、影响胚胎种植、导致流产外，肌瘤发生的内在因素本身常常导致排卵障碍、内膜发育不良或子宫及内膜微循环功能失调。根据症状、妇科检查，尤其是阴道 B 超、宫腔镜和腹腔镜检查，子宫肌瘤的诊断并不困难。但应同时明确子宫肌瘤的大小、部位、数目、有无变性及生长速度等。一旦确诊，大部分子宫肌瘤患者可行观察、随访。子宫肌瘤合并无排卵可考虑氯米芬，氯米芬 + HMG/FSH + HCG 或 HMG/FSH + HCG 治疗。子宫肌瘤合并月经过多、痛经者可适当选择他莫昔芬、米非司酮、达那唑等抗孕、雄激素治疗。

对药物治疗无效、要求生育、明显影响到黏膜的完整性及功能（如黏膜下肌瘤）或有变性、生长加速、局部不适时应首选肌瘤挖除术。术中尽可能完整挖除所有肌瘤，但注意尽量不要涉及子宫内膜。术后抗孕激素、抗雄激素治疗 3 个月以上。并常规避孕 2 年，以避免过早妊娠导致子宫破裂。但西欧临床学者认为，妊娠是愈合子宫切口的最佳方法，因而常规建议患者避孕 6 个月左右。

（3）宫腔粘连性不孕：宫腔镜检查是诊治宫腔粘连的最佳方法，术中可在明视下完全分离粘连。无条件者可行子宫输卵管造影或做子宫探针探查及探针子宫粘连分解，但手术不易彻底。术毕放置宫内节育器，同时给予雌或孕激素促进子宫内膜生长 3 个月，防止再次粘连。

（4）宫颈性不孕：治疗方法应综合子宫畸形情况而定。宫颈炎症如宫颈糜烂、肥大可引起宫颈黏液的质、量异常及局部免疫功能失调而影响精子的通过，造成不孕。在排除癌变、养成良好的卫生习惯基础上，应给予局部抗感染治疗。鉴于物理治疗可引起局部瘢痕及宫颈黏液分泌障碍，只在必要时考虑物理治疗，如射频、激光、微波、冷冻、电烫等治疗。

另外，全身内分泌失调，局部宫颈瘢痕（手术、分娩创伤、物理治疗后）亦可导致宫颈黏液质、量下降而致不孕，为此应针对病因进行治疗，必要时行宫腔内人工授精。

4）阴道炎：严重的阴道炎应做细菌培养及药敏试验，根据结果及时、彻底地治疗。

5）子宫内膜异位症：可致盆腔粘连、输卵管扭曲、输卵管阻塞及免疫性不孕，应尽早保守治疗，必要时可行腹腔镜检查，术中同时清除异位病灶，松解粘连。

6）生殖系统结核：行抗结核治疗，并检查是否合并其他系统结核。用药期间应严格避孕。

2. 诱发排卵

对无排卵者，可采用药物诱发排卵。

1）氯米芬：适用于体内有一定雌激素水平的患者，目前是诱发排卵的首选药物。

用法为月经第 3~5 天起，每天 50~100 mg，连续 5 天，3 个周期为 1 个疗程。该药虽然有较高的排卵率，但具有抗雌激素作用，影响子宫内膜的容受性，使宫颈黏液变稠不利精子的通过，受孕率仅 30% 左右。由于氯米芬常引起用药周期黄体功能不全，可在黄体期适当补充孕酮制剂和 HCG。在排卵前期，可补充小量雌激素以改善宫颈黏液情况。

2）HCG：由于组成 HCG 的两条链与 LH 相同，HCG 具有 LH 的类似作用。排卵前一次大剂量（2 000~10 000 U）肌内注射，用于促排卵。黄体中期 1 000~2 000 U HCG 用于维持黄体功能。

3）HMG：起一种替代性治疗作用，适用于缺乏促性腺激素，而靶器官—性腺反应正常的患者。目前临床亦用于其他类型的患者。每支 HMG 含 FSH 及 LH 各 75 U，能促进卵泡发育成熟。从月经周期第 6 天开始，每天肌内注射 1 支 HMG，共 7 天。用药期间密切观察宫颈黏液、测定雌激素水平及用 B 超监测卵泡发育，一旦卵泡成熟即停用 HMG，停药后 24~36 小时加用 HCG 5 000~10 000 U 一次肌内注射，促进排卵及黄体形成。

4）雌激素：主要是抑制排卵，调节下丘脑—垂体功能。小剂量雌激素周期疗法对雌激素水平低下的患者可采用之。从月经周期第 6 天开始，每晚口服己烯雌酚 0.125~0.25 mg，共 20 天，连用 3~6 个周期。

短期大量雌激素冲击疗法可使 LH 分泌增多而诱发排卵，适用于体内有一定雄激素水平的妇女。于月经周期第 8~11 天口服己烯雌酚 20 mg，在 24 小时内分次服完；或用苯甲酸雌醇 10 mg 肌内注射，连用 3 个周期。

5）促黄体素释放激素（LHRH）脉冲疗法：适用于下丘脑性无排卵。采用微泵脉冲式静脉注射（排卵率为 91.4%，妊娠率为 85.8%）；大剂量为每脉冲 10~20 μg（排卵率为 93.8%，妊娠率为 40.6%）。用药 17~20 天。

6）溴隐亭：主要药理作用是抑制垂体分泌催乳激素，属多巴胺受体激动药。适用于高催乳血症而无排卵患者，以及垂体微腺瘤患者；常用剂量为每天 2.5 mg，副反应严重者可减少剂量至每天 1.25 mg，每天 2 次服用，连续 3~4 周，直至催乳素下降至正常水平。排卵功能多能在催乳素水平正常后自然恢复。排卵率为 75%~80%，妊娠率为 60% 左右。

3. 促进和补充黄体分泌功能

于月经周期第 20 天开始每天肌内注射孕酮 10~20 mg，共 5 天。可促进或补充黄体分泌功能。

4. 改善宫颈黏液

炔雌醇 0.005 mg，自月经周期的第 1~12 天，每天 1 次口服。可改善宫颈黏液，利于精子通过。适于性交后试验证实宫颈黏液不适精子通过时的患者。

5. 免疫性不孕的治疗

1）避孕套疗法：如因免疫因素引起不孕者，应用避孕套半年或以上，暂避免精子与女方生殖器接触，以减少女方体内的抗精子抗体浓度。在女方血清内精子抗体效价降低或消失时于排卵期不再用避孕套，使在未形成抗体前达到受孕目的。此法约 1/3 可获得妊娠。

2）皮质类固醇疗法：皮质类固醇有抗炎及免疫抑制作用，临床亦可用于治疗免疫失调病。男女都可用以对抗精子抗原，抑制免疫反应。可在排卵前2周用泼尼松5 mg，3次/天，亦有用ACTH者。

3）子宫内人工授精：对宫颈黏液中存在抗精子抗体者，可从男方精子中分离出高活力的精子，进行宫内人工授精。

6. 反复早期流产的治疗

早期反复流产确诊后，应尽可能寻找病因，对因治疗。

1）子宫、宫颈的畸形，子宫肌瘤挖除后，宫腔粘连：进行整形、子宫肌瘤挖除、宫腔粘连分解术，对宫颈功能不全者行宫颈环扎术。

2）黄体功能不全：进行促排卵治疗，避免单用氯米芬促排卵，尽可能使用氯米芬＋HMG/FSH＋HCG或HMG/FSH＋HCG，以保证正常卵泡的形成。排卵后即给予HCG或黄体酮支持黄体。

3）遗传因素：进行遗传咨询，根据风险复发概率，结合夫妇双方的意愿决定是否妊娠。有条件时进行供精人工授精（AID）或供卵。妊娠期应选择做绒毛活检、羊水穿刺等对胎儿进行遗传诊断。

7. 辅助生育技术

辅助生育技术从广义上包括人工授精和IVF－ET及其衍生技术两大部分。

1）人工授精：人工授精分为夫精人工授精（AIH）和AID。AIH用于丈夫患性功能障碍或女方阴道狭窄等原因致性交困难者；AID用于丈夫患无精症，或精液异常影响生育及患遗传病者。在排卵期前后，将新鲜的或冷冻的精液注入阴道穹隆、宫颈管内及宫颈周围，术后卧床20分钟，每个周期授精1~3次。

2）IVF－ET：也称"试管婴儿"，是指从女性卵巢内取出成熟的卵子，和精子在体外受精发育，再移植至母体子宫内发育成胎儿的方法。主要指征为：输卵管疾患引起的不孕，如输卵管阻塞或切除，或输卵管周围粘连、子宫内膜异位等而丧失正常功能；免疫因素和病因不明的不孕；少精症引起的不孕。男性生育所需精子数目至少为20×10^9/L，而体外受精为50×10^6/L。

3）GIFT：GIFT是指将卵子和处理过的精子放入输卵管壶腹部受精的方法。其条件是患者至少有一侧输卵管是通畅的，适应于不明原因的不孕；各种精液缺陷所致的不孕；IVF－ET失败者；只有一侧输卵管及对侧输卵管。

4）赠卵、赠胚：极个别情况因卵巢早衰、遗传性疾病、染色体异常，可赠卵、赠胚。对此受者及供精者均需履行手续，坚持优生优育原则，在法律允许情况下严肃进行。一般受者自己寻找来源。

（时秀芳）

第八章　新生儿疾病

第一节　新生儿呼吸窘迫综合征

新生儿呼吸窘迫综合征（RDS）又名新生儿肺透明膜病（HMD），多见于早产儿，主要由于肺发育不成熟，产生或释放表面活性物质不足，引起广泛肺泡萎陷和肺顺应性降低而发病，胎龄愈小，发病率愈高。

一、病因和发病机制

其病因目前认为未成熟儿的肺泡缺少表面活性物质是比较重要的一个致病因素。表面活性物质具有降低肺表面张力、保持呼气时肺泡张开的作用。肺表面活性物质缺乏时，肺泡表面张力增加，肺泡半径缩小，吸气时必须增加压力，因而造成呼吸困难。由于增加压力亦不能使肺泡维持原有直径，遂使肺泡逐渐萎陷、通气降低、通气与灌注血流比失调，造成低氧血症和二氧化碳蓄积。严重的低氧血症和酸中毒使肺血管收缩又致肺灌注不足。肺萎陷和肺血管收缩所致的肺动脉高压又导致动脉导管和卵圆孔的右向左分流，加重了低氧程度。而低氧血症、酸中毒和肺灌注不足等又抑制表面活性物质的合成及分泌，使病情进一步加重，导致肺组织缺氧、毛细血管通透性增高、细胞外液漏出、纤维蛋白沉着于肺泡表面形成透明膜，严重妨碍气体交换。此外，早产儿呼吸单位小、胸壁薄弱，不利于产生足够的胸内负压，都是发生肺不张、肺萎陷的内在条件。窒息、母亲患糖尿病、剖宫产、肺发育不良、血容量过高、红细胞过多、DIC、有肺水肿倾向等可能与本病发生有关。

二、病理

可见肺不张、肺水肿、肺血管淤血和出血；肺泡上皮坏死程度随病程而加重。透明膜形成初起为斑片状，后转为弥散。36 小时后肺泡上皮开始恢复，透明膜被巨噬细胞和纤维蛋白溶解、清除。在恢复过程中，肺泡表面开始出现表面活性物质，并逐渐增加。

三、临床表现

1）出生时呼吸、心跳多正常，哭声尚好，但在生后数小时内出现呼吸困难和青紫，伴呼气性呻吟，并进行性加剧。

2）有鼻翼扇动，吸气三凹征，可出现呼吸暂停，面色青灰或苍白，最后进入衰竭。

3）两肺呼吸音低，可听到细小水泡音，因心肌缺氧而心音低钝、脉速无力，肝脏进行性增大，出现心功能不全的症状和体征。

四、治疗

本病是可逆的，若能度过 72 小时，新生儿自身能产生相当量的肺泡表面活性物质，则病情渐趋缓解。关键在于早期诊断、细心护理、采取紧急综合措施，使患儿度过危险阶段。

（一）一般治疗

维持适中温度，保持腹部皮肤温度在 36.5℃，多需在远红外辐射保暖台上保温。注意维持营养及水、电解质平衡，一般在氧需要浓度超过 40% 时不经口喂养，静脉注射 10% 葡萄糖液每天 60~80 ml/kg，注意避免液体量过多引起肺水肿。光疗者每天需增加 20 ml/kg 液体量。生后第 2 天起每天钠需要量为 2~3 mmol/kg，钾为 2 mmol/kg。纠正酸中毒可按 pH 值或碱剩余（BE）值计算碱性液用量，pH 值 >7.25，不需纠酸。无条件测血气时，可先给予 5% 碳酸氢钠溶液 3~5 ml/kg，以后酌情补充。避免给钠过多或速度过快而引起高钠血症及颅内出血。

（二）供氧

轻症可用面罩或鼻导管给氧，吸入氧要温化到 36℃ 左右。若经上述给氧效果不好，吸入 60% 浓度的氧后，动脉血氧分压（PaO_2）仍低于 50 mmHg 时，应用气管插管行持续气道正压通气（CPAP）。其氧流量及浓度根据临床表现和血氧结果进行调整，其压力不宜过高，以防止肺泡破裂而致气胸或纵隔气肿。停用时宜逐渐降压和减低氧浓度。若应用 CPAP 效果仍不好，且无自主呼吸或频发呼吸暂停时，则应及时应用呼吸机进行间歇正压通气（IPPV），使吸入氧浓度为 60%~80%，最高吸气压力不超过 30 cmH_2O*，呼气末压在 5~8 cmH_2O，平均气道压 <10 cmH_2O。呼吸频率 25~30 次/分，吸气与呼气时间之比为 1:1，然后根据血气分析和临床表现进行调节。

（三）表面活性物质替代疗法

20 世纪 80 年代初国外首次用表面活性物质替代疗法治疗 RDS，取得成功，近年来国内已开始应用于临床。表面活性物质制剂有 4 种：①天然型表面活性物质，从人类羊水中取得，为同种蛋白，但羊水来源少，不易大量生产；②从牛或猪肺中提取，但存在异种蛋白问题；③人工合成制剂，采用人工合成的二棕榈酰磷脂酰胆碱（DDPC）和磷脂酰甘油（PG）按 7:3 配方，但疗效不理想；④混合制剂，即人工合成制剂中加入少量天然制剂可提高疗效。

用替代疗法时，需同时用人工呼吸机，氧浓度 40%，气道平均压 >7 cmH_2O，混合制剂的剂量每次 50~200 mg/kg，将制剂溶于生理盐水中（浓度含表面活性物质为 30 mg/ml），加温到 37℃，分 3~5 份，从气管插管中分次滴入。为使药液在各肺叶均匀分布，需改变体位（左右侧卧位正面）分批滴入。每次滴入后用 100% 氧浓度，简易手控加压复苏器加压给氧使药物渗入肺泡内，然后调节呼吸机压力比原设定的吸气压高 4 cmH_2O，呼吸频率每分钟 60 次，吸/呼 = 1:1，使患儿 PaO_2 上升到 80 mmHg 再行注药。全部操作 5 分钟左右结束，然后呼吸机参数恢复到原来状况。RDS 形成的时间是在

---

* 1 cmH_2O = 0.098 kPa。

生后 6 ~ 12 小时，因此应在生后 6 小时尽早使用，一般只用 1 次即可，用后 1 ~ 2 小时呼吸困难减轻，血气分析明显改善，X 线改变好转。可逐步调低各项呼吸机的参数，先降低氧流量，然后减少呼吸频率，最后减低吸气压。若吸入氧浓度 <40%，气道平均压 <7cmH$_2$O，不能维持 PaO$_2$，胸部 X 线未见好转时，追加 1 次给药，剂量与方法同第一次。

（四）抗生素的应用

由于 RDS 不易于 B 族溶血性链球菌感染性肺炎相鉴别，在用机械通气时，可用青霉素或其他广谱抗生素。

（五）对症治疗

1. 纠正酸中毒及电解质紊乱

呼吸性酸中毒只能用改善氧气交换来纠正；代谢性酸中毒可用 5% 碳酸氢钠溶液治疗，剂量可按酸中毒程度及 BE 结果而定，应补充的 NaHCO$_3$（mmol）= BE × 体重（kg）×0.3；或按每次 3 ~ 5 ml/kg 计算，每天剂量不宜超过 6 ~ 8 mmol/kg，并应在稀释成等张溶液后静脉滴入。

2. 控制心力衰竭

用洋地黄快速制剂，如毒毛花苷 K 每次 0.01 mg/kg，或毛花苷 C 每次 0.015 mg/kg，缓慢静脉注射。动脉导管重新开放者可试用吲哚美辛每次 0.02 mg/kg，共用 3 次，每剂间隔 12 小时；小于 2 天者后 2 剂的剂量减半。

3. 其他

严重缺氧出现抽搐时，用 20% 甘露醇每次 5 ml/kg，静脉注射。呼吸衰竭时，及时用洛贝林或尼可刹米。烦躁和抽搐者用地西泮每次 0.2 ~ 0.3 mg/kg，静脉注射；或苯巴比妥每次 5 ~ 7 mg/kg，肌内注射。改善细胞内呼吸可加用细胞色素 C、ATP、辅酶 A 及维生素 B$_6$ 等。维生素 E 能减少活性氧的生成，活性氧通过脂质过氧化物来损伤机体，维生素 E 有终止过氧化反应的作用，故有治疗作用。

（孙衍鹏）

第二节　新生儿败血症

新生儿败血症是指细菌侵入血液循环并在其中生长繁殖、产生毒素所造成的全身性感染。是新生儿、早产儿、极低出生体重儿常见的疾病，也是重要的死因之一。

一、病因和发病机制

（一）病原菌

致病菌随不同地区和年代不断发生变化。我国以葡萄球菌最多见，其次为大肠杆菌等革兰阴性杆菌。近年来随着新生儿重症监护病房（NICU）的建立，由于静脉、气管插管等支持治疗技术的发展和广谱抗生素的普遍使用，以及极低出生体重儿存活率的提高等因素，使机会致病菌（表皮葡萄球菌、铜绿假单胞菌、克雷伯菌、肠杆菌、枸橼酸杆菌、不动杆菌、变形杆菌、沙雷菌、微球菌、D组链球菌）、厌氧菌（类杆菌群、产气荚膜梭菌）和耐药菌株感染有增加趋势，空肠弯曲菌、幽门螺杆菌等亦成为败血症的新致病菌。20世纪70年代以后，B组链球菌在美国和欧洲成为新生儿败血症和脑膜炎的主要病原菌，但在我国极少见，可能与中国孕妇产道B组链球菌定植率低有关。应当指出，当某一种病原菌占优势，另一种致病菌并不消失，同时应该注意局部地区的经验并不代表该国的情况和另一些国家的情况。例如，北美B族β溶血性链球菌成为新生儿败血症的优势致病菌，而在埃塞俄比亚则较少见。

（二）感染途径

感染途径可分为宫内感染、出生时感染、出生后感染三种，其中以出生后感染为最多见。①宫内感染：母亲有感染病灶，通过血行播散感染胎儿；或羊膜早破超过24小时，羊水污染后感染胎儿。②出生时感染：分娩过程中，婴儿吸入或吞下污染的羊水后感染；或因医护人员在助产过程中消毒不严所致。③出生后感染：多数由脐部、皮肤或呼吸道感染发展而致，此外亦可由消化道或泌尿道感染引起。

（三）免疫功能缺陷

1. 非特异性免疫功能缺陷

1）淋巴及网状内皮系统局限能力差，清除力弱。白细胞吞噬过程中调理、趋化及吞噬作用均较差，储备也不足。

2）屏障功能弱：皮肤角化层和真皮层都很薄，胶原纤维既排列疏松又易受损，使表面完整性受到破坏，为病原菌入侵提供方便之路；呼吸道、消化道表面的黏膜不仅其通透性高而且其防卫结构如纤毛、腺体细胞的功能不全，病原菌容易通过黏膜屏障到达血液循环；胃酸少，杀菌力弱，溶菌酶含量不足。

3）补体的功能：新生儿血清内各种补体的成分为成人的50%～60%，早产儿更低。血清C3、C5含量仅及成人的一半。脐血中总补体平均浓度仅为900 mg/L，是母亲补体水平的1/2，因而特别容易患细菌感染。

2. 特异性免疫功能缺陷

1）细胞免疫功能发育尚未完善：新生儿T细胞对特异抗原反应较成人差。由于正常胎儿在宫内缺乏接触各种病原微生物的抗原物质，生后5～10天未致敏的T细胞不能充分发挥特异的细胞免疫作用，而且反应速度缓慢，产生各种淋巴因子和IFN的量不足，因此致敏T细胞对病原体的直接杀伤能力亦不如成人。

2）体液免疫不足：

（1）IgM：IgM分子量大，不能通过胎盘传给胎儿，胎儿末期才开始形成IgM。正常脐血IgM含量是成人的1/10，1岁时只有成人的75%，而IgM是某些革兰阴性菌的主要抗体，对保护新生儿防止革兰阴性菌透过肠黏膜有一定作用。因此新生儿易患大肠杆菌败血症。

（2）IgA：IgA是黏膜局部抗感染免疫的主要因素。新生儿血清中IgA水平仅及成人的3%，生后3周可合成IgA，但速度较慢，2周岁才接近成人的75%，因而新生儿易患呼吸道及胃肠道疾病。

（3）IgG：生前几周合成 IgG 并从母体获得，但生后由母体所得 IgG 逐渐消耗，且总血容量有所增加，故 IgG 在出生头几个月下降。

二、临床表现

母亲在分娩前后有感染、胎膜早破超过 12 小时、产程延长或生产过程中消毒不彻底、断脐消毒不严格、皮肤黏膜有损伤、脐部感染及脐静脉或脐动脉插管史。早期精神、食欲不好，发热或体温不升，严重者不吃、不哭、不动。继而面色灰、精神萎靡、嗜睡、黄疸、肝脾肿大、皮肤有淤点或淤斑，严重者出现休克、DIC、中毒性肠麻痹、呼吸不规则，甚至惊厥、昏迷。

三、治疗

（一）一般治疗

注意保温，纠正缺氧。供给足够的热量和水分，维持水与电解质平衡，口服量不足时，予 10% 葡萄糖液或 1:4 含钠液（生理盐水:5% 葡萄糖溶液）每天 50～60 ml/kg，静脉滴注。病情严重者可予少量多次输血浆或新鲜全血。

（二）控制感染

在病原菌未明确前选用球菌、杆菌兼顾的抗生素联合给药、经静脉给药，疗程 2～3 周，脓毒败血症则需 4～6 周。一般先用两种抗生素，明确病原菌后根据药敏试验调整用药。

1）病情危重而病原菌不明时可用头孢他啶加氯唑西林静脉滴注。

2）病情不严重且病原菌不明时用新青霉素 II 加氨苄西林或阿米卡星静脉滴注。

3）革兰阴性杆菌败血症用氨苄西林加阿米卡星或头孢噻肟。

4）金黄色葡萄球菌败血症用新青霉素 II、氯唑西林、头孢霉素或万古霉素。

5）肺炎链球菌败血症用大剂量青霉素，每天 10 万～20 万 U/kg。或头孢吡肟、头孢噻肟。

6）铜绿假单胞菌败血症用羧苄西林，其用量 ≤7 天每天 200 mg/kg，分 2 次；>7 天者每天 300 mg/kg，分 3 次。

7）厌氧菌败血症时首选甲硝唑，其用量 ≤7 天者每天 15 mg/kg，分 2 次；>7 天者每天 15～30 mg/kg，分 3 次，也可用林可素。

（三）治疗并发症

休克者扩充血容量及使用血管活性药物如多巴胺。高胆红素血症时应进行光疗，肾上腺皮质激素的应用必须在有效足量抗生素的前提下方可应用。

（四）免疫治疗

1. 免疫球蛋白治疗

尤其是早产儿，可用大剂量免疫球蛋白 0.5～1 g/kg，静脉滴注。

2. 部分交换输血

主要用于严重感染，白细胞减少或有高胆红素血症，不仅供给抗体、补体、调理素、粒细胞，还可将含毒素或未结合胆红素的血换出来，一般用新鲜肝素化全血（150 ml/kg）。

（孙衍鹏）

第三节　新生儿破伤风

新生儿破伤风是破伤风杆菌由脐部侵入并滋生繁殖引起的急性感染性疾病。破伤风杆菌产生的嗜神经外毒素与神经组织结合，导致以全身骨骼肌强直性痉挛、牙关紧闭为主的临床特征。

一、病因和发病机制

破伤风杆菌为革兰阳性厌氧菌，其芽孢抵抗力强，煮沸 1 小时或高压蒸汽（120℃）10 分钟方可杀灭，苯酚溶液中需 10~12 小时，含碘消毒剂或环氧乙烷亦可杀灭，而普通消毒剂则无效。破伤风杆菌广泛存在于土壤、尘埃和粪便中，在耕地中较多。用被破伤风杆菌污染的剪刀、线绳、纱布进行断脐、结扎和包扎脐残端时，破伤风杆菌即进入脐部，包扎造成的缺氧环境更有利于破伤风杆菌的繁殖。破伤风杆菌所产生的外毒素有痉挛毒素和溶血毒素两种，主要是前者对中枢神经组织有较大的亲和力，而引起肌肉痉挛，但其传导途径与作用点并未十分清楚。一种认为是神经传导，破伤风痉挛毒素由神经末梢运动终板吸收，沿着运动神经的淋巴间隙或神经轴上行，到脊髓前角运动细胞，可出现临床症状。以后在脊髓中扩散到对侧前角，从而累及整个中枢神经系统。有人则认为，毒素是通过血液、淋巴途径，附着于血浆蛋白上，到达全身，作用脊髓前角细胞和神经末梢的运动终板，引起临床症状。此外还有人认为是毒素作用于横纹肌的神经感受器所引起的反射性冲动传到中枢神经系统所致。总之，破伤风的发病机制是破伤风的痉挛毒素作用于中枢神经的结果。

二、临床表现

1）潜伏期 4~14 天，以生后 5~8 天发病最多，潜伏期越短，病情越重。

2）起始症状为牙关紧闭、哺乳时不易塞进乳头，随后面肌紧张、口角向下呈苦笑面容，不久就四肢抽动或呈强直性痉挛，轻微刺激（声、光、接触）即能引起痉挛发作。

3）重者可因呼吸肌和喉肌痉挛而发生呼吸困难。

4）痉挛发作愈频繁、持续时间愈长，则病情愈严重、病死率愈高。

5）发热可有可无。

三、治疗

原则是保证营养，控制痉挛，预防感染。

（一）保证营养减少刺激

病初应暂时禁食，以免误吸，以静脉输液供给营养，痉挛减轻后，用胃管喂养，给充足的营养和热量。减少刺激，治疗要集中，操作要轻快，病室需安静、避光。

（二）控制痉挛

应选用对呼吸中枢抑制作用较小的药物。宜两种以上药物交替使用，以增强止痉效果减少不良反应，剂量及用药间隔以恰能控制痉挛发作又不影响呼吸为度。给药途径以静脉或鼻饲为宜，尽量避免肌内注射，以减少刺激。可选用氯丙嗪和异丙嗪各 0.5 ~ 1 mg/kg，静脉滴注或肌内注射，每 4 ~ 8 小时 1 次；地西泮 0.1 ~ 0.3 mg/kg，静脉滴注或肌内注射，每 4 ~ 8 小时 1 次；苯巴比妥 5 ~ 8 mg/kg，肌内注射，每 4 ~ 8 小时 1 次；10% 水合氯醛 0.5 ml/kg，口服或保留灌肠。上述药物的应用以安静或小刺激时不抽为宜，长期大剂量用药的婴儿可能从痉挛状态转为松弛苍白状态。应予注意。

（三）抗毒素

应早用，一般第 1 天用破伤风抗毒素（TAT）血清 2 万 U 加入葡萄糖液中静脉滴注或肌内注射，次日重复半量，病情重或治疗晚者，可适当加大剂量。脐部周围皮下注射 3 000 ~ 5 000 U。用药前先做皮肤敏感试验。亦可使用破伤风免疫球蛋白（TIG）500 ~ 3 000 U 肌内注射。

（四）抗生素

目的在于阻止脐部的需氧杂菌滋生和破伤风杆菌繁殖，还能防治肺炎、败血症等细菌感染并发症。常用青霉素每天剂量为20 万 ~ 30 万 U/kg，分次静脉滴注，连用 10 天。甲硝唑能杀灭体内的破伤风杆菌，消除破伤风外毒素的来源，每天剂量为 50 mg/kg，分为 3 ~ 4 次口服，重者可用 7.5 mg/kg 静脉滴注。有合并症时应加用广谱抗生素，并延长青霉素的用药时间。

（五）气管切开

用于病情严重者如潜伏期在生后 4 天内，反复抽搐、喉痉挛、窒息且咳嗽及吞咽反射消失，或支气管内分泌物阻塞等时，应尽早行气管切开术，但必须在控制痉挛后才可施行手术。

（六）脐部处理

用3% 过氧化氢液或 1:4 000 高锰酸钾液清洗脐部，再涂以 2.5% 碘酊，再用 75% 乙醇脱碘，每天 1 次，直到创面愈合。

（七）其他

缺氧时吸氧。有呼吸衰竭表现用东莨菪碱每次 0.03 ~ 0.05 mg/kg，间隔 10 ~ 30 分钟重复使用，病情好转后延长使用时间。必要时气管插管使用人工呼吸器。有脑水肿时应用呋塞米或甘露醇等脱水剂。水肿、少尿者应限制液体量。

（孙衍鹏）

第四节　新生儿寒冷损伤综合征

新生儿寒冷损伤综合征简称新生儿冷伤，亦称新生儿硬肿症。是由于寒冷和（或）多种疾病所致，主要表现为低体温和皮肤硬肿，重症可发生多器官功能损害。早产儿多见。

一、病因和发病机制

发病机制可能与寒冷、早产、感染、缺氧等有关。

1）新生儿体温调节中枢发育不成熟、体表面积相对较大、皮下脂肪少、皮肤嫩薄等，导致新生儿易于散热，体温易偏低。新生儿皮下脂肪组织中饱和脂肪酸成分多，熔点高，体温低时易凝固。局部血液循环不良导致毛细血管通透性增高，而致皮下水肿。

2）棕色脂肪含量少，新生儿在寒冷时主要靠棕色脂肪产热，如果由于寒冷时棕色脂肪消耗过多，则不能保持正常体温。而早产儿棕色脂肪含量更少，更易发病。在感染、窒息、缺氧时，不但增加了热量的消耗，并且使棕色脂肪产热受到抑制，致低体温而发生硬肿。

3）新生儿血液中红细胞多，血红蛋白高，血液黏稠，而低体温、缺氧、酸中毒使血流更缓慢。血流缓慢、组织灌注不良及缺氧是肾衰竭并发 DIC 及肺出血的病理基础。

二、临床表现

本病多发生在寒冷季节，以早产儿及出生 1 周内的新生儿多见。初期表现为体温降低、反应差、哭声弱、吮乳差或拒乳等，病情加重时即发生硬肿和多器官功能损伤。

（一）低体温

体温常降至 35℃ 以下，重症常 < 30℃，早期腋、肛温差为正值，病程长和重症者为负值，表示能量贮备耗竭。夏季由于重症感染致病者多无低体温，仅见皮肤僵硬，且无水肿，其发病机制可能为周围循环衰竭所致。

（二）硬肿

多发生在全身皮下脂肪积聚部位，皮肤紧贴皮下组织，不能移动，其特点为硬、亮、冷、肿、色暗红，压之轻度凹陷。硬肿发生顺序是：小腿→大腿外侧→整个下肢→臀部→面颊→上肢→全身。严重硬肿可使肢体僵硬，面部、胸腹硬肿可致呼吸困难、不哭及吮吸困难。硬肿范围计算，头颈部 20%，双上肢 18%，前胸及腹部 14%，背及腰骶部 14%，臀部 8%，双下肢 26%。

（三）多器官功能受损

早期常有心音低钝、心率变慢、微循环障碍表现。严重时可导致休克、心力衰竭、DIC、肺出血、急性肾衰竭等多器官功能衰竭。常合并肺炎、败血症。

根据临床表现，病情可分为轻、中、重度，见表8-1。

表8-1 硬肿症病情诊断分度

评分	体温/℃		硬肿范围/%	器官功能改变
	肛温	腋肛温差		
0	≥35	负值	<30	无、轻度功能低下
1	<35	0或正值	30~50	器官功能损害
4	<35或30	正值或负值	>50	功能衰竭

①总分为0者为轻度，1~3分为中度，4分以上为重度。②体温检测，肛温在直肠内距肛门约3 cm处测，持续4分钟以上；腋温将上臂贴紧胸部测8~10分钟。腋肛温差正值说明产热良好，负值提示产热衰竭。③器官功能低下包括不哭、不吃、反应低下。功能损害表现有心率缓慢、心电图异常、血生化异常等。器官功能衰竭指休克，心、肾衰竭，DIC，肺出血等。

三、治疗

本病治疗原则包括正确复温，合理供应热量和液体，积极去除病因，早期纠正脏器功能紊乱和加强监护。

（一）一般治疗

患儿居室宜温暖，耐心喂养，供给充分热量，使身体产热而复温。

（二）复温

正确的复温措施是治疗成功的关键。一般采用慢复温法，即将患儿置于室温在25~26℃的室内，并以预热的衣被包裹，或应用热水袋（必须严密注意勿使烫伤）、电热毯等，在条件差的边远地区，可置婴儿与父母怀中取暖。上述措施适用于轻度低体温（34~35℃）患儿，可在12~24小时使其体温恢复至正常。

（三）供给足够热量

硬肿症在做好生命体征监护的同时，必须补足能量，保证热量来源，从209.2 kJ/(kg·d)开始，随体温上升增至418.4 kJ/(kg·d)。在消化功能未恢复时，早期喂乳要防腹胀、呕吐，可先用静脉高营养，待消化功能正常后再喂奶。

（四）控制感染

硬肿症常同时伴有感染，须注意隔离，适当选用抗生素。一般用青霉素或氨苄西林，如合并肺炎或败血症者可加用其他广谱抗生素。

（五）肾上腺皮质激素的应用

其能促进机体代谢，促进糖原异生和分解以增加热量，增强耐寒力。轻症者可口服泼尼松每天1~2 mg/kg，分3~4次；重症者以氢化可的松每天5~10 mg/kg静脉滴注，连用3~5天。

（六）纠正器官功能紊乱

1. 循环障碍

有休克或循环障碍者及时扩容、纠酸。扩容先用2∶1液15~20 ml/kg（明显酸中毒者用 1.4% 碳酸氢钠溶液等量代替）在 1 小时内静脉滴入，继用 1/3 或 1/4 张液，每天 70 ~ 90 ml/kg。纠正酸中毒，以 5% 碳酸氢钠溶液 2 ~ 3 ml/kg，或以血气 BE 值公式计算：补充碳酸氢钠的毫摩尔（mmol）数 = BE × 体重（kg）× 0.3。先给 1/2 量，稀释成等张液后滴注，必要时余量 4 ~ 6 小时给予。血管活性药：早期伴心率低者首选多巴胺，每分钟 5 ~ 10 μg/kg 静脉滴注；或用酚妥拉明，每次 0.3 ~ 0.5 mg/kg，每 4 小时 1 次；或山莨菪碱，每次 0.5 ~ 1 mg/kg，15 ~ 20 分钟 1 次，可连用 2 ~ 4 次。

2. DIC 的治疗

重症硬肿常伴有 DIC 是硬肿症死亡的重要原因，抓紧高凝期治疗是关键。

肝素应慎用，掌握好指征：①出现重度微循环障碍；②肛温 ≤ 34℃，收缩压 ≤ 40 mmHg；③红细胞变形及红细胞碎片；④出血倾向，血小板 ≤ 6 × 10^9/L（6 万/ mm^3），纤维蛋白原 ≤ 1.5 g/L，纤维蛋白裂解产物 ≥ 10 μg/ml。亦有主张血小板 ≤ 10 × 10^9/L 时，DIC 高凝阶段及早应用肝素，常用量首次 0.5 ~ 1 mg/kg，以后 6 ~ 8 小时 1 次，每次 0.5 mg/kg，随病情好转延长时间和减少用量，直至凝血恢复正常逐渐停止。为补充凝血因子可少量输鲜血或血浆。

双嘧达莫有抑制血小板凝集、降低血黏度作用，常用量 1 ~ 2 mg/(kg·d)，加入葡萄糖液中静脉滴注，注意不与其他药物混合，以免发生沉淀。

3. 急性肾衰竭

严格限制液量，尿少或无尿给呋塞米每次 1 ~ 2 mg/kg。无效时加用多巴胺或氨茶碱静脉滴注。有高钾血症时给胰岛素加葡萄糖静脉输注（每 4 g 葡萄糖加 1 U 胰岛素），同时控制钾的摄入。低钙血症时，补充葡萄糖酸钙。

4. 肺出血

早期行气管内插管，进行正压呼吸（CPAP 或 IPPV）治疗，平均气道压 10.75 ~ 12.75 cmH_2O。2 ~ 3 天病情好转，减低呼吸器参数并撤离。同时要积极治疗引起肺出血的原因。

5. 其他

有出血倾向或已出血者选用维生素 K_1、酚磺乙胺；有缺氧表现给予氧疗；维生素 E 除有抗氧化作用外，还影响红细胞膜结合功能，促进组织呼吸和氧化磷酸化过程，维生素 E 每次 5 mg，每天 3 次口服。维生素 C 100 ~ 200 mg/kg 加入能量合剂中静脉滴注。

（孙衍鹏）

第五节　新生儿缺氧缺血性脑病

新生儿缺氧缺血性脑病（HIE）是由于各种围生期因素引起的脑缺氧和（或）缺血而形成的新生儿时期最常见的脑损伤，主要表现为意识状态及肌张力变化。根据病情变化可分为轻、中、重度。轻、中度表现为兴奋或迟钝，肌张力正常或减低。重度可有昏迷、肌张力松软、惊厥频繁等。多伴有严重的后遗症如脑性瘫痪、癫痫、学习困难、共济失调等。

一、病因和发病机制

围生期窒息主要发生在产前和产时，少数发生在产后。母亲患病（严重的心肺疾病、妊娠中毒症、严重贫血、大出血和休克等）、胎盘和脐带的异常、滞产、急产、胎位异常等均可引起胎儿或新生儿的血氧降低。此外反复呼吸暂停、RDS、胎粪吸入、重度心力衰竭也可导致新生儿窒息。

持续缺氧使脑神经细胞代谢障碍、脑毛细血管上皮细胞钠泵失调、血管通透性增加，可导致脑水肿，脑组织坏死及颅内出血。

窒息对新生儿的影响在缺血再灌注后也非常重要，会加重脑细胞损伤。例如产生的氧自由基可致细胞膜裂解，破坏血脑屏障，形成脑水肿。另外钙泵失灵、大量钙离子内流出现细胞膜再次损伤及能量耗竭，造成脑组织结构破坏，加重脑损害。

二、临床表现

1）出生时或出生后出现神经系统症状如意识障碍、肌张力减低或惊厥。重症患儿可出现呼吸衰竭。

2）除外有严重的先天畸形。

3）临床可出现嗜睡、易激惹、反应差、昏迷、肌张力低下，常伴有惊厥、呼吸不规则、发绀等。

三、治疗

关键是预防窒息，产程中加强胎儿监护，发现宫内窘迫时须及时给氧及静脉注射葡萄糖等药物，必要时尽快结束分娩。生后窒息婴儿要及时复苏。其原则是消除低氧及减轻组织缺血。要特别注意缺氧引起多脏器的损伤，尤其是心、肾功能的保护。

（一）加强监护

除临床检查，尤其是神经系统变化的评估外，应监测血压及颅内压以了解脑血流变化。计算机断层扫描（CT）和超声波检查可了解脑的结构变化，其他如血 pH 值、血气分析、血糖、血及尿电解质测定、渗透压、尿素氮、肝功能及精确记录液体出入量等，并连续监测各项参数变化，有助于正确估计病情，以便及时对症治疗。

（二）解除脑缺氧

其包括纠正低血容量、解除血管痉挛、纠正代谢性酸中毒及脑水肿等，扩容宜谨慎，估计血容量的简易指标之一是尿量。血压降低时（收缩压低于 50 mmHg）可用多巴胺每分钟 2~5 μg/kg。注意维持血细胞比容在 45%~60%。如 >60%，则要考虑换血。

（三）维持热量和限制液量

一般生后 3 天内液体量应限制在每天 60~80 ml/kg，热量每天 209~293 kJ/kg，必要时静脉高营养，以供应脑细胞能量，血糖维持在 2.52~5.04 mmol/L 为宜。

（四）抗惊厥

1. 苯妥英钠

负荷量每次 10～20 mg/kg，静脉注射，速度不小于 5～15 分钟，2 小时后可给维持量，每天 5～8 mg/kg，有效血浓度 5～15 μg/ml。

2. 苯巴比妥

首次总量 20 mg/kg，静脉注射，第 1 次给 10 mg/kg。如抽搐不止，20 分钟后可重复 1 次。24 小时可开始维持量治疗，每天 5 mg/kg。有效血浓度为 15～30 μg/ml。

3. 地西泮

剂量为 0.1～0.3 mg/kg，直接静脉推注，但速度不少于 3 分钟。用于反复惊厥的患儿。

（五）控制脑水肿

脑水肿是引起脑损伤的主要原因。早期因缺氧使脑细胞毒性水肿及局灶性缺血，在不伴有颅内压增高时，首先要严格限制液体输入量。有明显颅内压增高时，应首选甘露醇，现多提倡小剂量使用。用法：20% 甘露醇每次 0.25～0.5 g/kg，静脉注射，每 4～6 小时 1 次，好转后可延长给药间隔时间，共 3～5 天。每次用后给呋塞米 1 mg/kg 静脉注射，可提高疗效，减轻心脏负担。地塞米松与甘露醇合用降颅内压效果更好，持续时间长，但用药后 12 小时才起作用。用法：地塞米松每次 0.5 mg/kg，每天 2～4 次，用 3～5 天。

（六）保护脑功能

1. 能量合剂

ATP、细胞色素 C 及辅酶 A，能促进脑细胞代谢，有利于脑功能恢复。

2. 胞磷胆碱

用量 100～125 mg 加入 5%～10% 葡萄糖液 20 ml 静脉滴注。中度患儿用 7～10 天，重度患儿用 14～21 天或至临床症状消失。胞磷胆碱可增加脑血流量，改善脑组织代谢，促进大脑功能恢复及改善意识状态。自生后第 2 天开始用，2～3 天发挥作用，1 周末作用最强。

3. 脑活素

剂量 1 ml（足月儿）加入 10% 葡萄糖液中缓慢静脉滴注，每天 1 次，10 天为 1 个疗程。本药为一种蛋白水解物，过敏体质者慎用。

4. 吡拉西坦

改善脑代谢，保护和促进脑皮质的功能恢复。每次 0.1 g，每天 1～2 次。共 3～6 个月。加用维生素 B_1、维生素 B_6 效果更好。

（七）自由基清除剂

缺血再灌注产生的氧自由基损害在本病发病中起重要作用。应尽早给药（生后 6 小时内），剂量宜大，可联合用药。

1. 维生素 C

其能清除细胞内外氧自由基，与维生素 E 有协同作用。剂量每天 200～500 mg/kg 静脉滴注。

2. 维生素 E

其为脂溶性抗氧化剂，能防止脂类过氧化，每天 20～30 mg/kg，口服或肌内注射。

3. 复方丹参注射液

其有清除自由基，膜稳定作用和钙拮抗药作用，每 4 ml 静脉滴注。

4. 糖皮质激素

其能稳定细胞膜，恢复钠泵、钙离子及 ATP 酶功能，常用地塞米松、泼尼松。

5. 苯巴比妥

每天 3～5 mg/kg。

（八）钙拮抗药

脑组织缺氧缺血损伤时，细胞外钙离子通过细胞膜上的钙离子通道内流，高浓度的钙离子使细胞进一步受损伤。应用钙拮抗药能有效地调节细胞内外钙离子浓度，使之保持正常生理功能。

1. 硝苯地平

开始每天 1～2 mg/kg，逐渐减至每天 0.5 mg/kg，分 3 次服用。不良反应有面部潮红、心动过速等。

2. 尼莫地平

其能选择性作用于脑血管平滑肌，对外周血管作用较少，对缺血性脑损伤有保护性作用。剂量为每天 3～5 mg/kg，分 3 次口服。

钙拮抗药，动物实验效果肯定，临床效果有待观察，脑水肿时慎用。

3. 丹参

大剂量应用可降低脑钙离子的聚集。

（九）高压氧治疗

用高压氧舱给氧治疗缺氧缺血性脑病，可取得较好效果。舱温 24～25℃，氧浓度 50%～60%，375 mmHg，加压 1 小时，稳压后每 30 分钟减压 1 次，共 2 小时。每天 1 次，至临床症状及脑水肿消失。有惊厥者，止痉待呼吸、脉搏稳定后入舱，合并颅内出血者待病情稳定 6 小时后入舱。

（十）光量子疗法

光量子疗法是指小剂量血在体外抗凝，经紫外线光量子照射及充氧后再回输体内的方法。20 世纪 90 年代应用于儿科临床。血液经紫外线照射充氧后，红细胞体积增大，血氧分压增高，血红蛋白氧合速度加快，还可增强超氧化物歧化酶（SOD）及谷胱甘肽过氧化物酶（GSH－Px）活力，从而使脂质过氧化物（LPO）浓度下降。分自体血光量子疗法和异体血光量子疗法两种。前者按 3 ml/kg 抽取患儿静脉血加 2.5% 枸橼酸钠抗凝，置于血液辐照仪内，紫外线连续照射 5～10 分钟，同时通入氧气，流量为每分钟 3～5 L，将照射过的血液再快速回输给患儿。隔天 1 次，5 次为 1 个疗程。需要时，间隔 2～4 周可重复 1 次。新生儿采血困难可用成人静脉血即异体血光量子疗法。按每次 5 mg/kg 给予。有出血倾向、血卟啉病等忌用。输光量子血过程中，应密切观察患儿呼吸、脉搏。

（孙衍鹏）

第六节　新生儿黄疸

黄疸为一种重要的临床体征，是由于体内胆红素的增高引起皮肤、黏膜或其他器官黄染的现象。成人血清胆红素 >34 μmol/L 时，巩膜和皮肤可见黄染，新生儿由于毛细血管丰富，胆红素 >85 μmol/L 时才出现皮肤黄染。婴幼儿和成人若出现黄疸是病理表现，而新生儿出现黄疸则分生理性黄疸和病理性黄疸。

一、病因和发病机制

胆红素主要来源于每天约 1% 老化破坏的红细胞。初为间接胆红素（脂溶性）。需吸附于血清白蛋白运至肝脏，在肝细胞中经过酶的作用进行处理后转化成直接胆红素（水溶性），可由肾脏及粪便排出。新生儿时期胆红素代谢方面有以下特点：①胆红素生成较多，新生儿每天生成的胆红素为成人的两倍以上，这是由于新生儿初生时红细胞数相对多；其寿命比成人短 20 ~ 40 天，且破坏快；旁路胆红素来源多和血红素加氧酶在生后 7 天内含量高，产生胆红素的潜力大引起。②肝功能不成熟，肝细胞内 Y、Z 蛋白含量低，对胆红素摄取能力差，5 ~ 15 天达到成人水平；肝细胞内尿苷二磷酸葡萄糖醛酸转移酶（UDPGT）的量及活力不足，形成结合胆红素的功能差。③肠肝循环特殊，新生儿刚出生时肠道内正常菌群尚未建立，不能将进入肠道的胆红素转化为尿胆原和粪胆原。且新生儿肠道内 β 葡萄糖醛酸苷酶活性较高，将肠道内结合胆红素水解成葡萄糖醛酸和未结合胆红素，后者又被肠壁吸收经肝门静脉达肝，加重了肝的负担。因此，新生儿摄取、结合、排泄胆红素的能力仅为成人的 1% ~ 2%，极易出现黄疸。

二、临床表现

（一）生理性黄疸

1. 黄疸出现时间较晚

一般足月儿在生后 2 ~ 3 天，早产儿在生后 3 ~ 4 天。

2. 黄疸持续时间较短

足月儿生后 10 ~ 14 天消退，早产儿可延迟至 3 ~ 4 周完全消退。

3. 黄疸程度较轻

血清总胆红素峰值足月儿 <205 μmol/L，早产儿 <257 μmol/L。

4. 血清胆红素性质

以未结合胆红素为主，结合胆红素 <26 μmol/L。

5. 伴随病症

无伴随病症，一般全身情况好。

6. 其他

预后好，一般不需特殊治疗。

（二）病理性黄疸

1. 黄疸出现时间较早或太晚

一般常于生后 24～36 小时即出现，或于生后 1 周或数周才出现。

2. 黄疸持续时间较长

足月儿常超过 2 周，早产儿常超过 3～4 周，或黄疸退而复现。

3. 黄疸程度较重

足月儿血清总胆红素峰值 >205 μmol/L，早产儿 >257 μmol/L；结合胆红素 >26 μmol/L。

4. 黄疸进展快

血清胆红素每天上升 >86 μmol/L，或呈进行性加重。

5. 伴随病症

均有伴随病症。

6. 其他

预后随原发病而异，多需采用中西医结合治疗。

（三）母乳性黄疸

发生率为 0.5%～2%，多于生后 4～7 天出现黄疸，2～3 周达高峰，血清胆红素可 >342 μmol/L，但尚无胆红素脑病报告。胆红素在停止哺乳 24～72 小时即下降，3 天仍不明显降低者可除外母乳性黄疸。患儿胃纳良好，体重增加，无引起黄疸的其他原因。继续哺乳 1～4 个月，胆红素亦降至正常。确切原因尚未肯定，目前认为是 β 葡萄糖醛酸苷酶含量丰富，活性又高，当新生儿开奶延迟，摄入量不足，肠蠕动减少时，β 葡萄糖醛酸苷酶可分解，结合胆红素还原成未结合胆红素而在肠道回吸收增加，显现黄疸。积极加喂母乳，肠蠕动增加，肠壁再吸收减少，黄疸可望自然消退。

三、治疗

生理性黄疸不需治疗，可自行消退。任何病因所致的新生儿黄疸，尤其是 1 周内的早产儿和有严重缺氧、酸中毒、颅内病变或严重感染患儿，必须尽快治疗，以免发生胆红素脑病。应针对不同病因进行对因治疗，注意保暖并供给足够热量和氧气，退黄治疗可采用中西药物、光疗、换血、手术等方法。中医治疗多以清热化湿、解毒退黄为基本法则，内服汤药配合中药沐浴疗法，临床收效颇佳。具体采用中医疗法还是西医疗法，临证应根据患儿情况而定，使用中西医结合较单用中医或西医疗法的治疗效果为好。

（一）病因治疗

引起新生儿病理性黄疸的原因较多，除针对病因治疗外，对轻度或中度黄疸可仅用中药（口服或静脉注射）；对中度黄疸可酌情加用西药。对中度以上的黄疸，若配合治疗，疗效更好。重度黄疸，尚可静脉注射白蛋白或血浆，必要时可进行换血疗法。

（二）药物治疗

1. 其肾上腺皮质激素

能阻断抗原抗体反应，减少溶血，并有促进细胞酶系统的功能，用泼尼松每天 1 ~ 2 mg/kg 口服，或用地塞米松或氢化可的松口服或静脉滴注。

2. 酶诱导剂

其可诱导肝脏清除胆红素的酶系统，以降低胆红素的浓度。苯巴比妥是最常用的药物，此外，亦可用尼可刹米、苯妥英钠等，此类药物可使肝细胞的微粒体增大，活力提高，其中的葡萄糖醛酸转移酶活性增强，加快胆红素的结合，从而降低胆红素。苯巴比妥尚能增加 γ 蛋白，促进肝细胞对胆红素的提取。剂量为苯巴比妥每天 5 ~ 8 mg/kg，分次口服。

3. 血浆和白蛋白

静脉输注白蛋白，可使血清中游离的未结合胆红素附着于白蛋白上，可减少未结合胆红素与脑细胞结合的机会，对降低胆红素脑病的发生率有一定作用。换血前先注入白蛋白，1 ~ 2 小时后再换血，可换出更多的胆红素。用量为白蛋白每次 1 g/kg，或用血浆 25 ml，每天 1 ~ 2 次。

4. 葡萄糖

可静脉滴注葡萄糖液，以增加葡萄糖醛酸的形成。

5. 其他药物

碳酸氢钠纠正酸中毒。避免应用磺胺、安钠咖、维生素 K_3、氯霉素、非那西汀等药物。药用炭可阻止胆红素在肠道吸收，可生后 4 小时开始服 0.75 g，每 4 小时 1 次。琼脂具有类似作用，在生后 24 小时服 125 ~ 250 mg，每 4 小时 1 次。

6. 中药

常用药物为茵陈 15 g，甘草 1.5 g，炙大黄 3 g，黄芩 9 g，每天 1 剂水煎频服，可减轻黄疸。

7. 药物治疗新进展

锡原卟啉结构与铁卟啉相似，可与血红蛋白竞争血红蛋白加氧酶，起竞争性抑制作用，有效地阻止了血红蛋白的离解，从而减少了胆红素的生成。国外动物及临床试验有效、安全，国内动物试验已成功。

（三）光疗

1. 原理

光疗不但可降低已升高的血清胆红素含量，还可预防早产儿患高胆红素血症。分解胆红素最有效的光波是蓝光（波长 480 nm），与血清中胆红素的最高吸收波长（460 ~ 465 nm）颇接近。胆红素经光氧化后，产生胆绿素和至少两种双吡咯。后者溶于水，不易弥散到中枢神经系统，而易于进入胆汁和尿液中排出体外。光疗不能阻断间接胆红素产生。

2. 指征

血胆红素大于 205.2 mmol/L；黄疸出现早进展较快者应尽早做；早产儿和低体重儿可适当放宽指征；产前诊断为 Rh 溶血病者，生后一旦出现黄疸即可行光疗。

（四）换血疗法

当产前诊断明确，新生儿已出现严重的贫血、水肿、肝脾肿大，经治疗胆红素继续上升超过 340 μmol/L，或不论胆红素浓度高低，凡有胆红素脑病症状及体征者，应采用换血疗法。

（孙衍鹏）

第九章　呼吸系统疾病

第一节 小儿急性上呼吸道感染

急性上呼吸道感染俗称"感冒",是小儿最常见的疾病,主要指鼻、鼻咽和咽部的急性感染。若上呼吸道某一局部炎症特别突出,即按该炎症处命名,如急性鼻炎、急性咽炎、急性扁桃体炎等,而急性上呼吸道感染主要用于上呼吸道局部感染部位不确切者。该病一年四季均可发生,但以冬春季节多见。

一、病因

90%以上由病毒引起,如呼吸道合胞病毒、流感病毒、副流感病毒、腺病毒、鼻病毒、柯萨奇病毒等。在病毒感染的基础上也可继发细菌感染,常见有溶血性链球菌、肺炎球菌等。婴幼儿时期由于上呼吸道的解剖生理和免疫特点易患呼吸道感染,若有疾病影响(如维生素 D 缺乏性佝偻病、营养不良、贫血、先心病等)、环境因素(如居室拥挤、通风不良、冷热失调)及护理不当则易发生反复上呼吸道感染或使病程迁延。

二、临床表现

本病症状轻重不一。与年龄、病原和机体抵抗力不同有关,年长儿症状较轻,而婴幼儿较重。

1. 一般类型上呼吸道感染

婴幼儿局部症状不显著而全身症状重,可骤然起病,高热、咳嗽、食欲差,可伴有呕吐、腹泻、烦躁,甚至高热惊厥。年长儿症状较轻,常于受凉后 1~3 天出现鼻塞、喷嚏、流涕、干咳、咽痛、发热等;有些在发病早期可有阵发性脐周疼痛,与发热所致阵发性肠痉挛或肠系膜淋巴结炎有关。

体检可见咽部充血,扁桃体肿大,颌下淋巴结肿大、触痛等;肺部呼吸音正常;肠病毒感染者可见不同形态的皮疹。

病程 3~5 天,如体温持续不退或病情加重,应考虑感染可能侵袭其他部位。

2. 两种特殊类型上呼吸道感染

1)疱疹性咽峡炎:系柯萨奇 A 组病毒(CVA)所致,好发于夏秋季。表现为急起高热、咽痛、流涎、厌食、呕吐等;咽部充血,咽腭弓、悬雍垂、软腭等处有 2~4 mm 的疱疹,周围有红晕,疱疹破溃后形成小溃疡,病程 1 周左右。

2)咽结合膜热:由腺病毒 3、7 型所致,常发生于春夏季,可在儿童集体机构中流行。以发热、咽炎、结合膜炎为特征;多呈高热、咽痛、眼部刺痛、咽部充血、一侧或两侧滤泡性眼结合膜炎;颈部、耳后淋巴结肿大,有时伴胃肠道症状。病程 1~2 周。

三、治疗

上呼吸道感染的治疗，以充分休息、解表、清热、预防并发症为主，并应重视一般护理及支持疗法。在针对病因的治疗中，对病毒感染者多采用中药治疗，总的原则是疏风解表。感受风寒、风热之邪，治以辛温、辛凉解表，分别以解表散寒、疏风清热为治。感受暑邪者，治以清暑解肌，虚证感冒注意扶正，时行感冒参以解毒，有兼证者宜标本兼顾，夹痰者宜肺化痰，夹滞者消食导滞，夹惊者安神镇惊或平肝息风。

（一）一般治疗

休息，多饮水，注意呼吸道隔离，预防并发症。

（二）全身治疗

常用抗病毒药物：①双嘧达莫对 RNA 病毒及某些 DNA 病毒均有抑制作用，每天 3～5 mg/kg。②利巴韦林具有广谱抗病毒作用，疗程均为 3～5 天。高热者可口服对乙酰氨基酚或阿司匹林，亦可冷敷或温水浴降温。病情较重，有继发感染或并发症者，可用复方新诺明、青霉素，疗程 3～5 天。如 A 组 β 溶血性链球菌所引起的咽炎或扁桃体炎，青霉素治疗有效者，或既往有风湿热、肾炎病史者，青霉素疗程应为 10～14 天。

局部可用 1% 利巴韦林滴鼻液，每天 4 次；病毒性结合膜炎可用 0.1% 阿昔洛韦滴眼，每 1～2 小时 1 次。

（三）对症治疗

高热可给予物理降温，如头部冷敷、温水擦浴。婴儿应用退热药后，可发生体温骤降至 35℃ 以下与虚脱。年龄小于 1 岁者，尽可能不用或少用退热药。退热药常用对乙酰氨基酚。高热烦躁不安者同时给苯巴比妥每次 4～6 mg/kg，肌内注射。鼻塞用 0.5% 麻黄碱滴鼻。咳剧痰多可用祛痰止咳药，但婴儿不宜用大剂量止咳药。

（四）中医疗法

上呼吸道感染在祖国医学中通称"感冒"，根据临床表现，可分为风寒感冒和风热感冒两型。小儿感冒后，临床表现特点有：①容易寒随热化，表现为高热；②热盛时容易引起惊风（热惊）；③易因食滞引起吐泻等胃肠道症状。无论风寒或风热，其病在表，治法当用解表法，以辛温解表法治风寒型，以辛凉解表法治风热型。

1. 辨证施治

1）风寒型：症见恶寒重，发热轻（体温多低于 38.5℃），头痛，身痛，无汗，鼻塞，流清涕，喷嚏，喉痒，咳嗽，痰稀白，口不渴，手足稍凉。舌苔薄白而润，脉浮缓，指纹浮红。

治宜：辛温解表。

方药：荆防败毒散加减（以下剂量均为 1～3 岁用量）。

荆芥、防风、川芎、柴胡、前胡、桔梗各 3～5 g，薄荷、甘草 1～3 g，板蓝根、金银花各 5～10 g。

2）风热型：症见发热重（体温多高于 38.6℃），可有轻度恶寒，微汗，鼻塞，咽红，咽痛，咳嗽，痰黄，口渴，年长儿可自诉头痛。舌苔薄黄，脉浮数或滑数，指纹浮紫。

治宜：辛凉解表。

方药：银翘散加减。

金银花、连翘各 5 ~ 10 g，薄荷、甘草各 2 ~ 4 g，荆芥、桔梗、牛蒡子各 3 ~ 5 g。高热不退，口渴明显者，加生石膏 10 ~ 15 g；目赤者，加菊花 3 ~ 5 g；考虑为腺病毒感染者，加射干 1 ~ 5 g。

2. 中成药

1）小儿感冒片：周岁以内每次 1 ~ 2 片，1 ~ 3 岁每次 2 ~ 3 片，3 岁以上每次 3 ~ 5 片，每天 2 次。用治小儿外感风寒兼有脏腑积热之发热恶寒无汗，头痛鼻塞，咽痛口渴等。

2）消风丸：每次 1 丸，每天 1 ~ 2 次。周岁以下小儿酌减。用治小儿外感风寒发热头痛等。

3）荆防败毒丸：每次半袋，每天 2 次。周岁以下小儿酌减。用治感冒风寒湿邪之发热恶寒，头项强痛，肢体酸重，无汗鼻塞等。

4）小儿感冒冲剂：周岁以内每次 6 g，1 ~ 3 岁每次 8 g，4 ~ 7 岁每次 12 g，8 ~ 12 岁每次 24 g，每天 2 次。

5）羚翘解毒丸：每次 1 ~ 3 岁半丸，3 ~ 6 岁半丸 ~ 1 丸，每天 2 次。用治风热感冒之畏寒发热，咽喉肿痛，头痛鼻塞等。

6）银翘解毒丸（片）：丸剂，2 岁以上每次半丸，每天 2 ~ 3 次，以芦根汤或温开水送服；片剂，每次 2 ~ 3 片，每天 2 次。周岁以内小儿酌减。

7）香薷感冒冲剂：每次 5 ~ 10 g，每天 3 次，周岁以下小儿减半。用治暑日感寒之身热恶寒，头痛无汗，胸闷呕吐。

8）金银花露：每次 10 ~ 20 ml，每天 2 ~ 3 次，周岁以下小儿减半。用治暑热证之口渴溲赤，热疖疮毒等。

9）藿香正气丸（片、水、软胶囊）：水丸每次 3 ~ 6 g，每天 2 次；片剂每次 2 片，每天 3 次；酊剂每次 5 ml，每天 2 次。同时摇匀。软胶囊每次 1 ~ 3 丸，每天 3 次。周岁以内小儿酌减。用治夏日受暑着凉，内伤湿滞之寒热头痛，倦怠泛恶等。

10）小儿清热解毒口服液：口服，1 岁以下每次 2 ~ 3 ml，1 ~ 2 岁每次 4 ~ 5 ml，3 ~ 6 岁每次 6 ~ 8 ml，7 ~ 10 岁每次 10 ml，每天 3 次。用治上呼吸道感染及风温犯肺卫之发热咽痛等。

11）复方银黄注射液：肌内注射，每次 2 ml，每天 2 次。用于上呼吸道感染及炎性发热等。

12）板蓝根冲剂（糖浆、注射液）：冲剂每次半袋至 1 袋，每 4 小时服 1 次，温开水冲服；糖浆剂每次 10 ~ 15 ml，每天 4 次；注射剂每次 2 ml，每天 1 次，肌内注射。周岁以内小儿减半。

3. 单方、验方

1）生贯众 9 g。水煎服，每天 1 剂，分 3 次服，连服 3 天。

2）苏叶 9 g，蒲公英 15 g，生姜 2 片。水煎服，每天 1 剂，分 3 ~ 4 次口服。

3）羌活 6 ~ 9 g，板蓝根 15 ~ 30 g。水煎服，每天 1 剂，分 3 ~ 4 次口服。

4）淡豆豉25 g，山川柳、荆芥、大青叶、葛根各9 g，板蓝根、金银花、连翘、象贝母、白茅根、元参、天花粉、黄芩、陈皮、赤芍各18 g，桑叶、蝉衣、水牛角粉各12 g，羚羊粉1.6 g。上药共研细末，每包1.8 g重。1岁每天1包，3岁每天2包，6岁每天4包。分2~4次服。

5）用紫雪丹半瓶填于患儿脐中，以胶布或伤湿止痛膏紧贴固定，只用药1次。用治小儿高热。

6）葱白、鲜薄荷叶各3 g。上药共捣烂如泥状，外敷脐部（将药泥填入脐内，外盖一塑料薄膜和纱布，周边以胶布条固定），每天换药1次，连用3天。用治小儿感冒。

（李玉静）

第二节　急性支气管炎

急性支气管炎是病毒或细菌等感染所致的支气管黏膜炎症。同时累及气管，可称为急性气管支气管炎，大多继发于上呼吸道感染，亦是某些疾病（麻疹、流感、百日咳、猩红热等）常见合并症。临床以咳嗽伴（或不伴）有支气管分泌物增多为特征。

一、病因

1. 感染

引起本病的病毒有腺病毒、流感病毒、呼吸道合胞病毒、副流感病毒；细菌有流感嗜血杆菌、肺炎链球菌、链球菌、葡萄球菌等。病毒和细菌可以直接感染气管—支气管，也可先侵犯上呼吸道，继而引起本病。近年来由支原体和衣原体引起者逐渐增多。

2. 物理、化学刺激

吸入冷空气、粉尘、刺激性气体或烟雾（如二氧化硫、二氧化氮、氨气、氯气、臭氧等）等可以引起气管—支气管黏膜的急性炎症。

3. 变态反应

引起气管和支气管变态反应的常见变应原包括花粉、有机粉尘、细菌蛋白质、真菌孢子以及在肺内移行的钩虫、蛔虫的幼虫。

二、临床表现

急性支气管炎往往先有急性上呼吸道感染的症状：鼻塞、不适、寒战、低热、背部和肌肉疼痛以及咽喉痛。剧烈咳嗽的出现通常是支气管炎出现的信号。开始时干咳无痰，但几小时或几天后出现少量黏痰，稍后出现较多的黏液或黏液脓性痰。明显的脓痰提示多重细菌感染。有些患者有烧灼样胸骨后痛，咳嗽时加重。在无并发症的严重病例，发热38.3~38.8℃可持续3~5天。随后急性症状消失（尽管咳嗽可继续数周）。持续发热提示合并肺炎。可发生继发于气道阻塞的呼吸困难。

无合并症的急性支气管炎几乎无肺部体征。可能闻及散在的高音调或低音调干啰音，偶尔在肺底部闻及捻发音或湿啰音。尤其在咳嗽后，常可闻及哮鸣音，持续存在的胸部局部体征提示支气管肺炎的发生。故而有人认为急性支气管炎可以称为"短暂的哮喘"，而不是"肺部感染"。

严重并发症通常仅见于有基础慢性呼吸道疾病的患者。这些患者的急性支气管炎可致严重的血气异常（急性呼吸衰竭）。

三、治疗

急性支气管炎的治疗除休息、改善室内通气等一般治疗外，可单纯使用中医药治疗。中医通过宣肺、化痰、清热、润燥等治法，可有效地缓解咳嗽这一主要症状，促使疾病痊愈。并发细菌感染时，配合选用金银花、连翘、黄芩等有抗菌作用的药物；对于病毒感染所致者，配合选用板蓝根、贯众等具有抗病毒作用的药物。由于西药对病原体有较强的针对性，临床对有明确感染的患者应选用适当的抗生素，以达协同中药发挥治疗效应。但须注意，应避免滥用抗生素，以减少不良反应。

（一）一般治疗

适当休息，多饮开水，给予易消化食物，加强护理，室内温度及湿度应适宜。婴儿须经常调换体位，或抱起拍背片刻，使呼吸道分泌物易于排泄。咳嗽多而妨碍休息时，可给适量镇静药，但应避免过量以致抑制分泌物的排泄。

（二）对症治疗

1. 止咳祛痰

一般不用止咳剂，以免影响排痰。干咳严重影响小儿休息者可用喷托维林、二氧丙嗪等。痰液黏稠用祛痰剂并可雾化吸入。

2. 止喘

哮喘发作时，可用解除支气管痉挛的药物，口服氨茶碱，每次 4 mg/kg，每天 3 次。喘重者可加用肾上腺皮质激素。

（三）控制感染

对考虑为细菌感染或混合感染者可使用抗生素，轻者可口服复方磺胺甲恶唑（SMZ）、红霉素干糖浆、乙酰螺旋霉素等，对重症患儿可用青霉素、氨苄西林或头孢唑啉等。

（四）中医治疗

1. 辨证施治

1）风寒型：症见畏冷，流清涕，咳嗽，痰稀白，口不渴。舌苔薄白，脉浮缓，指纹浮红。

治宜：疏风解表，宣肺散寒。

方药：止咳散加减。

百部 6～10 g，白前、荆芥、紫菀各 3～5 g，桔梗、陈皮、甘草各 2～4 g，板蓝根 10～12 g。

2）风热型：症见发热，流黄涕，咳嗽，痰白黏或黄稠，口渴，喜饮。舌苔薄黄，脉浮数或滑数，指纹浮紫。

治宜：辛凉解表，宣肺化痰。

方药：银翘散合止嗽散加减。

金银花、连翘各 5~10 g，蒲公英、芦根各 10~15 g，百部 6~10 g，白前、紫菀各 3~5 g，桔梗、陈皮、甘草各 2~4 g。

2. 中成药

1）杏苏止咳冲剂：每次 6~9 g，每天 3 次，温开水冲服。周岁以内小儿酌减。用治风寒感冒之咳嗽气逆者。

2）小儿咳喘冲剂：1 岁以下每次 2~3 g，1~5 岁每次 3~6 g，6 岁以上每次 9~12 g；每天 3 次，温开水冲服。用治风寒咳嗽之发热无汗，呼吸急促等。

3）麻杏止咳糖浆：每次 10 ml，每天 3 次，周岁以内小儿酌减。用于风寒咳嗽，兼见气促喘逆等。

4）川贝枇杷冲剂（糖浆）：冲剂每次 3~6 g，每天 3 次；糖浆每次 5 ml，每天 3 次。温开水送服。周岁以内小儿酌减。用治风热犯肺之咳嗽痰少，口干咽痛等。

5）治咳枇杷露冲剂：每次 3~6 g，每天 2 次，温开水冲服；周岁以内小儿酌减。用治风热风燥伤肺之咳嗽痰少，咽干等。

6）小儿清肺散：口服，周岁小儿每次半包，2~4 岁每次 1 包，5~8 岁每次 2 包，每天 2 次。用治痰热咳嗽之气息粗促，痰多色黄等。

7）婴儿保肺散：每次 0.6 g，每天 1 次。婴儿酌减。用治痰热咳嗽伴泛恶、呕吐等。

8）小儿止咳金丹：每次 0.6 g，每天 2 次，2 岁以内小儿酌减。用于肺阴不足之咳嗽痰盛，口干舌燥，腹满便秘等。

3. 验方

1）紫苏、杏仁各 9 g，冰糖 15 g。水煎趁热温服，每天 1 剂，分 2 次口服。

2）鲜桑白皮、金银花、鲜车前草各 9 g。水煎服，每天 1 剂，分 2 次口服。

3）丁香 0.5 g，麻黄、肉桂各 5 g，苍耳子 3 g，或加白芥子 4 g，半夏 3 g。共研细末，贮瓶备用。先用 75% 乙醇将患者的脐部消毒，再随证分别取本散，趁湿倒入脐内（脐窝小者倒满，大者倒入半窝即可），用胶布或绷带扎紧封固。每隔 48 小时换药 1 次。为了预防长期接触胶布引起皮炎，可于换药前 2~3 小时将胶布和脐中的药粉去掉，并用热毛巾擦净。若局部已发生皮炎，停用几天后再行治疗。10 次为 1 个疗程。隔 5~7 天后再行第二个疗程，至愈为度。可治支气管炎，无论成人、儿童均可用之。

（李玉静）

第三节 支气管肺炎

支气管肺炎是小儿的一种主要常见病，尤多见于婴幼儿，也是婴儿时期主要死亡原因。支气管肺炎又称小叶性肺炎，肺炎多发生于冬春寒冷季节及气候骤变时，但夏季并不例外，甚至有些华南地区反而在夏天发病较多。支气管肺炎由细菌或病毒引起。

一、病因

1. 好发因素

婴幼儿时期容易发生肺炎是由于呼吸系统生理解剖上的特点，如气管、支气管管腔狭窄，黏液分泌少，纤毛运动差，肺弹力组织发育差，血管丰富易于充血，间质发育旺盛，肺泡数少，肺含气量少，易为黏液所阻塞等。此年龄阶段的婴幼儿由于免疫系统的防御功能尚未充分发展，容易发生传染病，以及营养不良、佝偻病等疾患，这些内在因素不但使婴幼儿容易发生肺炎，并且发病比较严重。1岁以下婴儿免疫力很差，故肺炎易于扩散、融合并延及两肺，年龄较大及体质较强的幼儿，机体反应性逐渐成熟，局限感染能力增强，肺炎往往出现较大的病灶，如局限于一叶则为大叶性肺炎。

2. 病原菌

凡能引起上呼吸道感染的病原体均可诱发支气管肺炎，但以细菌和病毒为主，其中肺炎链球菌、流感嗜血杆菌、呼吸道合胞病毒最为常见。一般支气管肺炎大部分由于肺炎链球菌所致，占细菌性肺炎的90%以上，其他细菌如葡萄球菌、大肠杆菌、肺炎杆菌、铜绿假单胞菌则较少见。

二、临床表现

1. 一般肺炎

典型肺炎的临床表现包括：

1）一般症状：起病急骤或迟缓。骤发的有发热、呕吐、烦躁及喘憋等症状。发病前可先有轻度的上呼吸道感染数天，早期体温多在38~39℃，亦可高达40℃，大多为弛张型或不规则发热，新生儿可不发热或体温不升，弱小婴儿大多起病迟缓，发热不高，咳嗽与肺部体征均不明显，常见呛奶、呕吐或呼吸困难，呛奶有时很显著，每次喂奶时可由鼻孔溢出。

2）咳嗽：咳嗽及咽部痰声一般在早期就很明显。早期为干咳，极期咳嗽可减少，恢复期咳嗽增多、有痰。新生儿、早产儿可无咳嗽，仅表现为口吐白沫等。

3）气促：多发生于发热、咳嗽之后，呼吸浅表，呼吸频率加快（2个月龄内>60次/分钟，2~12个月>50次/分钟，1~4岁>40次/分钟），重症者呼吸时呻吟，可出现发绀，呼吸和脉搏的比例自1:4上升为1:2左右。

4）呼吸困难：常见呼吸困难，口周或指甲发绀及鼻翼扇动，重者呈点头状呼吸、三凹征、呼气时间延长等，有些患儿头向后仰，以便较顺利地呼吸，若使患儿被动地向前屈颈时，抵抗很明显，这种现象应和颈肌强直区别。

5）肺部固定细湿啰音：胸部体征早期可不明显或仅有呼吸音粗糙或稍减低，以后可闻及固定的中、细湿啰音或捻发音，往往在哭闹、深呼吸时才能听到。叩诊正常或有轻微的叩诊浊音或减低的呼吸音。但当病灶融合扩大累及部分或整个肺叶时，可出现相应的肺实变体征。如果发现一侧肺有明显叩诊浊音和（或）呼吸音降低则应考虑有无合并胸腔积液或脓胸。

2. 重症肺炎

重症肺炎除呼吸系统严重受累外，还可累及循环、神经和消化等系统，出现相应的临床表现：

1）呼吸衰竭：早期表现与肺炎相同，一旦出现呼吸频率减慢或神经系统症状应考虑呼吸衰竭可能，及时进行血气分析。

2）循环系统：较重肺炎患儿常见心力衰竭，表现为①呼吸频率突然加快，超过60次/分钟；②心率突然加快，>160~180次/分钟；③骤发极度烦躁不安，明显发绀，面色发灰，指（趾）甲微血管充盈时间延长；④心音低钝，奔马律，颈静脉怒张；⑤肝脏显著增大或在短时间内迅速增大；⑥少尿或无尿，颜面眼睑或双下肢水肿。以上表现不能用其他原因解释者即应考虑心力衰竭，指端小静脉网充盈，或颜面、四肢水肿，则为充血性心力衰竭的征象。出现四肢发凉、口周灰白、脉搏微弱则为末梢循环衰竭。

3）神经系统：轻度缺氧常见表现为烦躁、嗜睡，很多幼婴儿在早期发生惊厥，多系高热或缺钙所致，如惊厥同时有明显嗜睡和中毒症状或持续性昏迷，甚至发生强直性痉挛、偏瘫或其他脑征，则可能并发中枢神经系统病变，如脑膜脑炎或中毒性脑病。脑水肿时出现意识障碍、惊厥、呼吸不规则、前囟隆起、脑膜刺激征等，但脑脊液化验基本正常。

4）消化系统：轻症肺炎常有食欲减退、呕吐、腹泻等，重症可引起麻痹性肠梗阻，表现腹胀、肠鸣音消失。腹胀可由缺氧及毒素引起，严重时膈肌上升，可压迫胸部，可更加重呼吸困难。有时下叶肺炎可引起急性腹痛，应与腹部外科疾病鉴别。消化道出血时可呕吐咖啡渣样物，大便隐血阳性或排柏油样便。

三、治疗

应采取中西医结合的综合措施。从整体出发，加强护理，保证休息、营养及液体入量。积极控制感染，防止并发症。及时进行对症治疗，包括镇静、止咳平喘、强心、输氧、纠正水电解质紊乱等。轻症支气管肺炎用中药清热宣肺化痰法或抗生素治疗，1~2周可告痊愈。危重患儿应重视缺氧、中毒性脑病、心力衰竭、水及电解质紊乱以及其他严重的并发症（气胸、脓气胸），及时给予适当处理。

（一）一般治疗

保持室内空气流通，室温维持在20℃左右，相对湿度以60%为宜。饮食宜富含维生素和蛋白质。保持呼吸道通畅，及时清除上呼吸道分泌物，定时更换体位，以利痰液排出。

（二）病原治疗

按不同病原体选择药物。

1. 抗生素疗法

抗生素主要用于细菌性肺炎，或疑为病毒性肺炎合并细菌感染者。选用抗生素时应考虑：病情轻重程度，病原种类，给药途径。

病原未明确时，轻症选用青霉素肌内注射，或口服磺胺类药物。重症选用两种抗生素联合使用，最好静脉给药。

疑为肺炎链球菌肺炎，首选青霉素；金黄色葡萄球菌肺炎选用新青霉素、红霉素、先锋霉素等。大肠杆菌肺炎，可用庆大霉素、卡那霉素、氨苄西林。用药3天无效或病情加重，应更换其他抗生素。

近年来，由于大量应用广谱抗生素或联合使用多种抗生素，导致耐药菌株增加，菌群紊乱，从而使肺炎的病原学发生了变化。肺炎球菌肺炎虽仍占有一定位置，但已少见，而耐药的金黄色葡萄球菌、革兰阴性杆菌引起的肺炎日渐增多。对于金黄色葡萄球菌肺炎应选用敏感抗菌药物，且足量、联合用药，长疗程及静脉给药。不耐药者选用青霉素G、半合成青霉素、头孢菌素或红霉素，先静脉给药，疗程约4周。有并发症者时间可延长。国外报道采用大剂量青霉素G静脉滴注，剂量为每天5万~30万U/kg，分4~6次静脉给药，同时给予新青霉素Ⅱ每天50~100 mg/kg，分2~3次静脉滴注；第3种药物为红霉素或克林霉素每天10~25 mg/kg静脉给药，直至患者体温下降后，再考虑改用口服药。至少用2周。新青霉素Ⅱ、氯唑西林、双氯西林钠均为有效的抗金黄色葡萄球菌药物。可用红霉素及新青霉素Ⅱ、先锋霉素Ⅱ等1种或2种联合应用。吉他霉素为国产新抗生素，静脉给药对金黄色葡萄球菌感染治疗不良反应小，效果满意。如对青霉素敏感的菌株，可单独用大剂量青霉素G静脉滴注，小儿剂量每天10万~40万U/kg，静脉给药。如对青霉素过敏，可选用头孢菌素或克林霉素或用万古霉素。

2. 抗病毒治疗

目前尚无理想的抗病毒药物，常用于临床的有：

1）利巴韦林：为广谱抗病毒药物，可抑制多种RNA及DNA病毒，每天10 mg/kg，肌内注射或静脉滴注，对呼吸道合胞病毒、腺病毒均有效。

2）干扰素：具有对巨噬细胞、NK细胞的激活作用，使病毒不能在细胞内复制，抑制其扩散。人α-IFN对病毒性肺炎有效，雾化吸入局部治疗比肌内注射疗效好，可早期应用，疗程3~5天。

3）聚肌胞：为IFN诱生剂，能增强机体抗病毒能力。2 ml肌内注射，每天1次。

4）阿昔洛韦：剂量为每天20~30 mg/kg，分3次静脉滴注，疗程5~7天。有广谱抗病毒作用，是抗疱疹病毒首选药物治疗。

（三）对症治疗

1. 氧疗

凡具有低氧血症者，有呼吸困难、喘憋、口唇发绀、面色苍灰等时应立即给氧。一般采取鼻前庭给氧，氧流量为0.5~1 L/min，氧浓度不超过40%，氧气应湿化，以免损伤气道纤毛上皮细胞和痰液变黏稠。缺氧明显者可用面罩给氧，氧流量为 2 ~ 4 L/min，氧浓度为 50% ~60%。若出现呼吸衰竭，则应使用人工呼吸器。

2. 退热

高热时用物理降温或用退热药。

3. 镇静

咳嗽频繁，影响睡眠，或烦躁不安者可用小量镇静剂，复方氯丙嗪每次 0.5 ~ 1 mg/kg 肌内注射；惊厥者可选用苯巴比妥每次 5 ~ 8 mg/kg 肌内注射，或地西泮每次 0.1 ~0.3 mg/kg 肌内注射或静脉滴注，或水合氯醛灌肠每次 50 mg/kg。

4. 止咳化痰

溴己新每次 2 ~ 4 mg，每天 3 次。氯哌斯汀每次 0.5 ~ 1 mg/kg。喷托维林每次 0.5 ~ 1 mg/kg。0.5% 可待因糖浆每次 0.1 ml/kg，每天 1 ~ 3 次。右美沙芬每次 0.3 mg/kg，每天 3 次。α - 糜蛋白酶每次 2.5 ~ 5 mg，每天 1 ~ 2 次，肌内注射或雾化吸入。

5. 止喘

可用复方氯丙嗪，每次 1 mg/kg，每 6 小时 1 次肌内注射，也可用氨茶碱每次 2 ~ 4 mg/kg，稀释于 10% 葡萄糖液 20 ~ 40 ml 中缓慢静脉注射。还可选用地塞米松 2.5 ~ 5 mg，异丙肾上腺素 1 mg，红霉素 100 mg，糜蛋白酶 5 mg，每 6 ~ 8 小时以超声气雾器治疗 1 次。严重者可给氢化可的松每次 5 ~ 10 mg/kg，加于葡萄糖液中静脉滴入或地塞米松静脉注射。

6. 腹胀

新斯的明每天 0.01 ~ 0.02 mg/kg 肌内注射。酚妥拉明每次 0.5 ~ 1 mg/kg，静脉滴注。2% 肥皂水灌肠后，保留肛管排气。松节油 2 ~ 4 ml，加生理盐水 200 ~ 300 ml，灌肠。泛酸钙每天 5 ~ 10 mg/kg。低钾腹胀可服氯化钾 0.15 g/kg。

（四）液体疗法

对不能进食者，可进行输液治疗。总液量以每天 60 ~ 80 ml/kg 为宜，婴幼儿用量可偏大，较大儿童则应相对偏小。对高热、喘重或微循环功能障碍的患儿，由于不显性失水过多，总液量可偏高。急性期患者易发生钠潴留，故钠的入量不宜过多，一般不合并腹泻者，每天不应超过 3 mmol/kg（相当于生理盐水 20 ml/kg），将液体配制成 10% 葡萄糖液与生理盐水之比成 4:1 或 5:1 的混合液。静脉滴注速度不可太快，应控制在每小时 5 ml/kg 以下。输液时间不可太长，以免影响患儿休息和变换体位，能口服时立即停止输液。严重患儿可考虑输血浆或全血，以增强抵抗力，一般每次 20 ~ 50 ml，必要时每天或隔天 1 次，连输 2 ~ 3 次。对于明显脱水、酸中毒的患儿，可用 1/3 ~ 1/2 等渗的含钠液补足累积丢失量，然后用上述液体维持生理需要。

有些病程较长的严重患儿或大量输液时，可出现低钙血症，有手足搐搦或惊厥，应静脉缓慢输入 10% 葡萄糖酸钙 10 ~ 20 ml。有时可发生低钠血症，患儿体重增加，有水肿、神志障碍，甚至惊厥、肌无力等症状，严重者可呈呼吸浅表以至衰竭样呼吸。如血钠降至 125 mmol/L 以下，应在限制液体入量的同时，注射高渗盐水（3% 盐水 6 ~ 12 ml/kg，于 1 ~ 4 小时静脉滴入，可使血液的钠量提高 5 ~ 10 mmol/L）。这类患儿的水肿，忌用氢氯噻嗪等利尿药，以免加重低钠血症。患肺炎时食欲减退，钾入量过少，但由于组织消耗，常可释放钾，因此血钾不一定降低。如血钾低者应适当补充钾盐。

（五）糖皮质激素的应用

糖皮质激素可减少炎性渗出物，解除支气管痉挛，改善血管通透性，降低颅内压，改善微循环。适应证：①中毒症状明显；②严重喘憋；③伴有脑水肿、中毒性脑病、感染性休克、呼吸衰竭等；④胸膜有渗出的病例。常用地塞米松，每天 2~3 次，每次 2~5 mg，疗程 3~5 天。

（六）物理疗法

对病程迁延，肺部啰音经久不消的患儿，可用超短波、红外线等照射胸部，每天 1 次。亦可用芥末泥敷胸、松节油热敷或拔火罐等，能促进肺部渗出吸收及啰音消失。

（七）合并症治疗

1. 心力衰竭的治疗

首选毛花苷 C 或毒毛花苷 K 或地高辛。毛花苷 C 剂量：0.01~0.015 mg/kg 静脉注射或加入小壶中静脉滴注，必要时 2~3 小时可重复 1 次，以后改为地高辛洋地黄化。不太急的病例，一开始就可以应用地高辛，口服化量 <2 岁为 0.04~0.06 mg/kg，>2 岁为 0.03~0.04 mg/kg。首次用化量的 2/5，以后每 6~8 小时给 1/5 量。末次给药 12 小时后开始用维持量，维持量为化量的 1/5，分 2 次服。静脉注射为口服量的 3/4。

2. 中毒性脑病

纠正缺氧最重要。可静脉推注甘露醇每次 1~1.5 g/kg，根据病情需要，可每天 4 次；地塞米松每天 2~5 mg；呋塞米每次 1~2 mg/kg，静脉推注或肌内注射。

3. DIC 治疗

积极治疗肺炎，纠正缺氧、酸中毒，改善微循环，注意补充液体量每天 70~90 ml/kg，可应用双嘧达莫 10 mg 每 6 小时 1 次肌内注射或肝素每次 50 U/kg 每 6 小时 1 次静脉应用。

（八）中医治疗

1. 辨证施治

1）风寒型：疾病早期，症见发热无汗，咳呛气急，痰色白稀，口不渴。舌苔薄白，脉浮紧。

方药：炙麻黄、陈皮、甘草、桂枝 3~6 g，杏仁、苏子（包煎）、半夏、石菖蒲、象贝、白芥子、广郁金各 6~9 g，炙细辛 3 g。每天 1 剂，煎后分 3 次口服。

2）风热型：常先有感冒咽部肿痛，后症见发热怕风，汗出咳嗽，气急痰多，痰黏色黄，扁桃体红肿。舌苔薄黄，脉数。

方药：炙麻黄、陈皮、甘草、桂枝各 3~6 g，杏仁、苏子（包煎）、半夏、石菖蒲、象贝、金银花、连翘、葶苈子各 6~9 g，生石膏 30 g，桔梗 3 g，每天 1 剂，煎后分 3 次口服。

3）痰热型：症见发热咳嗽，气急鼻扇，口唇发绀，面红口渴，痰多黄黏。舌苔黄，舌质红，脉弦滑。

方药：炙麻黄、陈皮、甘草各 3~6 g，杏仁、苏子（包煎）、半夏、石菖蒲、象贝、黄芩、丹参、海蛤壳各 6～9 g，生石膏 30 g，鱼腥草 15 g。

痰多者口服鲜竹沥，每天 2 次，每次 1 支；或吞服猴散，每天 2 次，每次 0.3 g。

2. 中成药

1）小儿咳喘冲剂：1 岁以下每次 2～3 g，1～5 岁每次 3～6 g，6 岁以上每次 9～12 g，每天 3 次，开水冲服。用治风寒闭肺，发热无汗，咳痰稀白，呼吸急促。

2）麻杏止咳糖浆：每次 5～10 ml，每天 2～3 次。周岁内小儿慎用。用治风寒咳喘，痰多气急。

3）川贝止咳糖浆：周岁以下每次 10 ml，1～5 岁每次 15 ml，6 岁以上每次 20 ml，每天 3 次。用治风寒感冒咳嗽。

4）小儿清热解毒口服液：1 岁以内每次 2～3 ml，1～2 岁每次 4～5 ml，3～6 岁每次 6～8 ml，7～10 岁每次 10 ml，每天 3 次。用治外感风热咽红口干，咳嗽气促等。

5）小儿麻甘冲剂：周岁以内每次 0.8 g，1～3 岁每次 1.6 g，4 岁以上每次 2.5 g，每天 4 次。用治肺炎喘嗽，痰多喉间有痰声，气急鼻扇，高热烦躁等。

6）小儿清肺散：1 岁小儿每次半包，2～4 岁每次 1 包，5～8 岁每次 2 包。每天 2 次。用治肺热咳嗽，气息粗促或喉间有痰声，痰多色黄，面赤身热等。

3. 验方

1）鱼腥草、鸭跖草、半枝莲、夏枯草各 15 g。水煎服，每天 1 剂，分 3 次口服。

2）板蓝根、大青叶各 15 g，百部、桑白皮、金银花、玄参各 6～9 g，甘草 3～6 g。水煎服，每天 1 剂，分 3 次服。

3）白芥子粉、面粉各 30 g，加水调和，用纱布包好，敷贴背部，每天 1 次，每次 15 分钟，连敷 3 天。适用于两肺湿啰音不消失者。

4）薄荷、苏子、杏仁各 4.6 g，生甘草、黄芩、知母、瓜蒌、炒莱菔子各 3 g，菊花、地骨皮各 9 g，生石膏 18 g，麻黄 0.6 g，青蒿、钩藤、桑皮各 6 g。水煎服。救急散 0.6 g，分 2 次冲服。适用于肺炎初期，既有表证，又有里热者。

（孙衍鹏）

第四节　支气管哮喘

支气管哮喘是一种以慢性气道炎症为特征的异质性疾病，具有喘息、气促、胸闷和咳嗽的呼吸道症状病史，伴有可变的呼气气流受限，呼吸道症状和强度可随时间而变化。哮喘可在任何年龄发病，大多始发于 5 岁以前。积极防治小儿支气管哮喘可防止气道不可逆性狭窄和气道重塑。

一、病因和发病机制

1. 过敏原

过敏原大致分为三类：

1）引起感染的病原体及其毒素：小儿哮喘发作常和呼吸道感染密切相关，尤其是病毒及支原体感染。婴幼儿哮喘中绝大多数是由于呼吸道感染所致，主要病原体是呼吸道病毒，如呼吸道合胞病毒、腺病毒、流感病毒、副流感病毒等。现已证明呼吸道合胞病毒感染可因发生特异性免疫球蛋白 IgE 介导 I 型变态反应而发生喘息。其他如鼻窦炎、扁桃体炎、龋齿等局部感染也可能是诱发因素。

2）吸入过敏原：通常自呼吸道吸入，国内应用皮肤试验显示，引起哮喘最主要过敏原为尘螨、屋尘、霉菌、多价花粉（蒿属、豚草）、羽毛等，亦有报告接触蚕发哮喘，特别是螨作为吸入性变应原，在呼吸道变态反应性疾病中占有一定的重要地位。儿童期对螨的过敏比成人为多，春秋季是螨生存的最短适宜季节，因此尘螨性哮喘好发于春秋季，且夜间发病者多见。此外，吸入变应原所致哮喘发作往往与季节、地区和居住环境有关，一旦停止接触，症状即可减轻或消失。

3）食入过敏原：主要为异种蛋白，如牛奶、鸡蛋、鱼虾、香料等，食物过敏以婴儿期为常见，5 岁以后逐渐减少。

2. 非特异性刺激物质

如灰尘、烟（包括香烟及蚊香）、气味（工业刺激性气体、烹调时油气味及油漆味）等。这些物质均为非抗原性物质，可刺激支气管黏膜感觉神经末梢及迷走神经，引起反射性咳嗽和支气管痉挛，长期持续可导致气道高反应性，有时吸入冷空气也可诱发支气管痉挛。有学者认为空气污染日趋严重，也可能是支气管哮喘患病率增加的重要原因之一。

3. 气候

儿童患者对气候变化很敏感，如气温突然变冷或气压降低，常可激发哮喘发作，因此，一般春秋两季儿童发病明显增加。

4. 精神因素

儿童哮喘中精神因素引起哮喘发作虽不如成人明显，但哮喘儿童也常受情绪影响，如大哭大笑或激怒恐惧后可引起哮喘发作。有学者证明在情绪激动或其他心理活动障碍时常伴有迷走神经兴奋。

5. 遗传因素

哮喘具有遗传性，患儿家庭及个人过敏史，如哮喘、婴儿湿疹、荨麻疹、过敏性鼻炎等的患病率较一般群体为高。

6. 运动

国外报道大部分哮喘患儿，运动常可激发哮喘，又称运动性哮喘，多见于较大儿童，剧烈持续（5 分钟以上）的奔跑以后最易诱发哮喘，其发生机制是免疫性的。

7. 药物

药物引起的哮喘也较常见。主要有两类药物，一类是阿司匹林及类似的解热镇痛药，可造成所谓内源性哮喘，如同时伴有鼻窦炎及鼻息肉，则称为阿司匹林三联征；其他类似药物有吲哚美辛、甲芬那酸等，引起哮喘的机制可能为阿司匹林抑制前列腺素合成，导致 cAMP 含量减少，释放化学介质引起哮喘，这类哮喘常随年龄增长而减少，青春期后发病少见。另一类药物为作用于心脏的药物，如普萘洛尔、氧烯洛尔等可阻断 β 受体而引起哮喘，此外很多喷雾吸入药亦可因刺激咽喉反射性引起支气管痉挛，如色甘酸钠、乙酰半胱氨酸等，其他如碘油造影，磺胺类药物过敏也常可诱发哮喘发作。

以上为诱发哮喘的常见危险因素，有些因素只引起支气管痉挛，如运动及冷空气；有些因素可以突然引起哮喘的致死性发作，如药物及职业性化学物质。

二、临床表现

1. 发作时症状

咳嗽和喘息呈阵发性发作，以夜间和清晨为重。发作前可有流涕、打喷嚏和胸闷，发作时呼吸困难，呼气相延长伴有喘鸣声。严重病例呈端坐呼吸，恐惧不安，大汗淋漓，面色青灰、鼻翼扇动、口唇和指甲发绀，甚至冷汗淋漓，面容惊恐不安，往往显示危重状态，应予积极处理。

2. 发作间歇期症状

此时虽无呼吸困难，表现如正常儿童，但仍可自觉胸部不适。由于导致支气管易感性的病理因素依然存在，在感染或接触外界变应原时可立即触发哮喘发作，但多数患儿症状可全部消失，肺部听不到哮鸣音。

3. 慢性反复发作症状

哮喘本身为一慢性疾病，但有的患儿常年发作，或虽可用药物控制，但缓解期甚短，大多是由于急性发作控制不利或反复感染而发生的结果。由于长期支气管痉挛，气道阻力增加而致肺气肿，体格检查可见胸部呈桶状，前后径加大，肺底下移，心脏相对浊音界缩小。有时虽无急性发作，但活动后亦常感胸闷气急，肺部常可闻及哮鸣音，或经常合并感染，痰多，由炎性分泌物阻塞而发生肺不张，大多见于右肺中叶。有的发展成支气管扩张，大多见于右肺中叶，偶见合并纵隔气肿或气胸。严重者有程度不等的心肺功能损害，甚至发生肺源性心脏病。

三、治疗

治疗支气管哮喘应按去除病因、控制发作、预防复发、巩固疗效的防治原则，因人而异制订防治方案。

（一）去除病因与诱因

努力寻找并脱离哮喘的致病因素，积极治疗和清除感染病灶，去除各种诱发因素（如吸烟、油漆味、冰冷饮料、气候突变等）。

（二）控制发作

主要是解痉和抗炎治疗，用药物缓解支气管平滑肌痉挛，减轻气道黏膜水肿和炎症，减少黏痰分泌。

1. 支气管扩张药

1）拟肾上腺类药物常用的有以下几种：

（1）沙丁胺醇：0.5% 沙丁胺醇溶液，每次 0.01 ~ 0.03 ml/kg，最大量 1 ml，用2 ~ 3 ml 生理盐水稀释，每 4 ~ 6 小时雾化吸入，其气雾剂每撳一下可吸入 100 μg，每次 1 ~ 2 撳，每天 3 ~ 4 次；可吸入的干粉制剂称喘宁蝶，每囊泡 200 μg，1 囊泡/次，每天 3 ~ 4 次；或每天 3 ~ 4 次口服，<5 岁每次 0.5 ~ 1 mg，5 ~ 14 岁每次 2 mg。

（2）特布他林：每天 3 次，1 ~ 2 岁每次 1/4 ~ 1/3 片；3 ~ 5 岁每次 1/3 ~ 2/3 片；6 ~ 14 岁每次 2/3 ~ 1 片。

（3）克化特罗：每天 3 次，6 ~ 14 岁每次 1/2 ~ 1 片。

除了严重哮喘外，气道被痰栓阻塞、严重缺氧和酸中毒致支气管平滑肌 β_2 受体对儿茶酚胺无反应，是拟肾上腺素药物无效的原因，若此时大量重复应用，反可致支气管平滑肌痉挛，发生肺水肿和高血压，严重心律失常甚至死亡，应予以注意。

2）茶碱类：目前认为茶碱类药物能稳定和抑制肥大细胞、嗜酸性粒细胞、中性粒细胞、巨噬细胞，对抗腺苷引起的支气管痉挛，促进儿茶酚胺的释放，增加膈肌收缩，具有扩张支气管、抗炎、调节免疫作用。现发现茶碱的作用与血液中药物浓度有密切关系。认为最佳血浆茶碱浓度在 5 ~ 10 mg/L，能减少茶碱的不良反应。因血浆茶碱的半衰期个体差异很大，应做血浆或唾液茶碱浓度的监测。及时调整剂量。一般氨茶碱每次 4 ~ 6 mg/kg，每 6 小时 1 次口服，较重者以 2 ~ 4 mg/kg 加入 20% ~ 50% 葡萄糖液 20 ~ 40 ml 缓慢静注，必要时 4 ~ 6 小时重复。不良反应：恶心、呕吐、心悸、烦躁不安，严重时出现血压下降、心律失常、抽搐、昏迷甚至死亡。二羧丙茶碱可用于不需静脉补液的病例，每次 4 mg/kg 肌内注射，不良反应较氨茶碱少。缓释茶碱有服药次数少和保持稳定的血浓度的优点，剂量为每天 16 mg/kg，分 2 次口服。几个月的婴儿，氨茶碱的代谢速度极慢，应用时须特别注意。

2. 肾上腺皮质激素

治疗哮喘的主要作用机制：抑制花生四烯酸的代谢，减少炎症介质的致密度，减轻血管的渗出，提高呼吸道平滑肌的反应性，减少组胺的形成，抑制黏液的分泌等，有强大的抗哮喘作用。此类药物用于严重病例或使用支气管扩张药无效者。一般采用泼尼松每天 1 ~ 2 mg/kg，分 2 ~ 3 次口服，症状缓解后即可停药。反复发作而需长期用药者，可考虑隔天疗法。

肾上腺皮质激素类吸入药可减少口服肾上腺皮质激素的用量，二丙酸培氯松雾化吸入可吸收，且很快在肝内水解破坏，故全身不良反应极小，是最佳的肾上腺皮质激素吸入药。一次吸入量为 0.05 mg，每天 4 次，最多不超过 10 次（即最大吸入量每天不超过 0.5 mg）。偶可发生口腔黏膜念珠菌感染。

3. 抗生素

对于疑有继发下呼吸道细菌感染时，可选择有效的抗菌药物足量、尽早应用，对控制哮喘发作有重要意义。

4. 其他治疗

鼓励患儿咳嗽排痰，保证热量及水分的供给，维持水和电解质及酸碱平衡。

（三）哮喘持续状态的处理

1. 给氧

一般采用面罩（氧流量 3 ~ 4 L/min）和鼻前庭导管法（氧流量 0.5 ~ 1 L/min），以保持 PaO_2 在 70 ~ 90 mmHg。

2. 补充液体和纠正酸中毒

补液用 1/5 张含钠液纠正失水，防止痰液黏稠成栓；用碳酸氢钠纠正酸中毒。

3. 肾上腺皮质激素

早期较大剂量静脉滴注肾上腺皮质激素，甲泼尼龙每次 1 ~ 2 mg/kg，每 6 小时 1 次；地塞米松每次 0.25 ~ 0.75 mg/kg，每 6 小时 1 次；氢化可的松每次 5 ~ 10 mg，每 6 小时 1 次。3 种制剂视病情任选一种。

4. 支气管扩张药

1）沙丁胺醇溶液雾化吸入：药物剂量同前，开始时根据病情每隔 20 分钟或 1 ~ 2 小时吸入 1 次；同时需监护心率和呼吸情况，病情好转后，每隔 6 小时 1 次。

2）氨茶碱：氨茶碱负荷量为 4 ~ 5 mg/kg，加入 10% 葡萄糖液 30 ~ 50 ml 中于 20 ~ 40 分钟滴完，维持量每小时 0.9 ~ 1.0 mg/kg，维持 3 小时。

5. 镇静药

可用水合氯醛灌肠。慎用或禁用其他镇静药。

6. 机械呼吸

应用指征：①持续严重的呼吸困难；②呼吸音减低到几乎听不到呼吸音及哮鸣音；③因过度通气和呼吸肌疲劳而使胸廓运动受限；④意识障碍，烦躁或抑制，甚至昏迷；⑤吸入 40% 氧，发绀无改善；⑥$PaCO_2 \geq 65$ mmHg。呼吸器以定容型为好，需进行血气监测。

7. 强心药

如确有心力衰竭，可用洋地黄类药物。

（四）预防复发

1. 免疫治疗

1）脱敏疗法：用于过敏原不可能避免的情况。尘螨为最常见的过敏原，其次为花粉、霉尘和尘埃等。根据皮肤试验结果，将引起阳性反应的过敏原浸液做皮下注射，浓度由低到高，剂量逐渐递增，每周 1 次，持续 2 年。若发作有季节性，则于发作前 1 月开始上述脱敏治疗，也是每周注射 1 次，15 ~ 20 次为 1 个疗程。据国内报道尘螨脱敏治疗有效率在 80% 以上，偶有发热、局部一过性红肿痒痛、荨麻疹、哮喘发作等不良反应。

2）免疫调节治疗：可采用中医辨证论治或给胸腺素等免疫调节药提高机体免疫力，降低过敏性。

2. 色甘酸钠

其有抑制肥大细胞脱颗粒、降低气道高反应性的作用，故可预防支气管哮喘发作，宜在好发季节的前 1 个月开始用药，剂量为 20 mg 雾化吸入，每天 3 ~ 4 次，经 4 ~ 6 周无效者可停用。一般对运动诱发的哮喘效果较好，对激素依赖性哮喘者，应用本品可望减少激素用量。

3. 酮替酚

其作用机制与色甘酸钠相似，对外源性哮喘效果较好。<3 岁者每次 0.5 mg，每天 2 次；>3 岁者每次 1 mg，每天 1~2 次，口服 6 周无效可停用。

4. 糖皮质激素吸入疗法

能使哮喘得以缓解的患儿应继续吸入维持量糖皮质激素，至少 6 个月。

5. 自我管理教育

做好卫生宣教，将防治知识教给患儿及家属，调动他们的抗病积极性，鼓励患儿参加日常活动和体育锻炼以增强体质。

（孙衍鹏）

第十章 消化系统疾病

第一节 小儿腹泻

小儿腹泻或称腹泻病，是由多种病原引起的以腹泻和电解质紊乱为主的一组临床综合征。发病年龄以 2 岁以下为主，其中 1 岁以下者约占 50%。一年四季均可发病，但夏秋季发病率最高。

一、病因

本病根据病因分为感染性和非感染性两类。

1. 感染性因素

病原有细菌、病毒、真菌和寄生虫等。我国近年来对急性腹泻病原检出率明显提高，一般为 30% ~50%，主要病原为细菌，其次为病毒。

1) 细菌：

（1）大肠杆菌：该菌为主要的肠道细菌感染原。按其致病机制分为 3 类：①产肠毒素性大肠杆菌（ETEC），该菌通过产生肠毒素引起腹泻，是发展中国家婴幼儿腹泻的主要病原之一。由于污染食物和水源，可引起暴发流行。②肠侵袭性大肠杆菌（EIEC），该菌直接侵入肠黏膜，引起炎症反应而导致腹泻。可呈散发或在婴幼儿集体机构暴发流行。③肠致病性大肠杆菌（EPEC），病原菌与肠上皮细胞表面紧密黏附，但不侵入细胞内，故又称为肠道黏附性大肠杆菌（EAEC），在热带国家及卫生状况较差人群中，EPEC 为腹泻的重要病原。也常常是新生儿腹泻流行的重要病因。

（2）志贺菌属：近年国内大多数报道认为，该菌在急性腹泻患儿细菌性病原分析中检出率最高，因地区不同，主要流行菌型不稳定，以宋内志贺菌与福氏志贺菌多见，痢疾志贺菌、鲍氏志贺菌较少见。该菌通过苍蝇、污染的食物和水在人群中传播，发病率与社会经济及卫生条件有关。

（3）沙门菌：近年来，人类沙门菌感染有逐年增多的趋势。主要为鼠伤寒及其他非伤寒、副伤寒沙门菌感染增加。该菌易在产科婴儿室和儿科新生儿病房引起暴发流行，病情危重，病死率高。

（4）空肠弯曲菌：据国内报道，该菌占腹泻病原的 10.9% ~17.2%，流行季节以夏秋季为主，8 ~9 月份最高，2 岁以下小儿多见。本病可通过被污染的水或食物传播，多为散发，也有大规模暴发的情况。

（5）小肠结肠炎耶尔森菌：占一般住院肠炎的 1.0% ~3.0%，多在冬春季发病，传播途径为污染的食物、水以及接触传染，也可能通过呼吸道吸入与节肢动物叮咬感染。

（6）霍乱弧菌：分古典型及埃尔托生物型，分别引起古典霍乱与副霍乱。粪便污染水源是感染的主要来源，此外，直接或间接污染食物也可引起感染，多发生于夏秋季。

（7）嗜水气单胞菌：夏季多见，主要见于 2 岁以下儿童。国外报道较多。此外，金黄色葡萄球菌、变形杆菌、产气荚膜杆菌及难辨梭状芽孢杆菌等所致肠炎多为继发性。

2）病毒：

（1）轮状病毒：在世界各地，轮状病毒均为感染性腹泻最常见及分布最广的病原体。我国轮状病毒腹泻多发生于秋冬季，是秋冬季腹泻的主要病因。感染主要发生于 6 个月至 2 岁小儿，感染途径为胃肠道，但不排除呼吸道传播的可能性。

（2）其他：肠腺病毒、星状病毒、杯状病毒、冠状病毒等。

3）真菌、寄生虫：真菌感染以白色念珠菌最多，大部分在使用广谱抗生素后继发。原虫常见为蓝氏贾第鞭毛虫，患者及包囊携带者为传染源，儿童较成人多见。

2. 非感染性因素

1）饮食因素：喂养不当是引起腹泻的原因，多见于人工喂养儿，喂养不定时，过多过少或过早地喂食大量淀粉或脂肪类食物。

2）肠道过敏或消化酶缺乏，个别婴儿对某些食物成分过敏，或由于先天性或继发性肠内特殊酶类缺乏，喂食后可发生腹泻。

3）体质因素：婴幼儿胃肠道、神经、内分泌、肝肾功能等发育均未成熟，调节功能差，免疫功能差，抗大肠杆菌抗体及轮状病毒抗体水平低，故易患大肠杆菌肠炎与轮状病毒肠炎。婴幼儿细胞外液所占比例高，调节功能又差，易发生体液、电解质紊乱，是死亡的主要原因。

4）其他因素：气候突然变化，腹部受凉使肠蠕动增强；天气过热使消化液分泌减少，且口渴又易使哺乳或饮水过多，增加消化负担，稀释消化液，这些均易诱发腹泻。

二、发病机制

1. 感染性腹泻

1）肠毒素性肠炎：由各种产生肠毒素的细菌所致。一般细菌不侵入肠黏膜，不产生病理形态学变化。临床特点是除腹泻脱水外，多数无发热等其他全身症状，粪便中无白细胞。

2）侵袭性肠炎：由各种侵袭性细菌所致。细菌侵入肠黏膜组织，引起充血、水肿、炎症细胞浸润、溃疡和渗出等病变，排出含有大量白细胞和红细胞的菌痢样粪便。另外，侵袭性细菌引起肠炎时，肠系膜淋巴结均可肿大。

3）病毒性肠炎：病毒侵入肠道后，在小肠绒毛顶端的柱状上皮细胞上复制，使细胞发生空泡变性、坏死，其微绒毛肿胀、不规则和变短；受累的肠黏膜上皮细胞脱落，遗留不规则的裸露病变；固有层可见淋巴细胞浸润。

2. 非感染性腹泻

当进食过量或食物成分不恰当时，消化过程发生障碍，食物不能充分消化和吸收，积滞于小肠上部，同时酸度减低，有利于肠道下部细菌上移与繁殖，使食物处于发酵和腐败过程，使消化功能更为紊乱。分解产生的乳酸等使肠腔内渗透压增高，并协同腐败性毒性产物（如胺类）刺激肠壁，使肠蠕动增加，引起腹泻。

三、临床表现

从病史中了解喂养情况、不洁食物史、疾病接触史、食物和餐具消毒情况，以区别感染性与非感染性腹泻，还需注意发病季节与地区。

1. 轻型腹泻

其多为饮食不当或肠道外感染引起。以消化道症状为主，多无全身症状及明显脱水，精神尚好，体温多正常或只有低热。消化道症状主要为腹泻，每天多不超过10次，呈黄色或黄绿色，稀便或蛋花汤样便，有酸味，含奶瓣和泡沫，可混少量黏液，可有便前哭闹，肠鸣音增强，而便后安静。大便镜检见大量脂肪球。可有食欲缺乏、溢乳或几次呕吐。多于数天内痊愈。治疗不当也可转为重型。

2. 重型腹泻

多为致病性大肠杆菌和病毒感染所致，也可由轻型腹泻转化而来。

1）全身症状：一般状态较差，可出现高热或体温低于正常。烦躁不安、精神萎靡、意识蒙眬，甚至昏迷。

2）胃肠道症状：食欲低下，常有呕吐，严重者可吐出咖啡渣样液体。大便次数明显增多，每天十至数十次。大便呈黄绿色、黄色或微黄色，量多，呈蛋花汤样或水样，可有少量黏液。光镜下可见脂肪球及少量白细胞。

3）水、电解质和酸碱平衡紊乱症状

（1）脱水：由于吐、泻丢失体液和摄入量不足，使体液总量尤其是细胞外液量减少，导致不同程度的脱水。按脱水性质分，可分为等渗、低渗和高渗性脱水。临床呈现不同表现。

（2）代谢性酸中毒：由于腹泻丢失大量碱性物质；进食少和肠吸收不良，摄入热量不足，体内脂肪分解产生大量酮体；脱水血液浓缩，组织灌注不良和缺氧，乳酸堆积；肾血流量减少，肾功能减低，酸性代谢产物潴留。腹泻患儿有不同程度的酸中毒。

（3）低钾血症：由于进食少、钾摄入不足、吐泻失钾过多引起低钾血症。

（4）低钙和低镁血症：由于进食少、吸收不良和从大便中丢失钙、镁，可使体内钙、镁减少。血钙降低可出现烦躁不安、手足搐搦，甚至惊厥等症状。低镁血症表现为神经肌肉兴奋性增高，如烦躁、抽搐、肌肉震颤等。

3. 不同病原所致腹泻的临床特点

1）致病性大肠杆菌肠炎：5~7个月多见，多起病较缓，呕吐和低热常与脱水同时出现。大便多呈蛋花汤样，色淡黄，偶见血丝，有腥臭味。多呈等渗性或低渗性脱水。

2）病毒性肠炎：主要由轮状病毒引起。多发生于2岁以下，起病急，早期出现呕吐，多合并上呼吸道感染症状。排水样便，黏液少，很少有腥臭味，常伴高热、腹胀，脱水呈轻、中度等渗或高渗性，抗生素治疗无效。

3）直肠弯曲菌肠炎：发病季节性不强，以1~3岁最多，大便常常带血，确诊依靠细菌学检查。

4）金黄色葡萄球菌肠炎：多继发于口服大量广谱抗生素后，症状与病程常与菌群失调的程度有关。主要表现为呕吐、发热、腹泻。呕吐常在发热 1 天前甚至 5 天前出现，大便为有腥臭味的暗绿色水样便，每天可为 10 ~ 20 次或更多。脱水和电解质紊乱症状重，甚至发生休克。大便中常见灰白色片状伪膜，对临床诊断有帮助。

5）真菌性肠炎：多并发于其他感染，大便每天 3 ~ 4 次或稍多，黄色稀水样，偶呈豆腐渣样，有的发绿，大便镜检有真菌孢子及菌丝。

4. 迁延性腹泻的临床特点

病程迁延至 2 周以上，以人工喂养儿多见。主要由于：①长期喂养不当，造成消化吸收障碍及胃肠功能紊乱；②全身与消化道局部免疫功能低下，肠道感染始终未得到控制；③长期滥用抗生素引起肠道菌群失调；④严重营养不良的患儿，肠黏膜萎缩或急性肠道感染，肠黏膜上皮细胞受损，继发双糖酶缺乏，致使糖的分解和吸收不良。表现为腹泻迁延不愈，病情反复，腹泻次数和性状常不稳定，吐泻频繁时，出现水和电解质紊乱。常伴有呼吸道、泌尿道、皮肤等继发感染。由于长期消化吸收障碍，可见慢性营养紊乱症状，如消瘦、体重明显减轻、贫血、多种维生素缺乏、生长发育迟缓等。

四、治疗

腹泻的治疗原则是：预防脱水，纠正脱水，继续饮食，合理用药，加强护理，防治并发症。

（一）加强护理

做好消毒隔离，防止交叉感染，及时更换尿布，大便后应及时清洗臀部，出现尿布疹应及时涂抹药物，如鞣酸软膏等。准确记录出入量，按时喂水或口服补液盐溶液，按医嘱要求进行输液。

（二）饮食

腹泻期间限制或禁食过久易导致营养不良，不利于肠黏膜损伤的修复。可根据患儿病情进行适当的饮食调整，暂停进食不易消化的食物，母乳喂养儿可适当减少哺乳次数，人工喂养儿可先喂以稀释乳或脱脂乳，随着病情好转逐渐恢复到正常饮食。呕吐严重时可暂时禁食 4 ~ 6 小时，待好转后继续饮食。

（三）控制感染

1）病毒性腹泻、非侵袭性细菌所致腹泻早期不用抗生素，合理使用液体疗法，适当选用消化道黏膜保护剂及微生态疗法。对于重症患儿、新生儿或免疫功能低下儿可酌情选用抗生素治疗。

2）侵袭性细菌所致腹泻应使用抗生素。大肠杆菌、鼠伤寒沙门菌、耶尔森菌、空肠弯曲菌感染可选用庆大霉素、卡那霉素、环丙沙星、诺氟沙星、复方新诺明、头孢菌素等；金黄色葡萄球菌感染应停用原使用的抗生素，选用新青霉素、万古霉素、头孢菌素等。

3）真菌感染应停用抗生素，选用制霉菌素或微生态制剂。

（四）液体疗法

1. 口服补液

对中度以下脱水，可用 WHO 推荐的口服补液盐，补充累积损失及继续损失。配方：氯化钠 0.35 g，碳酸氢钠 0.25 g，氯化钾 0.15 g，葡萄糖 2 g。临用时将上药物用温开水 100 ml 溶解，成为口服补液溶液。用量：补充累积损失按轻度脱水 50 ~ 60 ml/kg。中度脱水 80 ~ 100 ml/kg，重度脱水 120 ~ 130 ml/kg。少量多次，每次喂 10 ~ 20 ml，间隔 2 ~ 3 分钟 1 次，4 ~ 6 小时服完。补充继续损失量，可根据在治疗过程中吐泻丢失量，一般按大便量的 1/2 至全量估计，或随意饮用。

2. 静脉补液

对中度以上脱水或因腹胀明显、吐泻频繁、脱水重不能继续口服补液者需静脉补液。其总的原则是先盐后糖、先浓后淡、先快后慢、有尿补钾、抽搐补钙。输液做到"三定"，定输液总量、定输入液体种类及定输液速度。同时注意纠正酸中毒及电解质紊乱。

输液总量根据脱水程度而定，第 1 天输液量应包括累积损失量、继续损失量和生理需要量（表 10 - 1）。第 2 天以后输液量一般只补充继续损失量和生理需要量。

表 10 - 1　第 1 天输液量　　　　　　　　　　单位：ml/kg

脱水程度	累积损失量	继续损失量	生理需要量	总量
轻度	50	10 ~ 30	60 ~ 80	120 ~ 150
中度	50 ~ 100	10 ~ 30	60 ~ 80	150 ~ 200
重度	100 ~ 120	10 ~ 30	60 ~ 80	200 ~ 250

等渗性脱水用 1/2 张含钠液（等渗含钠液与葡萄糖液各半）；低渗性脱水用 2/3 张含钠液（等渗含钠液 2 份与葡萄糖液 1 份）；高渗性脱水用 1/3 或 1/4 张含钠液（等渗含钠液与葡萄糖液的比例分别为 1:2 或 1:3）。

输液速度：前 8 小时输入总量的一半，失水较重者可先从中取 20 ml/kg，用 2:1 等张钠液（2 份生理盐水加 1 份 1/6 mol/L 乳酸钠或 1.4% 碳酸氢钠溶液）在头半小时内快速输入，余下的 16 小时输入总量的另一半（能口服者应扣除口服量）。

对轻、中度酸中度并心肾功能良好者，多随输液后血液循环改善而消失，一般不需另给碱性溶液。重度酸中毒须另外加用碱性溶液。药量按提高 CO_2 结合力 4.5 mmol/L 计算，常用 5% 碳酸氢钠溶液每次 5 ml/kg。需同时扩充血容量者直接用 1.4% 溶液每次 20 ml/kg，可同时起到扩容和纠酸作用。如已测知 CO_2 的结合力，可按提高到 18 mmol/L（40 容积%）计算。常用碱性溶液需要量计算公式如下：（18 - CO_2 结合力测得值）（mmol/L）×0.7×体重（kg）= 应补碱性溶液（mmol）。

补钾：中度以上脱水患儿在治疗前 6 小时内排过尿或输液后有尿即可开始补钾（有低钾血症的确切依据时，无尿亦可补钾）。一般每天补 2 ~ 4 mmol/kg（相当于 10% 氯化钾液每天 1.5 ~ 3 ml/kg），能口服者将全天量分为 3 ~ 4 次口服；不能口服者按 0.15% ~ 0.3% 浓度静脉滴注，补钾时间不应少于 6 小时，损失的钾盐一般在 3 ~ 6 天陆续补充。较安全办法是将氯化钾 100 mg/kg 加入排尿后第一批输液中静脉滴入，低钾情况一般都能好转，将其余用量分 3 ~ 4 次口服。因食物中含钾丰富，饮食恢复至正常量一半时，可停止补钾。

钙和镁的补充：在补液过程中，如果患儿兴奋性过高或出现惊厥或抽搐，可将10%葡萄糖酸钙10 ml稀释一倍，静脉滴入，必要时可重复。能口服时可给10%氯化钙每次5~10 ml，每天3~4次。抽搐停止后可肌内注射维生素D 20万~30万U，并继续服钙剂。脱水重、久泻及有低血镁时，可肌内注射25%硫酸镁每次0.2~0.4 ml/kg，每天2~3次，2~4天。

输血或血浆：加强支持疗法，输血浆每次25~50 ml，必要时1~3天重复1次，共2~4次，贫血者输全血。

3. 几种特殊腹泻患儿的液体疗法

1）腹泻合并肺炎的液体疗法：腹泻合并肺炎，因发热、饥饿、缺氧可加重腹泻的代谢性酸中毒；二氧化碳潴留还常有呼吸性酸中毒；有时呈混合性酸碱失衡。低钾、低钙、低氯血症等电解质紊乱也常发生。此外，肺炎易合并心力衰竭。因此，只要脱水不明显，能口服者尽量口服补液，必须静脉补液者，应坚持液量不宜过多，总补液量只按计算量的3/4补给。输液速度不宜过快等。

2）腹泻合并心力衰竭的液体疗法：一般心力衰竭适当限盐水是必要的，但当合并腹泻出现脱水时，应给予合理的静脉补液，但速度不可太快。尤其对心力衰竭伴有脱水休克而需快速补液时，则应严格监控心脏功能情况。对补液总量及电解质张力也应从严掌握。

3）腹泻合并重度营养不良的液体疗法：营养不良患儿皮肤弹性差，一旦脱水易将脱水程度估计过重，而且心、肾功能差，液量过大会加重心脏负担。补液总量的计算应以现有体重为准，且比计算量少补1/3~1/2，并在2~3天完成丢失液体量的补充。此外，营养不良患儿肝功能差，纠正酸中毒宜用碳酸氢钠，并注意补钾、补钙、补镁。为防止发生低血糖，可将葡萄糖浓度提高至10%~15%。有低蛋白血症者少量多次输血浆或白蛋白。

（五）微生态调节制剂

旨在恢复肠道正常菌群，重建天然屏障，抵制病原菌繁殖侵袭，有利于控制腹泻。可选用以下微生态制剂。

1. 双歧杆菌三联活菌散

由双歧杆菌、粪链球菌和嗜酸乳杆菌制成的活菌制剂。每粒0.21 g，每次1/2~1粒，每天3次，用5~7天。

2. 双歧杆菌活菌胶囊

其为双歧杆菌活菌制剂。每次50~70 mg/kg，每天2次。

3. 地衣芽孢杆菌活菌胶囊

其为地衣芽孢杆菌制剂。每粒0.25 g，每次0.125~0.25 g，每天2~3次。

（六）肠黏膜保护制剂

吸附病原体和毒素，维持肠细胞正常吸收与分泌功能；与肠道黏液糖蛋白的相互作用，增强其屏障作用，以阻止病原微生物的攻击。常用蒙脱石散（每包3 g），1岁以下每次1 g，1~2次每次2 g，大于2岁每次3 g，均每天3次。

（七）对症治疗

1. 腹泻

腹泻应着重病因治疗和液体疗法，一般不宜用止泻药尤其是感染性腹泻，止泻药非但无效，反而抑制肠蠕动，增加毒素吸收，加重中毒症状，只有当热退、中毒症状消失，仍频泻不止者，可试用硅炭银、鞣酸蛋白、碱式碳酸铋等收敛剂。蒙脱石散为铝镁的硅酸盐，对病毒、细菌和毒素有吸附作用，用后可减少便次及便中水分，每天 3 ~ 9 g，分次在两餐间加水摇匀服之。对病毒性腹泻有良效。氯丙嗪可抑制 cAMP 和 cGMP 增加引起的分泌性腹泻，每天 1 mg/kg，肌内注射。地芬诺酯或盐酸洛哌丁胺，多只用于功能性腹泻。

2. 呕吐

呕吐为酸中毒或毒素所致，随病情好转可恢复。重者应暂时禁食，肌内注射氯丙嗪、甲氧氯普胺等，也可针刺内关、中脘、足三里穴。

3. 腹胀

腹胀为肠道细菌分解糖产气或缺钾所致。缺钾者及早补钾；针刺天枢、气海、足三里；必要时先肌内注射新斯的明，15 分钟后肛管排气，中毒性肠麻痹除治疗原发病外可用酚妥拉明。

（八）迁延性和慢性腹泻的治疗

努力寻找导致病程迁延的原因，进行病因治疗，调整饮食，保证营养。以支持对症治疗为主，静脉补充氨基酸制剂或少量多次输血浆或全血，切忌滥用抗生素，避免引起肠道菌群失调。积极治疗各种并发症，提高免疫力。

（九）中医治疗

1. 辨证施治

1）伤食泻：症见脘腹胀满，腹痛肠鸣，食滞纳呆，嗳腐欲呕，排气恶臭，手足心热，颊红烦急，夜卧不安，粪便黏滞不化，味酸臭或如败卵。舌苔垢腻，脉滑略数。

治宜：消食积，清热止泻。

方药：保和丸。

神曲 10 g，山楂、莱菔子各 9 g，半夏、茯苓、连翘各 6 g，陈皮 3 g。

2）湿热泻：症见暴迫下注，便频水多，色黄味臭，时感腹痛，精神倦怠，食欲减退，恶心呕吐，烦躁身热，口渴欲饮，尿少而黄。舌苔黄腻，舌红脉数。

治宜：清热利湿。

方药：葛根黄连汤。

葛根、黄芩各 6 g，黄连、甘草各 2 g。

3）脾湿泻：症见夏秋多发，粪稀如水，味不大，食欲减退不欲饮，恶心呕吐，腹胀少尿。舌苔白腻，舌质淡红，脉滑缓。

治宜：健脾利湿，化气利水。

方药：胃苓汤（平胃散与五苓散合方）。

白术、茯苓、猪苓、泽泻、厚朴各 6 g，苍术、陈皮各 3 g，桂枝 1.5 g，生姜 1 g，大枣 3 枚。

4）脾虚泻：症见形体瘦弱，神疲倦怠，面色萎黄，肌肤松软，畏寒懒动，大便稀溏，色淡无臭。舌淡苔白，脉细弱。

治宜：健脾益胃。

方药：参苓白术散。

党参、莲肉各9 g，白术、茯苓各6 g，山药12 g，扁豆5 g，薏苡仁10 g，砂仁3 g，桂枝1.5 g。

久泻不止无夹杂积滞者，加诃子3 g，赤石脂、伏龙肝各10 g。

5）脾肾阳虚泻：症见多因久病，久泻所致。形体肢冷，精神萎靡，面色㿠白，久泻不止，食入即泻，粪质清稀，完谷不化。舌淡苔白，脉象细弱。

治宜：补脾温肾。

方药：附子理中汤。

熟附子3 g，干姜1 g，人参（党参）9 g，白术6 g，炙甘草2 g。

肾阳偏虚者加四神丸；久泻不止者，加诃子、赤石脂。

6）伤阴泻：症见便频量多，粪稀如水，尿少色黄，烦躁不安，皮肤干燥，眼窝、前囟凹陷，啼哭少泪，唇红齿干，口渴喜饮。舌红少津，脉细数。

治宜：酸甘敛阴。

方药：连梅汤。

黄连2 g，生地、麦冬各6 g，阿胶9 g，乌梅5 g。

7）伤阳泻：症见暴泻不止，便稀如水，面色㿠白，神疲气弱，四肢厥逆，自汗。舌淡苔白，脉细弱或沉微。

治宜：温阳救逆。

方药：参附龙牡汤。

人参9 g，熟附子3 g，龙骨、牡蛎各10 g。

2. 中成药

1）保和丸：适用于伤食泄泻症见腹痛泄泻，泻后痛减，嗳腐吞酸，大便酸臭等。每服6 g，周岁以内酌减，每天2次。

2）藿香正气丸：适用于外感风寒，内伤饮食的泄泻症见泄泻清稀多沫，臭味不大，恶寒发热等。每次9 g，周岁以内酌减，每天2次。

3）苦参片：每次2～4片，每天3次，3岁以内小儿酌减。用治肠腑湿热所致泄泻。

4）参苓白术丸：每次6 g，每天2次。适用于脾虚型泄泻。

5）小儿香橘丹：每次3 g，每天2次。适用于脾虚食滞之泄泻。

6）泻痢保童丸：每次3 g，每天2次。用治脾肾阳虚泄泻症见久泻不止，粪质清稀，完谷不化，形寒肢冷，精神萎靡等。

7）七厘散：每次0.2 g，每天1次，重症每天2次。

8）伤湿止痛膏：贴于脐部，泻止后再贴2天。

3. 单方、验方

1）鸡内金1～2只，烤干研粉吞服。

2）石榴皮30 g。水煎服。或研面，1岁1次服0.6 g，每天2次。

3）茵陈蒿（全草）30 g。水煎服。

4）山楂与乌梅，共煎内服。

5）肉桂、丁香各6 g。共研细末，放入膏药中贴患儿肚脐。

6）红高粱30 g，炒黄，大枣10个，去核炒焦。共研末，2岁小儿服6 g，3~5岁服10 g。每天早晚各服1次。

7）山楂、神曲、制半夏、莱菔子、陈皮各6 g，麦芽、茯苓各9 g，连翘5 g。水煎服，每天2次。用于伤食泻。

8）苍术、白术、泽泻、防风、甘草各3 g，陈皮、厚朴、茯苓、猪苓、升麻、肉豆蔻各6 g。水煎服，每天2次。用于虚寒泻。

9）吴茱萸10 g。研末，醋调成厚糊状，敷脐部，外用纱布固定。

10）丁香30 g，荜茇10 g，胡椒、肉桂、吴茱萸各5 g，炒车前子20 g。共研细末，贮瓶备用。每取本散2~3 g，纳入脐中，外用纱布固定。每2天换药1次。对小儿寒泻疗效颇佳。

11）明矾、黄丹各15 g，葱白15 g。上药共捣烂成泥状，敷脐，以常规法固定。治小儿水泻。

12）苍术、吴茱萸各15 g，丁香3 g，胡椒15粒。上药焙干，共研细末，装瓶备用。取药粉1~3 g，以食用油调成糊状，敷于脐部，用长宽各4 cm的胶布固定，24小时换药1次。治小儿泄泻。

13）白胡椒1~2粒，研粉。将胡椒粉放入脐内，内胶布封贴，24小时换药1次。

14）干姜、黄连、五味子各40 g，肉桂、吴茱萸各20 g，冰片10 g。共研细粉。取药粉1~2 g和1粒五味子放脐中，外以胶布封贴，2天换药1次，每天揉脐3次。

15）吴茱萸6 g，苍术7 g，白胡椒2 g，肉桂、枯矾各3 g。共研细末，贮瓶备用。每取药粉7~8 g，用食醋适量调和成膏，敷于脐中，外用麝香止痛膏或上盖纱布，胶布固定，每天换药1次。效验佳。

16）葛根50 g，白扁豆100 g，车前草150 g。共煎水泡足。用于湿热泻。

17）党参、茯苓、白术、薏苡仁各9 g，甘草、陈皮、桔梗、砂仁各3 g，山药、莲肉各12 g，扁豆5 g。水煎服，每天2次。用于脾虚泻。

（孙衍鹏）

第二节 消化性溃疡

消化性溃疡主要是指胃、十二指肠黏膜及深层组织的一种局部缺损。本病是一种多基因遗传病。目前认为，其发病与胃酸分泌过多、胃黏膜屏障功能减弱及幽门螺杆菌感染有关。不同年龄临床表现不一，可有反复发作性腹痛、呕吐，不明原因贫血，突然出现头晕、呕血、黑便甚至休克等，年龄越小症状越不典型。本病可发生于任何年龄小儿，男女比例为（2~3）：1，6 岁以后十二指肠溃疡与胃溃疡之比为（3~12）：1。原发性溃疡以十二指肠溃疡为主，大多为慢性，常见于学龄儿童及青少年；继发性溃疡以胃的急性溃疡为主，新生儿及婴幼儿较易发生。

一、病因

溃疡病的病因较为复杂，尚不能肯定，以下诸多因素与发病有关。

（一）胃酸和胃蛋白酶

特别是胃酸分泌增多和胃蛋白酶的消化作用，是发生消化性溃疡的重要因素。成人与小儿十二指肠溃疡的患者胃酸偏高；但有的胃溃疡患者胃酸正常或偏低。胃酸的分泌量与溃疡的大小及病程长短无关。

（二）胃和十二指肠黏液—黏膜屏障

胃和十二指肠黏膜在正常情况下，被其上皮所分泌的黏液所覆盖，黏液与完整的上皮细胞膜及细胞间连接形成一道防线，称黏液—黏膜屏障，其主要功能是防止食物的机械摩擦，阻抑和中和胃腔内 H^+ 反渗至黏膜，并使黏膜表面 pH 值维持在 7 左右；前列腺素能促进上皮细胞分泌黏液和 HCO_3^-，加强黏膜血液循环和蛋白的合成，抑制组胺刺激胃液分泌。在各种攻击因子的作用下，这一屏障功能受损，即可影响黏膜血液循环及上皮细胞的更新，使黏膜缺血、坏死而形成溃疡。

（三）幽门螺杆菌感染

目前认为胃、十二指肠炎可能与幽门螺杆菌感染有关。小儿十二指肠溃疡幽门螺杆菌检出率为 52.6%~62.9%，被根除后复发率即下降。

（四）遗传因素

约 50% 患儿家庭成员中，有溃疡病存在，说明与遗传有关。O 型血的人十二指肠溃疡发病率较其他型的人高。2/3 的十二指肠溃疡患者家族血清胃蛋白酶原升高。

（五）其他因素

包括气候条件，精神创伤，中枢神经系统病变（外伤、手术后），暴饮暴食，过冷、油炸食品，对胃黏膜有刺激性的药物（如阿司匹林、吲哚美辛、保泰松、肾上腺皮质激素等）均可降低胃黏膜的防御能力，引起胃黏膜损伤。

一般说来，十二指肠溃疡的发生多与胃酸的酸度有关，而胃溃疡的发生多与黏膜屏障因素有关。

二、病理

新生儿和婴儿多为急性溃疡，溃疡为多发性，易穿孔引起腹膜炎，亦易愈合。年长儿多为慢性、单发。胃溃疡多在胃小弯，十二指肠溃疡多数在十二指肠第一段后壁。

溃疡呈圆形或椭圆形，深浅不一，深达黏膜肌层，边缘整齐，可侵蚀血管引起出血。溃疡周围常有急、慢性炎症。溃疡浅者颇似擦伤所致。

三、临床表现

随年龄不同临床表现有很大差异。

（一）新生儿期

此期常继发于出生时的窒息、缺氧、早产及重症感染后。急性起病，可有呕血和（或）黑便，严重时可并发穿孔、腹膜炎。

（二）婴儿期

可有食欲减退、呕吐、腹胀、体重增长缓慢，也可见到呕血和柏油样便。

（三）幼儿期

反复呕吐、脐周疼痛，少数病例夜间或清晨疼痛重，腹胀或腹部不适，食欲差、消瘦、体格发育迟滞。严重者可发生呕血、黑便、穿孔、幽门狭窄。胃和十二指肠溃疡发病率相等。

（四）学龄前期及学龄期

十二指肠溃疡多于胃溃疡，随着年龄增长，临床表现逐渐与成人相同。表现为反复发作的脐周及上腹部疼痛、烧灼感，疼痛与饮食时间的规律性不明显，但以饥饿时或夜间发作较多。严重时可发生呕血、黑便，甚至穿孔、腹膜炎。幽门梗阻比幼儿多见。也有部分患儿腹痛不明显，仅表现为贫血或大便隐血阳性。

四、治疗

治疗原则是消除症状，促进溃疡愈合，防止并发症的发生。

（一）一般疗法

注意饮食，应以软食或易消化食物为主，少量多餐。饮食要定时，进食不宜过快，避免过饱、过饥和过冷、过热的食物，禁忌吃刺激性强的食物。

（二）药物疗法

1. 制酸药

本药可减低胃、十二指肠内的酸度，缓解疼痛，促进溃疡愈合。多采用氢氧化镁和氢氧化铝二者混合的药物。前者可导致腹泻，后者可导致便秘，二者联合或交替使用可维持正常排便。

2. H_2 受体拮抗药

其可直接抑制组胺、阻滞乙酰胆碱和胃泌素分泌，达到抑酸和加速溃疡愈合的目的。常用西咪替丁，每天 10 ~ 15 mg/kg，分 4 次于饭前 10 分钟至 30 分钟口服，或按每次 0.2 ~ 0.3 g，用 5% ~ 10% 葡萄糖液稀释后静脉滴注，儿童酌减；雷尼替丁，每天 3 ~ 5 mg/kg，每 12 小时 1 次，或每晚 1 次口服，或将上述剂量分 2 ~ 3 次，用 5% ~ 10% 葡萄糖液稀释后静脉滴注，肾功能不全者剂量减半。疗程均为 4 ~ 8 周。

3. 质子泵抑制药

其为抑制 $H^+ - K^+ - ATP$ 酶活性的药物。奥美拉唑：抗酸作用强，而且还有清除幽门螺杆菌的作用。症状消失快，溃疡愈合快，不良反应少。

4. 胃蛋白酶抑制药

硫糖铝在水中释出氢氧化铝和硫化蔗糖，氢氧化铝能中和胃酸，硫化蔗糖能与胃蛋白络合，并与胃黏膜的蛋白络合成保护膜。主要不良反应为便秘，可与抗胆碱药合用。治疗有效继续服药数月。

5. 抗胆碱能药

缺点是抑制胃酸分泌的同时，抑制乙酰胆碱的生理作用，故临床应用少。一般与抗酸药配合应用。因其抑酸作用强，对缓解溃疡疼痛效果好。

6. 抗菌药

治疗幽门螺杆菌常用药物有：阿莫西林、甲硝唑、庆大霉素、呋喃唑酮等。一般应大剂量、足疗程、联合用药。参考剂量：阿莫西林每天 50 mg/kg；甲硝唑每天 10 mg/kg，枸橼酸铋钾每天 7~8 mg/kg；庆大霉素每次 4 万 U，每天 3 次。一般应用 1~2 种抗生素加铋剂，抗生素用 2~3 周，铋剂 6 周。

7. 胃黏膜保护、修复剂

盖胃平：在唾液及胃酸作用下产生一种浮游的黏性凝胶而保护黏膜，促进修复。适用于溃疡、炎症伴胃酸反流者，反酸者服后半小时可缓解，1~3 次症状可消失。12 岁以下儿童每次 1~3 片，婴幼儿也可服用。

此外，还有复方石菖蒲碱式硝酸铋片、甘珀酸钠等，可根据情况选用，应注意不良反应。

8. 治疗实施

1）初期治疗：以 H_2 受体拮抗药或奥美拉唑为首选药物，硫糖铝也可作为一线治疗药物。幽门螺杆菌阳性患儿应同时进行抗菌治疗。

2）维持治疗：抗酸药物停用后可用丙谷胺维持治疗。如果病情反复或症状持续不缓解，或需长期服用非甾体抗炎药，或有幽门螺杆菌感染的患儿，可用 H_2 受体拮抗药或奥美拉唑维持治疗。

（1）正规维持治疗可用小剂量 H_2 受体拮抗药或奥美拉唑维持，疗程 1~2 年或更长时间。

（2）间歇全剂量治疗：当患儿出现严重症状或胃镜证实溃疡复发时，给予 1 个疗程全剂量治疗。

（3）自我监视治疗：当症状复发时，给予短疗程用药，症状消失后停药。

（三）手术治疗

消化性溃疡并发大出血、幽门梗阻、合并穿孔或频繁复发药物治疗效果不佳者，可考虑手术治疗。

（李玉静）

第十一章 循环系统疾病

第一节　病毒性心肌炎

心肌炎为各种感染性、中毒性、结缔组织性过程侵犯心肌所致。最常见的是病毒性心肌炎，其病理特征为心肌细胞的坏死或变性，有时病变也可累及心包或心内膜。儿童期的发病率尚不确切。国外资料显示，在因意外事故死亡的年轻人尸检中其检出率为4%~5%。流行病学资料显示，儿童中可引起心肌炎的常见病毒有柯萨奇病毒（CVB和CVA）、埃可病毒（ECHO）、脊髓灰质炎病毒、腺病毒、传染性肝炎病毒、流感和副流感病毒、麻疹病毒及HSV以及流行性腮腺炎病毒等。值得注意的是，新生儿期CVB感染可导致群体流行，其死亡率可在50%以上。

一、病因和发病机制

可引起心肌炎的病毒很多，如CVB、CVA、ECHO、脊髓灰质炎病毒、腮腺炎病毒、巨细胞病毒（CMV）、风疹病毒、腺病毒、传染性单核细胞增多症病毒（EBV）、合胞病毒、麻疹病毒、轮状病毒、流感病毒、副流感病毒、肝炎病毒、狂犬病病毒、登革热病毒、黄热病病毒等。其中CVB为最常见的病毒，约占心肌炎病毒的50%，尤其是CVB_3最常见，CVB_3中有对心肌有特殊亲和力的亲细胞株（CVB_{3m}）。近年来轮状病毒所致心肌炎的报道也很多。2000年重庆医科大学报告病毒性心肌炎116例，CVB所致51例（43.9%）、流感病毒15例（12.9%）、腺病毒8例（6.9%）、麻疹病毒7例（6.0%）、EBV 3例（2.6%）、CMV 3例（2.6%）、疱疹病毒2例（1.7%）；2001年Fainweathen报道CMN可引起小儿心肌炎；2003年青岛市儿童医院报道98例病毒性心肌炎患儿中CVB_3所致的52例（53.1%），CMV所致的29例（19.4%），其余为其他病毒感染所致。

确定心肌炎的病毒病原，首先是根据发病同时或1周内患儿有病毒性疾病，如水痘、腮腺炎等。其次是由患儿心内膜、心肌、心包或心包穿刺液发现以下三者之一，可确定心肌炎为病毒感染所致：①分离到病毒；②用病毒核酸探针查到病毒核酸；③特异性病毒抗体阳性。或有以下四者之一者也可考虑心肌炎为病毒所引起：①自患儿粪便、咽拭子或血液中分离到病毒，且恢复期血清同型抗体滴度较第一份血清升高或降低1/4及以下；②患儿血中特异性IgM抗体阳性；③用病毒核酸探针自患儿血中查到病毒核酸；④用聚合酶链反应（PCR）法在患儿血中查到病毒DNA或RNA。由于病毒性心肌炎患儿的心肌标本很难取到，只有极个别单位在科研时开展此项工作，实际在临床上最常用的是检测患儿血液中特异性IgM抗体，或应用PCR检测病毒DNA或RNA。

国外学者认为心肌炎的发生率通常被低估。据报道，死于创伤的青壮年的尸检显示通常的淋巴细胞型心肌炎的发生率为4%~5%，猝死儿童的发生率为16%~21%。在特发性扩张型心肌病成人患者，心肌炎的发生率为3%~63%。病毒性心肌炎通常散发，也可暴发流行，这多见于婴儿室的新生儿，且都与 CVB 有关。

心肌炎的发病机制目前尚未完全阐明。加拿大学者 Liu 及 Mason 等根据近年的研究成果将心肌炎的发病过程分为三个阶段，即病毒感染阶段、自身免疫阶段及扩张型心肌病阶段。

近年的研究表明，哺乳动物存在柯萨奇病毒及腺病毒共同受体（CAR），CAR 可易化这些病毒与细胞接触后进入细胞内部，因而是病毒感染的关键步骤。补体弯曲蛋白衰减加速因子（DAF）及整联蛋白 $\alpha_{v\beta3}$ 及 $\alpha_{v\beta5}$ 有协助 CAR 的作用。病毒感染后免疫反应产生。一旦免疫系统激活，则进入自身免疫阶段。在这一阶段，T 细胞因分子的类似性将宿主细胞作为目标攻击，一些细胞因子及交叉反应自身抗体均能加速这一过程。T 细胞的激活与病毒肽段有关，相关细胞因子有肿瘤坏死因子 α，白细胞介素 –1 及白细胞介素 –6 等。在扩张型心肌病阶段，心肌发生重塑。Badorff 及 Knowlton 等研究显示柯萨奇病毒蛋白酶与心肌重塑有关。其他相关因子包括基质金属蛋白酶、明胶酶、胶原酶及弹性蛋白酶。这些酶的抑制药的应用可明显减轻扩张型心肌病的程度。此外，病毒还可直接引起心肌细胞凋亡。

二、临床表现

临床特点为病情轻重悬殊，自觉症状较检查所见为轻。多数在出现心脏症状前 2 ~ 3 周，有上呼吸道感染或消化道感染等感染史。有时病毒可同时侵犯其他系统，如肌肉、大脑等，并出现相应症状体征。

1. 急性期

临床症状明显而多变，病程多不超过 6 个月。①轻型：症状以乏力为主，其次有多汗、苍白、心悸、气短、胸闷、头晕、食欲缺乏等。检查可见面色苍白，口周可有发绀，心尖部第一心音低钝，可听到轻柔吹风样收缩期杂音，有时有期前收缩。②中型：较少。起病较急，除前述症状外，乏力突出，年长儿常诉心前区疼痛。起病较急者可伴恶心、呕吐。检查见心率过速或过缓，或心律不齐。患儿烦躁，口周可出现发绀，手足凉，出冷汗。心脏可略大，心音钝、心尖部吹风样收缩杂音，可有奔马律和（或）各种心律失常。血压低，脉压小，肝增大，有的肺有啰音。③重型：少见。呈暴发性，起病急骤，1 ~ 2 天出现心功能不全或突发心源性休克。患儿极度乏力、头晕、烦躁、呕吐、心前区疼痛或压迫感。有的呼吸困难、大汗淋漓、皮肤湿冷。小婴儿则拒食、阵阵哭闹、软弱无力、手足凉、呼吸困难。检查见面色灰白、唇绀、四肢凉、指趾发绀、脉弱或摸不到、血压低或测不到。心音钝，心尖部第一心音几乎听不到，可出现收缩期杂音，常有奔马律、心动过速或过缓的严重心律失常。肺有啰音、肝可迅速增大。有的发生急性左心衰竭、肺水肿。病情发展迅速，如抢救不及时，有生命危险。

2. 迁延期

急性期过后，临床症状反复出现，心电图和 X 线改变迁延不愈，实验室检查有疾病活动的表现。病程多在半年以上。

3. 慢性期

进行性心脏增大，或反复心力衰竭，病程长达一年及以上。慢性期多见于儿童，有的起病隐匿，发现时已呈慢性；有的是急性期休息不够或治疗不及时而多次反复，呈慢性期。常拖延数年而死于感染、心律失常或心力衰竭。

三、治疗

本病目前尚无特效治疗，可结合具体情况适当选择下列治疗措施。

（一）休息

急性期卧床休息至热退后 3 ~ 4 周，心力衰竭、心脏扩大者，休息不少于半年，以后根据心脏恢复情况逐渐增加活动量。

（二）肾上腺皮质激素

适用于重症患儿如心源性休克、严重心律失常或心功能不全者。对急性期危重病例，可改善心肌功能，减轻心肌炎性反应。选用地塞米松每天 0.2 ~ 0.4 mg/kg 或氢化可的松每天 15 ~ 20 mg/kg，静脉滴注，症状缓解后，改用泼尼松口服，每天 1 ~ 1.5 mg，疗程 3 ~ 4 周。但病情早期及轻型病例多不主张应用。

（三）维生素 C 和能量合剂

维生素 C 能改善心肌代谢，增加冠状动脉血流量，有利心肌功能恢复，主张大剂量使用。每天 100 ~ 200 mg/kg，加葡萄糖液稀释成 10% ~ 20% 溶液静脉注射，每 2 ~ 3 周为 1 个疗程。能量合剂能促进心肌代谢，激活心肌生理功能，常用 ATP 20 mg，辅酶 A 50 U，胰岛素 4 ~ 6 U，10% 氯化钾 6 ml 溶于 10% 葡萄糖液 250 ml 中静脉滴注，每天或隔天 1 次。

（四）控制链球菌感染

心肌炎多数为病毒感染，抗生素无效，但由于链球菌的细胞壁与心肌有相同抗原，鼻咽部有链球菌易引起心肌炎的自身免疫现象，因而对心肌炎患儿用 10 天青霉素可能有利于心肌炎的康复。

（五）控制心力衰竭

常用地高辛或毛花苷 C 等。由于心肌炎时机体对洋地黄类药物较敏感，容易中毒，故剂量应偏小，一般用有效剂量的 2/3 即可。重症加用利尿药，但需警惕电解质紊乱而引起心律失常。烦躁不安者宜给予苯巴比妥、地西泮等镇静药。

（六）抢救心源性休克

除静脉滴注肾上腺皮质激素外，可静脉推注大剂量维生素 C，有酸中毒者给 5% 碳酸氢钠溶液 5 ml/kg（稀释至 1.4%），同时应用多巴胺、间羟胺等维持血压。采用静脉补液恢复有效循环血量，补液速度宜慢。

（七）中医治疗

1. 辨证施治

1）风邪入侵，心气受损型：症见心悸，气短，怕冷，乏力，胸闷。舌苔薄白，脉细数或结代。

治宜：祛风宁心益气。

方药：健心汤。

生地、麦冬、党参、苦参、丹参各 9 g，炙甘草、甘松各 6 g，桂枝 5 g，板蓝根

15 g。

2）血脉瘀滞，心气不足型：症见心悸、怔忡不已，气喘，胸闷难忍，面色苍白，乏力。舌苔薄白，脉数，结代。

治宜：活血通络，镇心安神。

方药：心安煎。

党参、丹参各15 g，麦冬、瓜蒌皮各10 g，五味子5 g，失笑散（包煎）12 g，青龙齿（先煎）15 g，琥珀屑2 g（吞服）。

2. 中成药

1）丹参注射液：剂量6个月每次1 ml，1~3岁每次1~2 ml，4~7岁每次2 ml，8~14岁每次2~4 ml，肌内注射或静脉注射。每天1~2次。

2）生脉注射液：剂量同丹参注射液，每天3~4次。

3）苦参丸：可调整心律，早、晚各1丸。

4）黄芪口服液：每次1支，每天2次。

3. 验方

1）丹参30 g，琥珀15 g。共研细末，每次服5 g。

2）麦冬、柏子仁各10 g，五味子6 g。水煎服。

3）板蓝根30 g，苦参10 g，五味子5 g，丹参9 g，生甘草6 g，黄芪12 g。水煎服。

4）黄连3 g，金银花6 g，板蓝根9 g。水煎服，每天1剂，并冲入人工牛黄0.6 g。

5）紫石英、丹参、灵磁石、麦冬各12 g，珍珠母、牡蛎各30 g，石菖蒲5 g，葛根15 g，五味子、炙甘草各10 g，川芎、桂枝各6 g。本方对功能性期前收缩及病毒性心肌炎引起的传导阻滞常获较好的疗效。

6）党参12~15 g，黄芪、莲子肉各15 g，麦冬、茯苓、地骨皮各12 g，车前子15~30 g，黄芩9~12 g，生（炙）甘草6~9 g。水煎服，每天1剂。连服2周。

（石小璐）

第二节　充血性心力衰竭

心力衰竭为心功能障碍，心排血量减低不能满足机体需要。临床上心力衰竭是一个综合征，由4部分组成：心功能障碍，运动耐力减低，肺、体循环充血，以及后期出现心律失常。心功能障碍是构成心力衰竭的必备条件，其他三部分是心功能不全代偿机制的临床表现。早期通过加快心率、心肌肥厚和心脏扩大等进行代偿，当排血量可满足机体需要只有心功能障碍，尚无心力衰竭征象，称心功能代偿期。在此期间，病情进展则出现肺循环和/或体循环淤血，患儿呼吸急促、表浅、咳嗽及口周发绀，颈静脉怒张、肝脾肿大、水肿，临床上即表现为充血性心力衰竭。心力衰竭严重危害儿童健康，为儿科常见急症，应及时抢救。

一、病因

1. 婴儿期

主要病因为先天性心血管畸形，常见有室间隔缺损、主动脉缩窄、动脉导管未闭及心内膜垫缺损、左室发育不良综合征、完全性大动脉转位、心肌炎、重症肺炎、心内膜弹力纤维增生症及阵发性室上性心动过速。近年川崎病也为婴幼儿心力衰竭病因之一。

2. 儿童期

主要为风湿性心脏病、急性心肌炎（如病毒性心肌炎、白喉性心肌炎）、严重贫血、维生素 B_1 缺乏症、克山病、小儿高原性心脏病、甲亢及电解质紊乱。

二、临床表现

1. 交感神经兴奋和心脏功能减退的表现

心动过速（婴儿心率每分钟160次以上及学龄儿童心率每分钟100次以上是早期出现的代偿现象）、烦躁不安经常哭闹，食欲下降、多汗、活动减少、尿少。叩诊心脏扩大；听诊第一心音低钝可闻及奔马律。患儿脉搏无力血压偏低，指、趾端发凉及皮肤发花等。

2. 肺循环淤血的表现

呼吸急促、鼻翼扇动、三凹征、呼吸困难、咳嗽，口周及指、趾端发绀。肺部听诊可闻及喘鸣音及湿啰音。

3. 体循环淤血的表现

肝脏肿大或进行性增大。年长儿可诉肝区疼痛或压痛。长期肝淤血可出现轻度黄疸；年长儿颈静脉怒张明显，而婴幼儿由于颈部短，皮下脂肪多，不易显示。手背静脉充盈饱满，也是体静脉淤血的常见征；年长儿下垂性水肿是右心衰竭的重要体征，婴儿则因容量血管床相对较大而水肿不明显。但每天测体重均有增加，是体液潴留的客观指标。

三、治疗

应重视病因治疗：如心力衰竭由甲亢、重度贫血或维生素 B_1 缺乏、病毒性或中毒性心肌炎等引起者须及时治疗原发疾病；如为先心病所致，则内科治疗往往是术前的准备，而且手术后亦需继续治疗一个时期。心力衰竭的内科治疗有下列几方面。

（一）一般治疗

1. 休息与镇静

应卧床休息，保持患儿安静，避免一切不必要的刺激及情绪激动。休息可减轻心脏负担，是极重要的治疗措施。应采取各种办法避免患儿烦躁哭闹，可应用苯巴比妥及地西泮等。必要时可用吗啡每次 0.1~0.2 mg/kg，皮下注射，最大量不超过 10 mg，但需防止抑制呼吸。护理操作尽可能集中完成。

2. 体位

心功能不全时肺换气面积受限，可将床头抬高，角度呈 15°～30°，呈头高倾斜位。左心功能不全时取半坐位，应勤翻身，减轻肺淤血。

3. 吸氧

气急、发绀者给予吸氧。

4. 饮食

给予易消化而富有营养的食物，宜少量多餐，避免饮食过度。水肿严重的患儿应限制钠盐，每天应不超过 1 g。水肿消退后可逐渐恢复正常饮食。必要时进行鼻饲或静脉营养，但静脉输液应控制速度和总量。每天入液量（包括口服量）应不超过患儿基础需要量。

5. 防治感染及其他并发症

呼吸道感染为小儿心功能不全的重要诱因，亦为常见的并发症，应注意预防和及时治疗。由于长期进食量减少、限制钠盐及应用利尿药等，病程中易出现电解质紊乱和酸碱失衡，须注意防治。

（二）强心药的应用

1. 洋地黄类药物

视症状轻重缓急而选用不同类型的洋地黄类药物，洋地黄能增强心肌收缩力，减慢心率，从而增加心排血量，改善体、肺循环。由于洋地黄类药物不同，作用有快速、中速和慢速 3 种，急性心力衰竭应选用快速洋地黄类药物，使之迅速洋地黄化。洋地黄的剂量有明显个体差异，如婴幼儿因心肌细胞膜上 $Na^+ - K^+ - ATP$ 酶的活力较成人大，需要较大剂量的洋地黄来抑制 $Na^+ - K^+ - ATP$ 酶。故小儿洋地黄的用量相对较成人大。新生儿、早产儿因肝、肾功能尚不完善，剂量宜偏小（每千克体重所需量按婴儿剂量的 1/2～2/3）；心肌炎、低血钾、肾功能不全、贫血、甲减等对洋地黄较敏感，易中毒，剂量应偏小；慢性克山病对洋地黄耐受性较大，需较大剂量方能显效。故在实际应用中应根据患儿具体情况，适当增减。

1）快速类：作用快，维持间短，蓄积作用小。急性心力衰竭病情危重时，可用毛花苷 C（饱和量）：小于 2 岁者 0.04 mg/kg，大于 2 岁者 0.03 mg/kg，新生儿 0.02 mg/kg。首次先给总量 1/2，余量分 2 次。每隔 4～6 小时 1 次，肌内注射或酌加葡萄糖液缓慢静脉注射，12～18 小时达饱和；或用毒毛花苷 K 每次 0.007～0.01 mg/kg，静脉注射，必要时可间隔 6～8 小时用半量重复 1 次，不宜长期使用。静脉注射钙剂后，6～8 小时不宜应用快速洋地黄类药物，以免发生洋地黄中毒。

2）中速类：地高辛小儿最常用，急性心力衰竭宜于 18～24 小时内服洋地黄。洋地黄化剂量：口服法，新生儿、早产儿 25～30 μg/kg，1 月～2 岁 40～60 μg/kg，2～10 岁 20～40 μg/kg，首剂为洋地黄化量的 1/3～1/2，余量分 2～3 次（6～8 小时 1 次）服完。24 小时后每天给予化量的 1/4 作为维持量，分 2 次服。如用静脉给药，其剂量为口服量的 3/4。国内亦有用甲地高辛口服治疗心力衰竭，认为该药毒性低，起效快，口服吸收率 100%，可推广使用。

3）慢速类：洋地黄毒苷适用于慢性充血性心力衰竭，饱和量 2 岁以内

0.035 mg/kg，2岁以上0.025 mg/kg，维持量为其1/10～1/5，口服、肌内注射或静脉注射。

洋地黄类药物的毒性反应：小儿洋地黄类药物的毒性反应主要为心律失常。也是药物中毒引起死亡的主要原因。常见多种心律失常，如期前收缩、房性心律失常、快速性室性心律失常以及不同程度的房室传导阻滞。亦可有胃肠道反应，如恶心、厌食、呕吐及腹泻。

洋地黄类药物中毒的处理：①立即停用洋地黄类药物及排钾利尿药。②对低钾血症或快速型心律失常而无传导阻滞者，应补充钾盐。重症用0.3%氯化钾静脉滴注，含钾总量为每分钟2 mmol/kg。③快速性室性心律失常，常选用苯妥英钠，剂量为2～4 mg/kg（缓慢注射＞5分钟），必要时20分钟后重复；亦可用利多卡因，每次1 mg/kg，静脉注射，每隔5分钟可重复1次，可用3次，然后静脉滴注每分钟20～50 μg/kg。④严重地高辛中毒，可用地高辛特异性抗体F（ab）片段治疗，急性中毒可按下式计算：F（ab）片段剂量＝总负荷量×60［总负荷量可按已知摄入地高辛剂量×0.87，或按过量＞6小时后的血浆地高辛浓度（ng/ml）×体重（kg）×0.0056］。

多种药物可影响地高辛的血药浓度及其疗效。如奎尼丁、胺碘酮、普罗帕酮、维拉帕米、硝苯地平和抗生素等均可使血药浓度升高（影响分布容积或肾清除）。地高辛不适用于原发性舒张功能障碍，不仅不改善心脏功能，相反可加重恶化。如肥厚型心肌病、高血压心脏病。

2. 非洋地黄类正性肌力药物

常用者有多巴胺和多巴酚丁胺。

1）多巴胺：开始速度宜慢，按每分钟0.5～1 μg/kg，其有效剂量为每分钟1～10 μg/kg。

2）多巴酚丁胺：作用出现迅速，但持续时间短，用药后10～15分钟达高峰，停药后10～15分钟其药效即完全消失。从小剂量每分钟0.5～2 μg/kg开始，逐渐加量，有效剂量为每分钟2～10 μg/kg。β受体激动药应用于伴有体循环减少的难治性心力衰竭及洋地黄中毒患儿。

（三）血管扩张药

近年来应用血管扩张药治疗顽固性心力衰竭取得一定疗效。小动脉的扩张使心脏后负荷降低，从而可能增加心搏出量。同时静脉的扩张使前负荷降低，心室充盈压下降，肺充血的症状亦可能得到缓解，对左室舒张压增高的患儿更为适用。常用药物有：

1. 酚妥拉明

该药可阻滞肾上腺素能受体，扩张小动脉、小静脉。多在使用强心药的基础上静脉缓慢注射或由莫菲氏滴壶静脉滴入，剂量每次0.5～1 mg/kg（最大量每次不超过15 mg），每6～8小时1次，多数能使发绀及（或）腹胀减轻。

2. 硝普钠

硝普钠是一种高效、速效的血管扩张药，对心力衰竭或肺淤血严重、水肿显著的患儿疗效突出，特别有助于心力衰竭而伴有左心室充盈压增高或心动过速者，如急性肾小球肾炎合并心力衰竭、肺水肿者。用量每分钟1～8 μg/kg，心肌病小儿用量每分钟

1.1～3.5 μg/kg，静脉滴注。滴入时应将滴入系统水溶液避光包盖，防止受光破坏。一般用药30分钟后舒张压下降，脉压加大，颜面及皮肤潮红，有热感，肝大渐回缩。药物作用消失快，扩血管作用与剂量成正比，不可用量过大，防止血压过低。

3. 卡托普利

卡托普利系血管紧张素Ⅱ转换酶抑制药，阻滞血管紧张素Ⅱ的形成，亦能抑制肾上腺皮质释放醛固酮，它在扩张动静脉的同时（以扩张小动脉为主），尚能抑制钠的潴留，故其疗效优于一般扩血管药物。近年来国内外报道对难治性心衰的治疗取得满意效果。剂量：新生儿每次0.1～0.4 mg/kg，每6～24小时1次；婴儿每天0.5～6.0 mg/kg，分4次；儿童12.5 mg/次，每12～24小时1次，以后依病情渐加量至每次2 mg/kg，每天3～4次。不良反应是使中性粒细胞减少，蛋白尿及皮疹均少见。

4. 其他

文献报道有人用2%硝酸甘油软膏涂于前臂皮肤，治疗高原小儿心力衰竭，有效率100%；口服硝酸异山梨酯治疗肺炎合并心力衰竭并获得满意疗效。前列腺素 E_1 治疗克山病患者的心力衰竭疗效尚佳；目前有关心房钠尿肽治疗肾性高血压、慢性心力衰竭等疗效显著的报道较多，已初步证明心房钠尿肽是种安全、有效及可靠的内源性扩张血管和调节水、电解质平衡的药物。

当应用血管扩张药时，应注意补够血容量，并密切观察疗效反应和血压，随时调整剂量，婴幼儿慎用。

（四）利尿药

目前常用的利尿药通过抑制肾小管的不同部位，以阻止钠和水的再吸收产生利尿，从而直接减轻水肿，同时减少血容量，降低回心血量，降低左室充盈压，即减轻前负荷。常用利尿剂有：噻嗪类利尿药，袢利尿药，保钾利尿药。对充血性心力衰竭可根据病情轻重、利尿药的作用机制及效应力，合理选择或联合应用利尿药。急性肺水肿时，应选用静脉注射高效利尿药（袢利尿药如呋塞米、布美他尼等）。轻、中度心力衰竭可选用中效利尿药（噻嗪类利尿药如氢氯噻嗪），必要时加用保钾利尿药；重度心力衰竭或顽固性水肿者可选用噻嗪类、袢利尿药及保钾利尿药三者合并。袢利尿药合用卡托普利可加强利尿和纠正低血钠症。同类的利尿药合并使用一般无协同作用，尚可增加不良反应。反复应用利尿剂可表现为抗药性。应注意用药是否合理，是否存在电解质紊乱。

（五）心肌代谢赋活药

此类药物可促进心肌能量代谢，常用的 ATP 疗法，难进入细胞内，因而效果差，近年来多推荐应用辅酶 Q_{10} 和1，6 - 二磷酸果糖。

（六）肾上腺皮质激素

其有抗醛固酮及抗利尿激素的作用，并能增加肾小球滤过率，保护溶酶体膜完整而防止心肌抑制因子的产生和积聚。与其他控制心力衰竭的药物同时应用，有时对顽固性心力衰竭有一定疗效。可选用氢化可的松每天5～10 mg/kg 或地塞米松短期应用。

（七）纠正电解质紊乱和酸碱平衡失调

电解质紊乱与酸碱平衡失调是心力衰竭的重要诱因之一，临床中应注意及时纠正低钾血症、低镁血症、低钠血症、低氯血症等。

（八）抢救肺水肿

小儿期肺水肿多发生于心肌疾病、风湿性心脏病、急性肾小球肾炎合并严重心功能不全时，一旦出现表现病情严重，应分秒必争进行抢救。

1. 镇静

烦躁不安者应立即注射吗啡 0.1~0.2 mg/kg，或哌替啶 1 mg/kg。吗啡除镇静作用外尚可扩张周围血管，减少回心血量，减轻前负荷。因可抑制呼吸，休克、昏迷及呼吸衰竭者应忌用或慎用。

2. 吸氧

若患儿有泡沫状痰液，可使氧通过含有乙醇的雾化器，口罩给氧者乙醇浓度为30%~40%，鼻导管给氧者乙醇浓度为70%，一次用不宜超过 20 分钟，因乙醇使泡沫表面张力减低，故泡沫易破裂，增加气体与肺泡壁的接触面，改善气体交换。必要时应用人工呼吸机或面罩加压呼吸，使肺泡内压力升高，超过肺毛细血管压以减轻肺水肿。

3. 取坐位，双腿下垂或以止血带结扎四肢，减少回心血量。每次加压三个肢体，压力维持在收缩压与舒张压之间，每 15 分钟轮流换一个肢体。

4. 采用快速洋地黄类药物及速效利尿药静脉注射，地高辛、毛花苷 C 或毒毛花苷 K 静脉注射，能增强心肌收缩力，增加心搏出量，同时用强利尿药如依他尼酸钠或呋塞米促进钠及水的排泄，消除肺水肿。

5. 给予血管扩张药，如硝普钠或酚妥拉明，亦可采用胆碱能神经阻滞剂如阿托品或东莨菪碱以解除阻力血管的痉挛和扩张容量血管，减少心脏前、后负荷。氨茶碱每次 2~4 mg/kg 静脉缓慢注射，有增强心肌收缩力、扩张冠状动脉、利尿及解除小支气管痉挛的作用。

（石小璐）

第三节　风湿热

风湿热是一种与 A 组乙型溶血性链球菌感染有关的全身性结缔组织的非化脓性疾病，曾经是危害学龄儿童及青少年生命和健康的主要疾病之一，可累及心脏、关节、中枢神经系统和皮下组织，但以心脏和关节最为明显，临床表现为心脏炎、环形红斑、关节炎、Sydenham 舞蹈病和皮下结节。病变可呈急性或慢性反复发作，可遗留心脏瓣膜病变形成慢性风湿性心瓣膜病。

一、病因及发病机制

本病的发病与 A 组溶血性链球菌感染有关的观点已被普遍接受。链球菌菌体的荚膜是由透明质酸组成，与人体滑膜和关节液的透明质酸蛋白之间存在共同抗原性，可抵抗白细胞的吞噬而起到保护作用。A 组链球菌的蛋白质抗原与人体心瓣膜和脑等组织存在交叉抗原性，可引起交叉免疫反应。这一交叉免疫反应在风湿热瓣膜病变的发病机制中非常重要。链球菌可产生多种细胞外毒素，在其致病性中也起重要作用。

另外，风湿热的发病存在遗传易感性。同一家族成员发病率较无风湿热的家庭为高，单卵双胎同时患风湿热者较双卵双胎者为高。

二、临床表现

风湿热缺乏典型的和特异的临床表现，症状轻重不一。

1. 关节炎

多关节炎是常见的初发症状，发生率在 75% 以上，急性发作时受累关节出现红、肿、热、痛和活动受限。典型的关节炎特点为：①游走性，可在十分短暂的数小时或数天内，从一个关节迁移到另一个关节；②常为多发性，常表现为两个以上的关节同时受累；③多侵犯大关节，如膝、踝、肘、腕和肩关节等；④关节疼痛与天气变化关系密切，在潮湿或寒冷时加重，随着环境的改善症状可自然缓解；⑤水杨酸制剂有显效，用药 24～48 小时症状可明显缓解，但即使不治疗，关节炎也很少持续 4 周以上；⑥关节炎随风湿活动消失而消失，关节功能恢复，不遗留强直或畸形。

2. 心脏炎

心脏炎在儿童病例中为风湿热最重要的表现，占 40%～80%。可表现为心肌炎、心内膜炎、心包炎或全心炎，其中多以心肌和心内膜同时受累，单纯心肌炎或心包炎较少见。

3. 环形红斑

过去发生率为 10%～20%，现发生率较少，为 2.4%，一般在风湿热的后期出现，常分布于躯干和四肢近端，如大腿内侧，呈淡红色边缘轻度隆起的环形或半环形红晕，环由小变大，中心肤色正常，皮疹可融合为不规则形，不痛不痒，常于数小时或 1～2 天迅速消失，但消退后又可原位再现，皮疹时隐时现，经历数月。

4. 皮下结节

较少见，2%～10% 不等。为 1.5～2.0 cm 的硬性无痛性结节，可孤立存在或几个聚在一起，多在关节的伸面骨质隆起部位，与皮肤无粘连，表面无红肿，常伴有严重的心肌炎。

5. Sydenham 舞蹈病

Sydenham 舞蹈病是锥体外系受累所致，为风湿热的后期表现，一般发生在 A 组溶血性链球菌感染后 2 个月或以上。多见于女性患者，儿童多于成人。表现为面部肌肉和四肢不自主的动作和情绪不稳定，出现挤眉、伸舌、眨眼、摇头、转颈，以及肢体伸直和屈曲、内收和外展、旋前和旋后等无节律的交替动作。激动或兴奋时加重，睡眠时消失。

6. 临床分型

1）急性发作型：多见于儿童，起病急骤，病情凶险，表现为严重的心脏炎、关节炎、风湿性肺炎、充血性心力衰竭等，如治疗不及时可造成死亡。此型国内较少见。

2）反复发作型：此型临床最常见，一般多在初发后 5 年内复发，多重复过去的临床特点，每复发 1 次心瓣膜的损害就加重 1 次。

3）慢性型（迁延型）：指病情减轻、缓解和加重反复交替出现，持续半年以上者。常以心脏炎为主要表现，也可伴有关节炎或关节痛。

4）亚临床型（隐匿性风湿热）：病情隐匿，临床表现不典型，可有咽痛或咽部不适、疲乏无力、肢体酸痛、面色苍白等非特征性表现，少数患者可有低热。此型患者可经多年隐匿，逐渐发展为慢性风湿性心脏病，也可因再一次链球菌感染等诱因而加剧，出现典型的临床表现。

三、治疗

治疗的目的是控制风湿热急性期症状，抢救重型心脏炎患者，减少心脏瓣膜病，控制链球感染及预防复发。

（一）卧床休息

风湿热自然病程一般 2~4 个月，伴有心脏炎者 4~6 个月。休息可减轻心脏负荷。心脏炎无心脏扩大者需卧床休息 4 周；伴心脏扩大者应卧床休息 6~12 周；伴有心力衰竭者应绝对卧床至心力衰竭控制后 2 周方可逐渐下地活动；伴关节炎者需卧床休息至关节症状消失，一般 2~3 周。

（二）饮食

要食富有蛋白质、糖及维生素和易于消化的食品。心力衰竭和用肾上腺皮质激素治疗的患儿应限制钠盐和水分，少量多餐，防止食量过多致胃部膨胀，压迫心脏而增加心脏负担。

（三）控制感染

用足量青霉素消除链球菌感染，80 万~160 万 U/d，分 2 次肌内注射，用 10~14 天。如青霉素过敏可用红霉素。此后每 4 周肌内注射长效青霉素 120 万 U，以预防链球菌感染。

（四）抗风湿治疗

抗风湿药物可抑制急性炎症反应，缓解症状，常用阿司匹林和泼尼松，后者作用较强，但不能防止后遗瓣膜病。

1. 阿司匹林

关节炎患者应用，每天剂量为 80~100 mg/kg，分 4 次口服，待体温下降、关节炎消失、红细胞沉降率降至正常、C 反应蛋白转阴后，一般 2~3 周，减半量服用，用 4~6 周停药。在减量或停药过程中，如症状反复，可再次用药。对于用药后疗效差或有中毒反应者，应监测血药浓度，以调整剂量，有效的血清药浓度为 200~250 mg/L。

服用大量阿司匹林易发生食欲缺乏、恶心、呕吐，应饭后服用。同时服用碳酸氢钠，虽可减轻药物对胃黏膜的刺激，但可使尿液呈碱性，加速药物排泄而降低疗效。肠溶阿司匹林可减少胃肠道反应，但吸收不佳，剂量应适当加大。服用阿司匹林有头痛、眩晕、耳鸣、听力减退等不良反应时，须暂时停药或调整剂量。长期服用阿司匹林可致肝损伤和出血倾向，应定期监测肝功能及凝血酶原时间。少数患儿出现皮疹、血管神经性水肿等过敏反应，偶有发生呼吸性碱中毒或代谢性酸中毒，应予注意。

2. 泼尼松

心脏炎患者需用泼尼松，开始剂量为每天 1.5 ~ 2 mg/kg，总量不超过 60 mg，分 2 ~ 3 次口服，2 ~ 3 周逐渐减量，视病情轻重，总疗程 8 ~ 12 周。严重心脏炎者可经静脉输入地塞米松，每天 0.15 ~ 0.3 mg/kg，症状好转后改用泼尼松口服。为防止反跳现象，可在泼尼松减量或停用前同时加用阿司匹林，停泼尼松后继续服用阿司匹林 3 ~ 4 周。泼尼松与阿司匹林联合应用时，可使后者血药浓度降低，应监测血药浓度，调整阿司匹林用量。

长期服用泼尼松的患者会出现满月脸、脂肪分布异常、痤疮、多毛、皮肤横纹等，并可发生高血压、消化道溃疡、糖尿病、发育迟缓及使感染扩散等，应予重视。

（五）舞蹈病的治疗

予对症治疗，加强护理，卧床休息。可用阿司匹林 4 ~ 6 周。重症病例可加用镇静药，如苯巴比妥、地西泮等。较大儿童可用氟哌啶醇，开始剂量为每次 0.5 ~ 1 mg，每天 2 次口服，逐渐加量至舞蹈症状消失，每次最大量为 2 ~ 4 mg。

（六）心力衰竭治疗

参考"充血性心力衰竭"。

（石小璐）

第十二章　泌尿系统疾病

第一节 急性肾小球肾炎

急性肾小球肾炎是以急性肾小球肾炎综合征为主要临床表现的一组原发性肾小球肾炎。其特点为急性起病，以血尿、蛋白尿、水肿和高血压为主要症状，可伴一过性氮质血症，具有自愈倾向。常见于链球菌感染后，而其他细菌、病毒及寄生虫感染亦可引起。下面主要介绍链球菌感染后急性肾炎。本病为自限性疾病，不宜应用糖皮质激素及细胞毒药物。

一、病因

本病常为 β 溶血性链球菌"致肾炎菌株"（常见为 A 组 12 型等）感染所致，常见于上呼吸道感染、猩红热、皮肤感染等链球菌感染后。感染的严重程度与急性肾小球肾炎的发生和病变轻重并不完全一致。本病主要是由感染所诱发的免疫反应引起。

二、临床表现

急性肾小球肾炎多见于儿童，男性多于女性。通常于前驱感染后 1~3 周起病，潜伏期相当于致病抗原初次免疫后诱导机体产生免疫复合物所需的时间，呼吸道感染者的潜伏期较皮肤感染者短。本病起病较急，病情轻重不一，轻者呈亚临床型（仅有尿常规异常）；典型者呈急性肾小球肾炎综合征表现，重症者可发生急性肾衰竭。本病大多预后良好，常可在数月内临床自愈。

本病典型者具有以下表现：

1. 血尿、蛋白尿

几乎全部患者均有肾小球源性血尿，约30%患者可有肉眼血尿，常为起病首发症状和患者就诊原因。可伴有轻、中度蛋白尿，约20%患者呈肾病综合征范围的蛋白尿。尿沉渣除红细胞外，早期尚可见白细胞和上皮细胞增多，并可有颗粒管型和红细胞管型等。

2. 水肿

水肿常为起病的初发表现，典型表现为晨起眼睑水肿或伴有下肢轻度凹陷性水肿，少数严重者可波及全身。

3. 高血压

多数患者出现一过性轻、中度高血压，常与其水钠潴留有关，利尿治疗后血压可逐渐恢复正常。少数患者可出现严重高血压，甚至高血压脑病。

4. 肾功能异常

患者起病早期可因肾小球滤过率下降、水钠潴留而使尿量减少，少数患者甚至出现少尿（<400 ml/d）。肾功能可一过性受损，表现为轻度氮质血症。多于 1~2 周尿量渐

增，肾功能于利尿后数天可逐渐恢复正常。仅有极少数患者可表现为急性肾衰竭，需要与急进性肾小球肾炎相鉴别。

5. 充血性心力衰竭

常发生在急性期，水钠严重潴留和高血压为重要的诱因，需紧急处理。

6. 免疫学检查异常

一过性血清补体 C3 下降：多于起病 2 周后下降，8 周内渐恢复正常，对诊断本病意义很大。患者血清抗链球菌溶血素"O"滴度可升高。

三、治疗

本病目前尚无特效疗法，主要是对症治疗，加强护理，及时减轻或消除急性症状，特别注意预防或控制严重并发症的发生，保护肾功能，以利其自然恢复。

（一）一般治疗

1. 休息

病初 2 周应卧床休息，轻症患儿亦应限制在床上活动。直至肉眼血尿消失、血压正常。3 个月内避免剧烈体力活动，2 个月后可恢复半天上学，然后过渡到全天上学。

2. 饮食

应以低蛋白、高热量、低盐为原则。适当限制水的入量，酌情给予蔗糖和水量。至水肿消退，血压正常时，即可逐步恢复正常饮食。

（二）抗生素的应用

由于本病是免疫性疾病，抗生素对疾病本身作用不大，但可彻底清除病灶内残存的链球菌，故可给予青霉素 7～14 天（青霉素过敏者，可用红霉素）。

（三）对症治疗

1. 利尿药

减轻体内水潴留及循环充血。用于水肿、少尿、高血压及全身循环充血者。常用氢氯噻嗪 1～2 mg/kg，每天 1～2 次口服。必要时可用呋塞米或依他尼酸钠 1 mg/kg，每天 1～2 次静脉推注。

2. 降压药

一般轻症通过卧床休息或给利尿、镇静药即可。对上述处理无效及较严重的高血压患儿应给予降压药物。可首选利血平，按每次 0.07 mg/kg 计算，1 次顿服或肌内注射。首剂后继续按每天 0.02 mg/kg 计算，分 2～3 次口服。此药安全，除嗜睡、面红、鼻塞等外，无严重不良反应。也可选用肼屈嗪，肌内注射剂量每次 0.5 mg/kg，口服为每天 1～5 mg/kg。主要不良反应有头痛，心率增快，胃肠刺激。血压明显增高，需迅速降压时近年还常用钙拮抗药，如硝苯地平，口服或舌下含服，20 分钟后血压开始下降，1～2 小时达高峰，持续 6～8 小时。或用血管紧张素转换酶抑制药，如卡托普利。除上述降压药外近年还有应用以下几种药物者：α 甲基多巴，口服起始量为每天 5 mg/kg，可渐增至每天 10～40 mg/kg，分 3 次口服；静脉用药每天 20～40 mg/kg，分成 4 次，隔 6 小时 1 次，溶于 5% 葡萄糖液中，30 分钟内滴入。不良反应有头痛、眩晕、恶心、呕吐、白细胞减少、发热、溶血性贫血及肝功能损害等。哌唑嗪，是 α_1 受体拮抗药，能使小血管平滑肌松弛，导致降压。年长儿剂量为 1~5 mg 口服，每天 2~3 次。应注意首剂用药后偶可发生体位性低血压，其他不良反应有眩晕、口干及乏力。可乐定等咪唑啉衍生物，剂量为每天 0.2~0.8 mg，分 3 次口服。突然停药时可发生撤药综合征。

（四）合并症的治疗

1. 高血压脑病

1）二氮嗪：是目前治疗高血压脑病的首选药物之一，有直接扩张小动脉的作用，疗效迅速可靠。每次 3~5 mg/kg，3~12 小时重复 1 次。如首剂降压作用不满意，15 分钟后可重复使用。因此有水钠潴留的作用，用药时最好与呋塞米同用，儿童 2 mg/kg。此药液呈碱性，注射时注意勿使药液漏出血管外，以免发生皮下组织坏死。

2）硝普钠：作用迅速，降压效果好。此药能直接作用于平滑肌而使血管扩张，不仅使张力血管和容量血管扩张而且还不增加心肌工作量，故对严重高血压伴心功能不全肺水肿者尤为适宜。此药在降压的同时，能扩张肾血管，增加肾血流量，产生利尿反应。用法：小儿按 5~20 mg/100 ml，以每分钟 1 μg/kg 的速度开始。滴注后数十秒钟即显效，通常能在 1~5 分钟使血压降至正常。但维持时间短，停药后 3~10 分钟降压作用即消失，故须持续滴注。无效时 30 分钟增加 1 μg/（kg·min），最高不得超过每分钟 8 μg/kg。常见的不良反应有低血压、恶心、呕吐、抽搐、出汗等。低血压可通过调整滴速加以防止。本药对光敏感，滴注前应临时配制，配制超过 8 小时不宜再用，滴注过程中宜用黑布包裹容器以避光。

3）利血平：用法同上。

2. 严重循环充血及肺水肿

此类严重的合并征象主要是水、钠潴留，血浆容量过大的结果。症状轻者只需限制水、盐及卧床休息，有症状时可同时应用呋塞米或依他尼酸钠静脉推注。严重循环充血可配合应用血管扩张药。一般可用硝普钠（用法同高血压脑病），或用酚妥拉明每次 0.1~0.2 mg/kg 加入葡萄糖液 10~20 ml 中于 10 分钟内缓慢静脉注射，1 次量不超过 5 mg。烦躁不安者应予镇静药。如地西泮每次 0.3 mg/kg，总量不超过 10 mg，静脉推注；必要时可用吗啡每次 0.1~0.2 mg/kg，皮下注射。心力衰竭明显者可用毛花苷 C，但须注意毒性反应，剂量宜偏小，症状好转即随时停药，一般不需维持用药。

3. 急性肾衰竭

1）利尿药：少尿者应及早试用下列利尿药物。①无明显水肿、高血压或心力衰竭的患儿，可用利尿合剂每次 10 ml/kg，2 小时内注完；或 20% 甘露醇每次 0.5 g/kg，静脉缓慢滴注。若 2~4 小时排尿，可重复 1 次，无效者不再用。②水肿明显或有高血压、心力衰竭的患儿，可静注呋塞米每次 1~2 mg/kg，效果不显，可酌情重复 2~3 次。

2）严格控制摄入液量：每天液体入量可按下列推算，24 小时摄入液量（ml）= 前 1 天尿量 + 每天不显性失水 + 吐泻丢失量 - 内生水量。不显性失水为每天 40~500 ml/m²（或按每小时 1 ml/kg）。体温上升 1℃ 应每天增加 75 ml/m²，内生水量可按每天 100 ml/m² 计算。输入液体一般仅含葡萄糖，不含电解质。以保持每天体重下降 1%~2% 或血钠保持在 130 mmol/L 为宜，如无钠丢失而钠迅速下降或体重上升超过 1%~2%，说明进液量过多，应及时调整。

3）纠正酸中毒：应补充葡萄糖，着重改善肾功能，除重度酸中毒外，一般不用碱性液，碱性液过多易引起肺水肿及心力衰竭。

4）高钾血症的处理：①可给予5%碳酸氢钠溶液3～5 ml/kg 静脉注射；②10%葡萄糖酸钙0.5～1 ml/kg，稀释后静脉缓注；③20%葡萄糖和胰岛素的混合液（葡萄糖0.5 g/kg，胰岛素0.15 U/kg）静脉滴注（2小时内滴完）；④严重病例可采用结肠、腹膜或血液透析（人工肾）。

5）低钙血症的处理：低钙往往由高磷所致。可用10%氢氧化铝每天6 mg/kg，分2～3次口服，以减少磷的吸收。亦可用10%葡萄糖酸钙10～20 ml 缓慢静脉注入。

（石小璐）

第二节　原发性肾病综合征

小儿肾病综合征（NS）是一种常见的儿科肾脏疾病，是由于多种病因造成肾小球基底膜通透性增高，大量蛋白从尿中丢失的临床综合征。主要特点是大量蛋白尿、低白蛋白血症、严重水肿和高胆固醇血症。根据其临床表现分为单纯性肾病、肾炎性肾病和先天性肾病三种类型。在5岁以下小儿中，肾病综合征的病理型别多为微小病变型，而年长儿的病理类型以非微小病变型（包括系膜增生性肾炎、局灶节段性硬化等）居多。

一、病因

引起儿童肾病综合征的原因有很多，包括遗传因素、免疫因素、病原体感染、用药因素等，首先，遗传因素是指儿童生长发育过程中由于基因缺陷导致肾脏结构异常，进而发生肾病综合征。其次，免疫因素是指儿童的免疫系统异常，血液中免疫复合物的出现破坏了肾小球，进而引发肾病综合征。三是致病菌感染，包括乙肝病毒、人类免疫缺陷病毒（HIV）等，感染后可引起肾脏损害，进而进展为肾病综合征。第四个用药因素是指一些抗炎药物，使用抗风湿药物，可引起肾病综合征。小儿肾病综合征往往是以上各方面综合作用的结果。

二、临床表现

发病年龄和性别，以学龄前为发病高峰。单纯性发病年龄偏小，男比女多，男：女为（1.5～3.7）：1。

水肿是最常见的临床表现。常最早为家长所发现。始自眼睑、颜面，渐及四肢全身。水肿为可凹性，尚可出现浆膜腔积液如胸腔积液、腹腔积液，男孩常有显著阴囊水肿。体重可增30%～50%。严重水肿患儿于大腿和上臂内侧及腹壁皮肤可见皮肤白纹或紫纹。水肿严重程度通常与预后无关。水肿的同时常有尿量减少。

除水肿外，患儿可因长期蛋白质丢失出现蛋白质营养不良，表现为面色苍白、皮肤干燥、毛发干枯萎黄、指（趾）甲出现白色横纹、耳壳及鼻软骨薄弱。患儿精神萎靡、倦怠无力、食欲减退，有时腹泻，可能与肠黏膜水肿和（或）伴感染有关。病期久或反复发作，发育落后。肾炎性患儿可有血压增高和血尿。

三、治疗

肾病综合征的治疗一为直接针对病因，即直接针对内源性或外源性抗原及相应的抗体。由于其发病机制未完全阐明，故目前特异性的病因治疗十分困难。目前，避免抗原的办法是预防感染和慎用药物，去除抗原的措施为清除体内各种病灶，如疖肿、龋齿、慢性扁桃体炎、鼻窦炎、中耳炎等。二为针对非特异性炎症及介质系统，如补体系统的激活，中性粒细胞及巨噬细胞释放的溶酶体、白介素和氧自由基、血栓素 A_2 和血管紧张素 II 等，上述介质的抑制药或拮抗药有利于减轻蛋白尿。三为改善肾小球通透率，如降低肾小球毛细血管内压及肾小球血浆流量。四为针对并发症，如感染、电解质紊乱、血栓形成、肾上腺危象等。

（一）一般治疗

1. 休息和生活制度

除非并发急性感染，一般并不需要绝对卧床休息。病情缓解后活动量增加，缓解 3~6 个月可逐渐参加活动、学习，但应避免过累，注意预防感染。

2. 饮食

可采用适合患儿胃口的一般饮食，不需特别忌口。有水肿和高血压时给低盐饮食（每天给盐 0.5~1 g），病情缓解后即不应忌盐，以免导致低钠血症。适当增加蛋白质，每天 2~3 g/kg，以给予优质蛋白如牛奶、鸡蛋、瘦肉、鸡、鱼等为宜，以尽快纠正低蛋白血症。应注意在肾上腺皮质激素治疗期间，适当控制食量，以防过度肥胖和脂肪肝。

3. 防治感染

注意皮肤护理，保持室内卫生和空气新鲜，保持一定的温度和湿度。避免接触麻疹、水痘等，避免到公共场所。各种预防接种可能引起复发，应推迟到肾病完全缓解后 1 年进行。目前不主张应用预防性抗生素和 γ–球蛋白。一旦发生感染，应积极治疗。

4. 利尿药的应用

一般应用肾上腺皮质激素后 7~14 天多数患儿开始利尿消肿，故可不用利尿药；但高度水肿、合并皮肤感染、高血压、激素不敏感者常需用利尿药。开始可用氢氯噻嗪 1 mg/kg，每天 2~3 次，如 2 天内无效，可加至 2 mg/kg，并加用螺内脂。上述治疗疗效差时可用强利尿作用的袢利尿药如呋塞米或依他尼酸钠。患儿血浆白蛋白 < 20 g/L 时，常伴严重水肿，一般利尿药作用不好时可先用无盐白蛋白或血浆代用品静脉注入 0.5 g/kg，60 分钟后再静脉注射呋塞米，可有良好效果。顽固性水肿可试用肾小血管扩张药如多巴胺，每分钟滴入 2~4 μg/kg，也可用硝普钠（或酚妥拉明）及呋塞米 2 mg/kg 静脉滴注，常可起到利尿降血压的作用。

（二）特效治疗

自 20 世纪 50 年代以来已有充分资料说明肾上腺皮质激素和细胞毒药物对微小病变

有特效作用，可使绝大多数病例达到临床缓解，病理变化恢复正常，对其他类型也有一定程度的疗效。

1. 肾上腺皮质激素治疗

肾上腺皮质激素有使尿蛋白减少或消失以及利尿作用，为单纯性肾病的首选药物。治疗开始前最好先观察 1 周左右以便详细了解患者情况，检查有无感染或慢性病灶存在，适量应用利尿药以及观察有无自行缓解趋势。目前关于肾上腺皮质激素治疗尚无统一方案，治疗方案很多，但一般均分两个阶段用药：①诱导缓解阶段，泼尼松足量给药 1.5~2 mg/kg 分 3~4 次口服，疗效 4~8 周；②巩固阶段，间歇用药或隔天清晨顿服，渐减量，停药。

目前国际及国内常用的两种方案为：

1）短疗程方案：国际肾脏病研究组建议此方案。泼尼松每天 2 mg/kg，每天总量不超过 60 mg，分 3~4 次给药，疗程 4 周，然后改为 1.3 mg 隔天清晨顿服 4 周，如在治疗开始 4 周以后尿蛋白才开始阴转，则由阴转算起，隔天用药 4 周，总疗程为 8~12 周。

2）中、长程治疗方案：国内多用此方案。泼尼松每天 1.5~2.0 mg/kg，分次给药，尿蛋白阴转后延长以上治疗 2 周，一般足量治疗不超过 8 周，改为 1.5~2.0 mg/kg 隔天清晨顿服，以后每 2 周减量 1 次，总疗程 6 个月。凡尿蛋白阴转较晚者（4 周以上）或尿蛋白转阴不稳定者，减药要缓慢，总疗程可延至 9~12 个月。

2. 细胞毒药物

CTX，每天 2.0~2.5 mg/kg。晨顿服，持续用 8~12 周。或考虑用 CTX 冲击治疗。或用苯丁酸氮芥，在泼尼松治疗尿蛋白转阴后 1 周开始，每天 0.2 mg/kg，清晨顿服，持续 6 周，总量不超过 10 mg/kg，仍需继续用大剂量长程隔日治疗。细胞毒药物还可采用氮芥、硫唑嘌呤等。

（三）难治性肾病综合征的治疗

难治性肾病综合征是原发性肾病综合征中频繁复发、肾上腺皮质激素依赖和耐药病例的总称。小儿肾病中经种种治疗均难以奏效的难治性病例约占 10%。肾病综合征的复发与肾上腺皮质激素疗程的长短有一定关系。大量短程疗法（国际方案）1 年以上的复发病例几乎是大量长程疗法（6~12 个月）的一倍，2 年以上仍多 40%。为了减少复发甚至频繁复发，国内多采用中长程疗法。尽管所用肾上腺皮质激素疗程的长短不一，肾病患者频繁复发的可能性与其首次复发的时间关系密切。凡在肾上腺皮质激素使用过程中及停用后 4 个月以内早期复发的患者，以后不久就出现频繁复发。反复感染也是复发的重要原因。有感染发生应立即予以控制，常可收到明显的效果。最常见的是上呼吸道感染，但全身其他处的感染应注意搜寻，症状不明显的尿路感染也不应忽视，每当复发都应排除合并尿路感染的可能。但必须指出，由于不正规治疗所引起的复发或频繁复发病例不应算是真正的难治病例，应注意加以区别。

1. 肾上腺皮质激素

难治性肾病综合征应用常规肾上腺皮质激素治疗无效，但可以根据不同情况适当延长疗程，改变剂型或增加剂量。

1）长疗程、大剂量治疗：通常情况下，对肾上腺皮质激素敏感患儿泼尼松每天2 mg/kg 8 周治疗后可获得完全缓解，但对肾上腺皮质激素耐药者可适当延长泼尼松（剂量同前）用药时间至 10 ~ 12 周，以后每 4 ~ 6 周减量 1 次，减量 2 ~ 3 次后改隔天疗法，总疗程 1 年以上，甚至 2 ~ 3 年。但如 10 ~ 12 周尿蛋白持续不减，初剂量用药时间不宜太长，以免发生严重的不良反应。

2）对肾上腺皮质激素依赖或频繁复发者可采用长期隔天小剂量维持：即泼尼松初治剂量每天 2 mg/kg，直至病情缓解后，开始逐渐减量至隔天 15 ~ 25 mg 时，每隔 3 个月或更长时间减量 1 次，每次减去隔天量 5 mg，找出患者维持缓解的最低需要量，以此剂量长期维持，疗程数年。

3）大剂量冲击疗法：本法适用于肾上腺皮质激素耐药、依赖或频繁复发者。以大剂量（15 ~ 30 mg）甲泼尼龙加 5% 葡萄糖液 100 ~ 200 ml 静脉滴注，连续 3 次（每天或隔天 1 次），以后每隔半个月加强冲击 1 次，一般 3 ~ 4 次。冲击治疗间歇口服前述剂量的泼尼松。肾上腺皮质激素冲击疗法一般不提倡用氢化可的松或地塞米松，因为二药产生水钠潴留的不良反应较大，有时反而可引起严重的水肿而加重病情。使用肾上腺皮质激素冲击疗法应注意高血压和感染等合并症的发生，非难治性肾病综合征不宜滥用。

2. 免疫抑制药

对多复发型以及肾上腺皮质激素依赖和肾上腺皮质激素耐药的病例可用免疫抑制药。多复发型加用免疫抑制药后，常可延长缓解期。但因具有较强的毒性作用，除非患者已经或将要产生肾上腺皮质激素毒性，否则一般不使用。

1）CTX：主要用于频繁复发者，对肾上腺皮质激素依赖或病理类型为局灶节段性肾小球硬化（FSGS）者疗效差，一般不用。用法：每天 2 ~ 3 mg/kg，总剂量须在 200 ~ 250 mg/kg，疗程 8 ~ 12 周，用药 3 个月以上或总剂量超过 300 mg/kg，可引起性腺损害（主要见于男孩）。本品常与肾上腺皮质激素合用，一般隔天加泼尼松 1 ~ 2 mg/kg。

2）苯丁酸氮芥：主要用于频繁复发或肾上腺皮质激素依赖者，一般在继续泼尼松治疗同时加用。开始剂量为每天 0.1 ~ 0.2 mg/kg，每天最高剂量不超过 0.3 mg/kg，总量不超过 14 mg/kg，疗程不超过 12 周。根据最近研究，本药可引起严重的远期不良反应，如青春前期男孩的睾丸萎缩、肾癌、白血病等。

3）氮芥：近年有人采用泼尼松和氮芥联合治疗，对难治性肾病综合征取得较好疗效，剂量为每天 0.1 mg/kg，连用 4 天，泼尼松疗程 8 周，具有疗程短、毒性小、对性腺毒性小等优点。

4）长春新碱：有人用它与地塞米松或泼尼松联合治疗难治性肾病综合征取得一定的疗效。用法：每次 0.75 mg/kg（最大量不超过 2 mg/kg），加生理盐水静脉滴注或加入 20 ml 生理盐水缓慢静注，每周 2 次，连用 3 ~ 4 周，同时应用地塞米松每天 0.5 ~ 0.75 mg 静脉滴注，连用 3 天后改泼尼松口服（每天 1 ~ 2 mg/kg）至尿蛋白转阴后 1 周减量，总疗程 6 ~ 8 个月。

5）环孢素 A：治疗难治性肾病综合征多采用小剂量，4 ~ 5 mg/kg，分早晚 2 次，疗程 3 ~ 6 个月，并同时服用泼尼松。有人认为，本品治疗难治性肾病综合征近期疗效较好，但停药后易复发，再用药仍有效。

6）雷公藤多苷：每天 1 mg/kg 分 2～3 次口服，持续用药 12 周，继以间歇用药 12 周为 1 个疗程。近期疗效达 84.6%。

3. 抗凝治疗

1）肝素：主要用于高凝状态较严重的病例。首剂 100 U/kg，溶于 5% 葡萄糖液 50～100 ml 中静脉滴注，约 1 小时滴完。以后用量每次 50～100 U/kg，每天 2～3 次，1 周后改为皮下注射，注射速度宜慢，注射后用手掌按压注射部位 5 分钟。4 周后继续以华法林每天 0.05～0.4 mg/kg 或华法林每天 1～2 mg/d 口服，维持治疗半年至 1 年。治疗中防止出血，必要时静脉注射鱼精蛋白中和。

2）双嘧达莫：剂量每天 5～10 mg/kg，分次口服，疗程可达 1 年以上，无明显不良反应。使用于高凝状态较轻、肾上腺皮质激素或免疫抑制药治疗无效病例，多同上述药物合用。

另外，藻酸双酯钠、蛇毒抗栓酶均有降低血黏度、改善微循环的作用，在临床中亦可选用。前者 1～2 mg/(kg·d)，分 3 次口服，可长期维持；后者 0.25 U/d，溶于 5% 葡萄糖液 250 ml 中缓慢静脉滴注，3 周为 1 个疗程。

4. 联合疗法

对肾上腺皮质激素无效的病例，原则上应进行肾活组织检查，再结合血生化和免疫学检查结果制订治疗方案。如有免疫机制参与应使用免疫抑制或兴奋剂，有高凝状态存在应使用抗凝药，但在临床上两者往往难以区分，这样的病例应使用联合疗法。文献报道，近年常用的联合治疗方案有下列几组，可根据情况选用：四联疗法，泼尼松 + CTX + 肝素 + 双嘧达莫。双 P 疗法：泼尼松每天 1 mg/kg + 藻酸双酯钠 0.2 g 静脉滴注，每天 1 次，全程 4 周。泼尼松龙与苯丁酸氮芥交替使用，泼尼松龙每天 1 g，静脉滴注，连用 3 天改为每天 0.5 mg/kg，每 1、3、5 个月，苯丁酸氮芥每天 0.15 mg/kg，第 2、第 4、第 6 个月，全程 6 个月。地塞米松、CTX 冲击疗法：地塞米松每天 0.5～1 mg/kg，静脉滴注，CTX 每天 15～20 mg/kg，4 天为 1 个疗程。结束后用泼尼松，隔天疗法巩固治疗。CTX + 华法林 + 双嘧达莫：用于不适于肾上腺皮质激素治疗者。抗栓酶、肝素交替疗法：蛇毒抗栓酶每天 0.25～0.5 U，静脉滴注，用 7 天；再用肝素每天 50 mg，静脉滴注 7 天。如此交替用 4 周。

5. 左旋咪唑

其为 T 细胞调节药，能延长频繁复发缓解时间或减少发作次数，并能减少肾上腺皮质激素用量。用法：隔天 2～2.5 mg/kg，口服，疗程 1 年或更长，无明显不良反应。

6. 预防并发症

有效地控制各种并发症，不仅能加速病情缓解，而且还能预防复发，改善患儿预后，所以，应十分重视各种并发症如感染、血栓形成和肾上腺皮质激素不良反应的防治。

（四）中医治疗

1. 辨证施治

1）脾肾阳虚：症见水肿腰以下为甚，纳减乏力，形寒肢冷，腰酸膝软，面色㿠白或萎黄。舌淡胖有齿痕、苔白，脉沉细。

治宜：温阳利水。

方药：真武汤加减。

淡附片 5 g（先入），白术、白芍各 9 g，茯苓皮、猪苓各 15 g，福泽泻、陈葫芦、车前子各 30 g，仙茅、巴戟天各 10 g（包），牵牛子各 6 g。

2）脾肾气虚：症见面色萎黄，尿量略增，水肿减轻，神疲，食欲缺乏。舌淡苔薄，脉软。

治宜：益气健脾。

方药：防己黄芪汤合参苓白术散。

黄芪 30 g，防己 5 g，党参、薏苡仁各 15 g，白术、山药、猪茯苓、白莲须各 10 g，芡实 12 g，姜半夏 6 g。

3）瘀水交阻：症见面色黧黑，唇舌有瘀点，水肿，血尿。舌质紫暗，脉弦或软。

治宜：先予活血化瘀利水，后以补益脾肾佐以活血。

方药：四物汤合五苓汤，补阳还五汤及左归丸加减。

方药：当归尾 10 g，赤芍、川芎各 9 g，丹参、猪苓、茯苓、泽泻各 15 g，益母草、茅根各 30 g。亦可选用黄芪 30 g，当归、山药、山萸肉、枸杞子、牛膝、龟板、鹿角胶各 10 g，川芎 9 g，红花 6 g，生地、菟丝子各 15 g。

4）阴虚湿热：症见面红赤，满月脸，心烦热，盗汗，面部赤疖丛生。舌苔黄腻，质红，脉细数。

治宜：滋阴清热利湿。

方药：知柏地黄丸合龙胆泻肝汤加减。

知柏、龙胆草各 9 g，生地、熟地、泽泻各 10 g，丹皮、柴胡各 6 g，龟板 15 g（先入），莲子芯 3 g，薏苡仁 12 g，车前子 15 g（包），甘草 4.5 g。

2. 单方、验方

1）丹皮、泽泻、茯苓各 6 g，山药、山萸肉各 12 g，熟地 24 g，莲子、芡实各 30 g。水煎服，每天 1 剂。平均服 50 剂，症状即可消失，无不良反应。

2）生黄芪、半边莲、半枝莲、益母草各 15 g，丹参、生茜草、生蒲黄、焦山栀各 10 g，生大黄 6 ~ 10 g（后下）。水煎服，每天 1 剂。

3）制苍术、川芎、六神曲各 5 g，生薏苡仁、制香附、广郁金、白芍药、云茯苓各 9 g，合欢皮 24 g，法半夏、橘皮络各 6 g，糯根须 12 g，鲜芦根 60 g（去节）。水煎服，每天 1 剂。

4）炮附子 6 ~ 12 g，肉桂粉 4 g，炙黄芪、茯苓、山药各 30 g，芡实、连须各 15 g，升麻 6 g。水煎服，每天 1 剂。

5）人工虫草 9 g。每天 3 次，4 周为 1 个疗程。可降蛋白尿，提高细胞免疫功能，改善肾功能。

（蒋丽丽）

第三节 泌尿系感染

泌尿系感染是小儿期泌尿系统的常见病，又称尿路感染，是指病原微生物侵入泌尿道引起尿道炎、膀胱炎、肾盂炎症，统称泌尿系感染，其中尿道炎、膀胱炎称下尿路感染；肾盂肾炎、肾脓肿、肾周脓肿称上尿路感染。临床分为急性及慢性感染。患儿发病后有尿路刺激症状，尿频、尿急、尿痛及发热、腰痛、下腹疼痛。小儿各个年龄阶段均可发病，以婴幼儿较多见，女孩多于男孩。本病经积极、合理的治疗，绝大多数患儿预后良好。反复感染者应检查有无泌尿道畸形。

一、病因

尿路感染的病原菌 80%~90% 由肠道革兰阴性杆菌引起，最常见的是大肠杆菌，其次为变形杆菌、副大肠杆菌、克雷伯菌等，少数为粪链球菌、葡萄球菌等，少数患儿免疫力低下时也可由病毒、支原体或真菌引起。感染途径分为：

1. 上行感染

婴幼儿经常使用尿布或穿开裆裤，尿道口常受粪便和其他不洁物的污染，加上局部防御能力差，易引起上行感染，女孩尿道短，更易感染。另外，在婴儿时期由于膀胱壁内走行的输尿管尚未发育完全，输尿管短或异常，在排尿时输尿管关闭不全而致逆流，细菌随逆流的尿液上行引起感染。

2. 下行感染

先天畸形及尿路梗阻，如肾盂积水、输尿管狭窄、多囊肾均可因引流不畅而继发感染，也可由于结石、肿瘤等原因引起梗阻使细菌逆流导致尿路感染。

3. 血性感染

泌尿系感染可以是婴幼儿全身败血症的一部分及慢性菌血症患儿伴发症状。

二、临床表现

1. 新生儿期

以全身症状为主，如发热、拒奶、苍白、呕吐、腹泻、腹胀、体重增长缓慢、呆滞少动、抽搐、黄疸等，而泌尿系症状罕见。

2. 婴儿期

仍以全身症状为主，如发热、食欲减退、呕吐、腹痛、反复腹泻等，泌尿系症状随年龄增长而渐明显。部分患儿排尿哭闹，尿线中断，尿频及遗尿。

3. 儿童期

多有典型尿频、尿急、尿痛等膀胱刺激症状，时有肾区及下腹痛，少数患者有一过性血尿，全身症状多不突出。有的患儿发热、寒战。

4. 慢性感染者

病程多超过 6 个月。小儿较少见，症状轻重不等，可从无明显症状直至肾衰竭。病程久者可有贫血、营养不良、发育迟缓等。肾功能损害时有高血压、多尿、肾小管功能障碍。

三、治疗

治疗的关键是积极控制感染，根除病原体，防止再发，预防复发，去除诱因，纠正尿路结构异常，保护肾功能。而增强体质、医患合作以完成足够疗程，也是保证疗效的必要条件。

（一）一般治疗

1）急性期应卧床休息，多饮水，勤排尿，促进细菌、细菌毒素及炎性分泌物加速排出。女孩尤应注意外阴部卫生。

2）鼓励患儿进食。食物要求既易于消化，又含足够热量、蛋白质和维生素，以增强机体抵抗力。

3）对尿路刺激症状明显者，可用阿托品、山莨菪碱等抗胆碱药治疗，也可口服碳酸氢钠碱化尿液，以减轻尿路刺激症状。

（二）急性尿路感染的抗菌治疗

应早期积极应用抗菌药物治疗。药物选择一般根据：①感染部位，对肾盂肾炎应选择血药浓度较高的药物，而下尿路感染则应选择尿药浓度高的药物如呋喃类或磺胺类。②尿培养及药敏试验结果；③对肾损害少的药物。急性初次感染须下列药物治疗，症状多于 2~3 天好转，菌尿消失。如治疗 2~3 天症状仍不见好转或菌尿持续存在，多表明细菌对药物可能耐药，应及早调整，必要时可两种药物联合应用。

1. 磺胺类药物

对大多数大肠杆菌有较强的抑制作用，尿中溶解度高，不易产生耐药，常为初次感染首选药物。常用制剂为 SMZ，多与增效剂甲氧苄啶（TMP）联合应用。SMZ 为每天 50 mg/kg，后者为每天 10~15 mg/kg，可加用碳酸氢钠碱化尿液，以提高药效。疗程为 1~2 周。为防止尿中形成结晶，应多饮水，肾功能不全时慎用。

2. 吡哌酸

适用于各种类型尿路感染。对大肠杆菌引起的尿路感染。因其尿排出率高，疗效显著。用量：每天 30~50 mg/kg，分 3~4 次口服。有人认为此类药物对骨的生长有影响。8 岁以下小儿慎用。

3. 诺氟沙星

其为喹啉酸类全合成广谱抗菌药物，对革兰阴性、阳性菌均有较强的抗菌作用。剂量为每天 5~10 mg/kg，分 3~4 次口服。8 岁以下小儿慎用。

4. 氨苄西林

氨苄西林及先锋霉素，均为广谱抗生素，有较好抑菌作用，常用于尿路感染的治疗。

急性感染时所选用抗生素对细菌敏感，一般 10 天疗程可使绝大多数患者感染得到控制，如不伴发热 5 天疗程亦可。痊愈后应定期随访 1 年或更长。因多数再发是再感染所致，因此不主张对所有患者均采用长程疗法。反复复发者，急性症状控制后可用 SMZ、呋喃妥因、吡哌酸或诺氟沙星中的一种小剂量治疗量的 1/3 ~ 1/4，每晚睡前服用 1 次，疗程可持续 3 ~ 6 个月。对反复多次感染或肾实质已有不同损害者，疗程可延长至 1 ~ 2 年。为防止耐药菌株的产生，可采用联合用药或轮替用药。

（三）慢性尿路感染的治疗

慢性或反复再发病例多同时伴有尿路结构异常，必须积极查找，应尽早进行治疗，防止肾功能损害及肾脏瘢痕形成。

（蒋丽丽）

第十三章　血液系统疾病

第一节 缺铁性贫血

缺铁性贫血是体内铁缺乏导致血红蛋白合成减少所致。临床上以小细胞低色素性贫血、血清铁蛋白减少和铁剂治疗有效为特点。缺铁性贫血是小儿最常见的一种贫血,以婴幼儿发病率最高,严重危害小儿健康,是我国重点防治的小儿常见病之一。

一、病因

按照 WHO 所提供的标准,新生儿的血红蛋白少于 145 g/L 就属于贫血,6 个月至 6 岁的儿童其血红蛋白量少于 110 g/L 即为贫血,6 岁至 14 岁的儿童血红蛋白量少于 120 g/L 即为贫血。而儿童之所以会出现缺铁性贫血的病因也分为以下几点:

1. 铁摄取量不足

铁摄取量不足是缺铁性贫血的主要原因,由于牛奶、母乳、谷物中的含铁量相对较低,如果不添加含铁较高的辅食的话是很容易出现缺铁性贫血的。

2. 先天储铁量不足

胎儿本身从母体中获取铁元素在妊娠的最后 3 个月内其获取量是最多的,因此双胞胎、多胞胎或者早产儿体内的铁含量相对较少,在后续添加辅食时需要多多注意。

3. 生长发育

在婴儿期由于生长发育过快,随着婴儿体重增加其血容量也增加,所以这时候的儿童是最容易出现缺铁性贫血的,家长应该多为婴儿添加含铁量高的辅食。

4. 铁吸收障碍

由于饮食结构不合理可能会造成铁吸收率较低,又或者经常性腹泻的儿童对铁的吸收率也很低。

5. 铁流失

一般情况下,婴儿每天排泄所排出的铁要比成人多,而婴儿又容易出现腹泻现象,所以家长一定要注意这一点。

二、临床表现

任何年龄均可发病,以 6 个月至 2 岁最多见。发病缓慢,其临床表现随病情轻重而有不同。

1. 一般表现

皮肤黏膜逐渐苍白,以唇、口腔黏膜及甲床较明显。易疲乏,不爱活动。年长儿可诉头晕、眼前发黑、耳鸣等。

2. 髓外造血表现

由于髓外造血,肝、脾可轻度肿大。年龄愈小、病程愈久、贫血愈重,肝脾肿大愈明显。

3. 非造血系统症状

1）消化系统症状：食欲减退，少数有异食癖（如嗜食泥土、墙皮、煤渣等）；可有呕吐、腹泻；可出现口腔炎、舌炎或舌乳头萎缩；重者可出现萎缩性胃炎或吸收不良综合征。

2）神经系统症状：表现为烦躁不安或萎靡不振，精神不集中、记忆力减退，智力多数低于同龄儿。

3）心血管系统症状：明显贫血时心率增快，严重者心脏扩大甚至发生心力衰竭。

4）其他：因细胞免疫功能降低，常合并感染。可因上皮组织异常而出现反甲现象。

三、治疗

（一）一般治疗

加强护理，保证充足睡眠；避免感染，如伴有感染者积极控制感染；重度贫血者注意保护心脏功能。根据患儿消化能力，适当增加含铁质丰富的食物，如蛋黄、瘦肉、内脏、鱼、豆制品等。注意饮食的合理搭配，以增加铁的吸收。

（二）去除病因

对饮食不当者应纠正不合理的饮食习惯和食物组成，有偏食习惯者应予纠正。如有慢性失血性疾病，如钩虫病、肠道畸形等，应予及时治疗。

（三）铁制剂治疗

1. 口服铁制剂

选用二价铁盐易吸收。常用制剂有硫酸亚铁（含铁20%）、富马酸亚铁（含铁30%）、葡萄糖酸亚铁（含铁11%）等。口服剂量以元素铁计算，每天4～6 mg/kg，一般为每次1～2 mg/kg，分2～3次服用。最好于两餐之间服药，以减少胃黏膜的刺激，有利于吸收。同时口服维生素C能促进铁的吸收。铁制剂服用至血红蛋白达正常水平后应继续服用2个月左右再停药，以补足铁的储存量。如口服3周仍无效，应考虑是否有诊断错误或其他影响疗效的原因。

2. 注射铁制剂

因较易出现不良反应，故应少用。一般在以下情况时可考虑应用：①诊断肯定，但口服铁制剂治疗无效；②口服后胃肠反应严重，虽改变制剂种类、剂量及给药时间仍无效者；③因患胃肠道疾病不能口服或口服后吸收不良者。常用注射用铁剂有右旋糖酐铁，山梨醇枸橼酸铁复合物（均含铁50 mg/ml，均可用肌内注射，前者还可做静脉注射）。如能用肌内注射，则尽量不用静脉注射。深部肌内注射吸收较快，85%以上可于24小时内被吸收。总剂量的简便算法是：大约元素铁2.5 mg/kg可增加血红蛋白10 g/L，另外再加10 mg/kg以补充储存铁量及补充注射部位不能完全吸收的铁量。将总剂量分次肌内注射，首次量宜小，以后每次亦不超过5 mg/kg（儿童每次最大量不超过100 mg），每1～3天注射1次，于2～3周注射完毕。

给予铁制剂治疗后如有效，则于3～4天网织红细胞升高，7～10天达高峰，2～3

周后下降至正常。治疗约 2 周后，血红蛋白相应增加，血红蛋白应每周增加 10 g/L，临床症状亦随之好转。

（四）输血治疗

一般病例无须输血。重症贫血并发心功能不全或明显感染者可输浓缩红细胞，以尽快改善贫血状态。贫血愈重，一次输血量应越小，速度应越慢，以免加重心功能不全，血红蛋白低于 30 g/L 者每次输血 5 ~ 10 ml/kg，可同时用快速利尿药。较重者可输注浓缩红细胞。

（五）中成药

1. 六君子丸

每次 3 g，每天 3 次。用于脾胃虚弱型贫血。

2. 归脾丸

每次 3 g，每天 3 次，用于心脾两虚型贫血。

3. 小儿升血灵

每天 10 g，10 日为 1 疗程，可连用 3 个疗程。

（六）中药验方

1）红枣 10 枚，皂矾（研粉）6 g。先将红枣去核捣烂，再加皂矾粉末捣匀，捣成 40 丸，干蒸消毒瓶装，每次 1 丸，每天 2 次口服。20 天为 1 个疗程。主要适宜于钩虫病引起的缺铁性贫血，有驱虫与治贫血双重作用。

2）何首乌 9 ~ 30 g，菠菜 60 ~ 120 g，同煮吃菠菜及汤。

3）党参 10 ~ 15 g，大枣 15 ~ 20 枚，水煎，去党参，食枣喝汤。

（李玉静）

第二节　营养性巨幼红细胞性贫血

小儿营养性巨幼红细胞性贫血是由于缺乏维生素 B_{12} 或（和）叶酸所引起的一种大细胞性贫血，主要临床特点为贫血，红细胞的减少比血红蛋白的减少更为明显，红细胞的胞体变大，骨髓中出现巨幼红细胞，用维生素 B_{12} 或（和）叶酸治疗有效。此病在部分农村地区尚不少见。维生素 B_{12} 和叶酸所致的巨幼红细胞性贫血多见于婴幼儿，<2 岁者占 96% 以上，起病缓慢。

一、病因

缺乏维生素 B_{12} 所致的小儿巨幼红细胞性贫血的病因。

1. 摄入量不足

胎儿可通过胎盘获得维生素 B_{12}，当婴儿肝内的维生素 B_{12} 储存量过低而摄入不足，特别是乳母由于长期素食或患有可致维生素 B_{12} 吸收障碍的疾病，使其乳汁中维生素 B_{12}

的含量极少时，即容易发生营养性巨幼红细胞性贫血。因长期偏食，仅进食植物性食物所致的维生素 B_{12} 缺乏可见于年长儿和成人。

2. 吸收和运输障碍

食物中的维生素 B_{12} 进入胃内后，必须先与由胃底部壁细胞分泌的糖蛋白（内因子）结合成 B_{12}—糖蛋白复合物，然后经由末端回肠黏膜吸收，进入血液循环与转钴蛋白结合，运送到肝内储存。任一上述一节中的异常均可引起维生素 B_{12} 缺乏和巨幼红细胞性贫血。

3. 需要量增加

新生儿、未成熟儿和婴儿因生长发育较快，维生素 B_{12} 的需要量也相应增加，摄入量不足时即遭致病。严重感染时因维生素 B_{12} 的消耗量增加，如摄入量小于所需量亦可导致发病。缺乏维生素 B_{12} 所致的小儿巨幼红细胞性贫血的诊断依据贫血表现，并在外周血和骨髓中发现上述巨幼红细胞，即可诊断为巨幼红细胞性贫血。在此基础上，如患儿有喂养不当史，特别是单纯母乳喂养的婴儿，且其母有长期素食史，加上患儿有明显的精神神经症状，即可考虑为缺乏维生素 B_{12} 所致的巨幼红细胞性贫血。可通过测定血清维生素 B_{12} 含量进一步确诊，如 < 100 ng/L，加之维生素 B_{12} 治疗有效，即可确定诊断。营养性巨幼红细胞性贫血的精神神经症状十分突出，需与大脑发育不全相鉴别。后者先天性疾病和产伤有关，出生后即逐渐出现精神和神经发育落后症候，结合血液学检查，可资鉴别。

二、临床表现

1. 一般表现

多呈虚胖，或伴轻度水肿，毛发稀疏发黄，严重病例可有皮肤出血点或淤斑。

2. 贫血表现

轻度或中度贫血者占大多数。患儿面色苍黄，疲乏无力，常伴有肝、脾肿大。

3. 精神神经症状

患儿可出现烦躁不安、易怒等症状。维生素 B_{12} 缺乏者还可出现表情呆滞、嗜睡，对外界反应迟钝，少哭不笑，智力、动作发育落后，甚至退步。此外，还常出现肢体、躯干、头部和全身震颤，甚至抽搐、感觉异常、共济失调、踝阵挛和 Babinski 征阳性等。

4. 消化系统症状

常有食欲减退、腹泻、呕吐和舌炎等。

三、治疗

营养性巨幼红细胞性贫血西医主要用维生素 B_{12} 和叶酸治疗。若临床有明显神经系统症状时，则应以维生素 B_{12} 治疗为主，而不宜加用叶酸，因叶酸有加重神经系统症状的可能。在西药治疗的同时，加用中药健脾补血之剂，可明显加强疗效。

（一）一般疗法

加强护理，防止交叉感染。起于营养缺乏者，应改善喂养，增强食欲。轻症单凭改善饮食即可好转。一般患儿在药物治疗的同时即可增加辅食，或改用牛奶喂养，给予富含蛋白质和维生素的易消化饮食。辅食添加顺利者，可以缩短药物治疗时间，有偏食习惯者应予以纠正。若不注意改善饮食，则治疗后仍可复发。

（二）药物治疗

1. 补充叶酸和维生素 B_{12}

叶酸每天口服 5 ~ 10 mg，连服数周。神经症状明显者，以维生素 B_{12} 每次 100 μg，每周 2 ~ 3 次，肌内注射，连用 2 ~ 4 周或至血常规恢复正常为止。单纯缺乏维生素 B_{12} 时不宜加用叶酸，以免加重精神神经症状。

2. 补充维生素 C

足量维生素 C 可帮助叶酸转化为四氢叶酸，而后者是合成核酸的必需物质。以每次 0.1 ~ 0.2 g，每天 3 次口服。

3. 其他药物治疗

维生素 B_1、维生素 B_6 有助于神经系统症状的恢复。在恢复期应加用铁剂，以免红细胞增生旺盛时引起铁的缺乏。重症病例因大量红细胞新生，也可出现相对性缺铁。严重病例补充治疗后，血钾可突然降低，要及时补钾。营养性巨幼红细胞性贫血可同时补充足量的维生素 C，可加强疗效。

对非维生素 B_{12} 缺乏性巨幼红细胞性贫血，用维生素 B_{12} 或叶酸治疗无效，但服用核酸前身物质尿嘧啶核苷、胸腺嘧啶核苷、胸腺嘧啶或酵母则反应良好，可使贫血改善。

（三）对症处理

维生素 B_{12} 缺乏性巨幼红细胞性贫血，发生震颤者应给少量镇静药，如因震颤而影响呼吸者应给氧气吸入。婴儿患者极易并发呼吸道感染，从而使病情加重，故应尽量预防和积极治疗继发感染。

（四）输血

一般不必输血。严重贫血并伴有心力衰竭或其他并发症者可少量输血。

（李玉静）

第三节　再生障碍性贫血

再生障碍性贫血简称再障，是一组由多种病因所致的骨髓造血功能衰竭性综合征，以骨髓造血细胞增生减低和外周血全血细胞减少为特征，临床以贫血、出血和感染为主要表现。确切病因尚未明确，再障发病可能与化学药物、放射线、病毒感染及遗传因素有关。再障主要见于青壮年，其发病高峰期有 2 个，即 15 ~ 25 岁的年龄组和 60 岁以上的老年组。男性发病率略高于女性。根据骨髓衰竭的严重程度和临床病程进展情况分为重型和非重型再障以及急性和慢性再障。

一、病因

再障的发病可能和下列因素有关：

1. 药物

其是最常见的发病因素。

2. 化学毒物

苯及其衍化物和再障关系已为许多实验研究所肯定，苯进入人体易固定于富含脂肪的组织，慢性苯中毒时苯主要固定于骨髓，苯的骨髓毒性作用是其代谢产物所致，后者可作用于造血祖细胞，抑制其 DNA 和 RNA 的合成，并能损害染色体。

3. 电离辐射

X 线、γ 线或中子可穿过或进入细胞直接损害造血干细胞和骨髓微环境。长期超允许量放射线照射（如放射源事故）可致再障。

4. 病毒感染

病毒性肝炎和再障的关系已较肯定，称为病毒性肝炎相关性再障，是病毒性肝炎最严重的并发症之一。引起再障的肝炎类型尚未肯定，多为血清学阴性肝炎所致。

5. 免疫因素

再障可继发于胸腺瘤、系统性红斑狼疮和类风湿关节炎等，患者血清中可找到抑制造血干细胞的抗体。部分原因不明的再障可能也存在免疫因素。

6. 遗传因素

Fanconi 贫血、先天性角化不良、Schwachman – Diamond 综合征多为常染色体隐性遗传性疾病，有家族性。

7. 阵发性睡眠性血红蛋白尿（PNH）

PNH 和再障关系相当密切，两者都是造血干细胞的疾病。明确地从再障转为 PNH，而再障表现已不明显；或明确地从 PNH 转为再障，而 PNH 表现已不明显；或 PNH 伴再障及再障伴 PNH 红细胞，都可称谓再障—PNH 综合征。

8. 其他因素

罕有病例报告，再障在妊娠期发病，分娩或人工流产后缓解，第二次妊娠时再发，但多数认为可能是巧合。此外，再障尚可继发于慢性肾衰竭、严重的甲状腺或脑垂体前叶功能减退症等。

二、临床表现

1. 急性型再障

起病急，进展迅速，常以出血和感染发热为首起及主要表现。病初贫血常不明显，但随着病程发展，呈进行性进展。几乎均有出血倾向，60% 以上有内脏出血，主要表现为消化道出血、血尿、眼底出血（常伴有视力障碍）和颅内出血。皮肤、黏膜出血广泛而严重，且不易控制。病程中几乎均有发热，系感染所致，常在口咽部和肛门周围发生坏死性溃疡，从而导致败血症。肺炎也很常见。感染和出血互为因果，使病情日益恶化。

2. 慢性型再障

起病缓慢，以贫血为首起及主要表现。出血多限于皮肤黏膜，且不严重。可并发感染，但常以呼吸道为主，容易控制。若治疗得当，坚持不懈，不少患者可获得长期缓解以至痊愈，但也有部分患者迁延多年不愈，甚至病程长达数十年，少数到后期进展为重型或极重型再障。

三、治疗

再障的治疗原则是：①支持疗法，包括输红细胞、血小板和白细胞，以维持血液功能，发生感染时采用有效的抗生素；②采用雄激素与糖皮质激素等刺激骨髓造血功能的药物，促使贫血缓解；③免疫抑制药；④骨髓抑制药。此外如有适应证时可考虑行脾切除手术。临床对慢性型一般以雄激素治疗为主，辅以其他综合治疗，经过长期不懈的努力，才能取得满意疗效，不少病例血红蛋白恢复正常，但血小板长期处于较低水平。急性型预后差，上述治疗常无效，诊断一旦确立，宜及早选用骨髓移植或抗淋巴细胞球蛋白（ALG）等治疗。

（一）支持疗法

首先应查找病因并消除，如仔细询问病史，追溯发病前半年内曾服过何种药物，接触过哪些化学或物理因素和发生过何种感染。立即除去可能引起骨髓损害的病因，禁用一切对骨髓有抑制作用的药物。要防止外伤引起的出血，适当地进行户外活动。对于粒细胞低于 0.5×10^9/L 的要严格隔离，积极预防感染。没有明显感染的患者，切不可用抗生素预防感染，以免发生菌群失调和真菌感染。有感染的患者应做血培养及鼻咽分泌物、痰、尿及大便培养，以便采用相应的抗生素。杀菌类抗生素优于抑菌类抗生素。输血要掌握指征，并尽量减少到最低限度，因这种患者病程长，多次输血易使患儿对红细胞亚型、白细胞和血小板过敏而发生严重输血反应。输血只适用于贫血严重（血红蛋白在 60 g/L 以下）且有缺氧症状者。做骨髓移植者，移植前输血会直接影响其成功率，尤其不能输家族成员的血。最好输浓缩的红细胞，凡粒细胞缺乏伴感染者才考虑输入浓缩白细胞。严重出血者宜输入浓缩血小板。多次输全血或血小板都可出现抗血小板抗体，使止血的效果降低，此时应做血小板配型，采用组织型相合的血小板。反复输血者宜应用去铁脱敏排铁治疗。

（二）促进骨髓造血功能的恢复

1. 免疫抑制药

针对免疫介导因素造成的骨髓造血功能的抑制，本类药物可使其重新恢复。

1）抗淋巴细胞球蛋白（ALG）或抗胸腺细胞球蛋白（ATG）：ALG 或 ATG 是用人胸导管淋巴细胞或胸腺淋巴细胞免疫兔、马、猪等制取的一种抗血清，主要为 IgG，是目前治疗急性再障较多使用的一种生物性免疫抑制药。方法：皮试阴性后，按兔 ALG（或 ATG）每天 5~10 mg/kg，猪 ALG（或 ATG）每天 15~20 mg/kg，马 ALG（或 ATG）每天 15~40 mg/kg 加氢化可的松 100~200 mg，掺入生理盐水或 5% 葡萄糖液 500 ml 中静脉滴注，疗程 4~5 天，亦可 7~14 天。观察 2~3 个月没有疗效或有效又再发的患者，可使用第二疗程，但第二疗程须更换 ALG（或 ATG）动物制剂，以免发生过敏反应。禁忌证：严重病毒感染、免疫功能严重低下者。

2）环孢素A（CsA）：具有较强的免疫抑制作用，常用于器官移植。目前已被广泛应用于再障。

（1）剂量与方法：目前常用制剂为CsA溶液（50 mg/ ml）或胶囊（25 mg），剂量为5~8 mg/（kg·d），一天剂量分早晚两次口服。连用6~12周逐渐减量，疗程一般为3~6个月。治疗中需监测药物血浓度。

（2）疗效：1995年第37届美国血液学年会总结历年来CsA治疗总有效率为50%~60%，中国医学科学院血液病医院汇总国内外368例资料结果，总有效率为57%，其中重型再障为59%，纯红再障为48%。CsA治疗重型再障（尤其是重型再障Ⅰ型）的疗效，包括有效率，起效时间与显效质量等均不及ATG/ALG。

（3）主要不良反应与防治：CsA的常见不良反应为肝肾损害、高血压、多毛症、齿龈肿胀等，但均为可逆性。其中最为严重的是肾脏损害和高血压，二者常同时出现，多与剂量过大导致血浓度过高有关，降低药物剂量可以恢复正常。严重齿龈者常导致局部渗血不止和继发感染。肝脏毒性一般不严重，但须同时适量应用护肝药物以避免肝功能损害。多毛症等不良反应并不影响治疗，治疗结束后也能逐渐消失。CsA虽为免疫抑制药，但并无明显增加感染机会的倾向。

3）大剂量甲泼尼龙（HDMP）：HDMP治疗再障有近20年历史，应用虽不及ATG/ALG和CsA广泛，但疗效也属确切。

（1）方法与疗效：目前采用大剂量冲击疗法，即20~30 mg/（kg·d），静脉输注，每连用3天减量一半，直至1 mg/kg逐渐停药，疗程约为30天。多与ATG/ALG联合使用。

（2）作用机制：HDMP具体作用机制尚未明确，可能为①抑制抑制性T细胞（Ts细胞）分化与增殖，曾发现治疗后有效患者体内的Ts细胞比例下降；②抑制NK细胞对造血干细胞的抑制作用。

（3）主要副反应及其防治：HDMP副反应类似于各种肾上腺皮质激素治疗副反应。因剂量大、疗程长，故副反应可较明显。主要副反应及其防治方法归纳如下：①感染倾向加重，常规行肠道消毒，加强隔离，最好同时应用静脉注射免疫球蛋白（IAIG）以提高免疫力；②水钠潴留和高血压，出现频率较高，须监测血压，可酌情应用抗高血压药和利尿药予以控制，待剂量逐渐降低后血压可逐渐恢复正常；③胃黏膜损伤：严重者可出现消化道出血，应同时预防性应用H_2受体拮抗药（雷尼替丁）和胃黏膜保护剂（硫糖铝）等；④钙磷代谢异常骨质胶钙，需预防性应用维生素D_3和钙。

4）大剂量免疫球蛋白

（1）方法与疗效：治疗方法有两种。一种为0.4 g/（kg·d），静脉滴注，连续5天。另一种为1.0 g/（kg·d），静脉滴注，每4周1次，共6次。

（2）作用机制：大剂量免疫球蛋白治疗再障的作用机制可能为①杀伤某些抑制骨髓造血的淋巴细胞克隆；②与γ-IFN等一类因子结合，去除其对造血干细胞的抑制作用；③根除骨髓中可能导致再障的病毒感染，如CMV、EBV、HPV、细小病毒B19（HPV B19）、HBV和HCV等。

2. 雄性激素

1）性质：雄性激素是一组甾体类化合物，为睾酮及其衍生物。雄性激素可促进肾脏产生促红细胞生成素以刺激红系造血，也能刺激提高体内单粒集落刺激因子的产生以促进粒单系统造血。体外实验发现，造血干细胞表面有雄性激素受体，可直接促进红系和粒系祖细胞分化和增殖。雄性激素可以在干细胞水平和激素水平刺激红系与粒系造血，但对红系的促进作用优于粒系，而对巨核细胞系的刺激作用较差。

2）疗效：雄性激素对一般慢性再障的疗效已被充分肯定，目前已定为CAA的首选药物，但雄性激素治疗重型再障疗效极差。雄性激素可以作为免疫抑制治疗的有效辅助用药，以提高免疫抑制药治疗的疗效。

3）种类：目前常用的制剂及其剂量为①美雄酮：0.25～0.5 mg/（kg·d），每天分2～3次口服，疗效最佳，服用方便，但对肝脏毒性较大。②司坦唑醇：0.1～0.2 mg/(kg·d)，每天分2～3次口服，服用方便，疗效稍逊于美雄酮，对肝脏的毒性也较明显。③丙酸睾酮：25～50 mg/次，每周2次肌内注射。男性化作用强，需肌内注射不利于长期治疗。疗效也不及美雄酮和司坦唑醇，但对肝脏无明显毒性。④长效丙酸睾酮：250 mg/次，每1～2周1次，肌内注射。性质同丙酸睾酮，注射时间可明显延长，疗效也优于丙酸睾酮。

4）推荐治疗原则：①首选药物，美雄酮疗效最佳，口服方便，当为美雄酮首选用药，也为免疫抑制治疗的有效辅助用药。②保护肝脏，美雄酮、司坦唑醇等口服制剂经门静脉吸收易致肝功能损伤，治疗期间需服护肝药物，如联苯双酯等。③个体化治疗，美雄酮和司坦唑醇等剂量范围大，个体间肝脏耐受性差异也较大，故宜从小剂量开始，探索疗效反应和患儿肝脏耐受性，再酌情调整剂量。药物剂型和剂量选择尽量做到个体化。④长期治疗，明显起效至少需2个月，且一般血常规恢复缓慢，故疗程至少半年，切忌轻易改变或放弃治疗，一旦起效后，则须进行长期巩固治疗一年以上。⑤联合治疗，雄性激素与其他药物合用有协同作用，一般多主张与补肾中药联合治疗，也可再加用一叶萩碱、左旋咪唑等。

3. 人血铜蓝蛋白冻干制剂

其具有促红细胞生成素作用。剂量为每天15～45 mg，静脉滴注。配合应用叶酸或糖皮质激素获得较好疗效，有人统计有效率达56.2%。

4. 植物血凝素（PHA）

剂量为每天5～10 mg，加入生理盐水250 ml中，静脉滴注。其作用是刺激多能干细胞和红系干细胞增殖及刺激淋巴细胞转化等。

5. α-甘露聚糖肽

剂量为每天0.25～0.5 mg/kg，静脉滴注、肌内注射或口服。本药是一种免疫增强剂，有刺激造血干细胞增殖作用，疗效与司坦唑醇相同，但无肝损害。

6. 普萘洛尔

剂量为每天1 mg/kg，分3次口服，以后逐渐增至每天3 mg/kg。其作用是促使G_0期造血干细胞进入增殖周期。

7. 改善造血微环境

1）硝酸士的宁：其作用是兴奋支配骨髓的神经，改善骨髓微循环。常用 5 天疗法，即每周连用 5 天，每天剂量各为 1、1、2、2、3 mg，肌内注射，休息两天后，重复使用直至缓解。注意剂量过大，可致强直性惊厥。可与雄激素同时应用或单用。

2）莨菪类药物：其作用是通过解除骨髓微血管痉挛，改善骨髓血流灌注，促进造血。剂量与用法：①山莨菪碱每天 0.5~2 mg/kg，加入 5% 葡萄糖液 250 ml 中，静脉滴注，于 2~3 小时滴完，并于每晚睡前服山莨菪碱或莨菪浸膏片 0.25~1 mg/kg。连用 30 天，休息 7 天重复使用。②莨菪浸膏片每天 0.4~0.8 mg/kg，分 3 次口服，每天增加 0.2~0.4 mg/kg，至每天 4.8~6 mg/kg，每天 3 次，服用 1 个月为 1 个疗程。禁忌证：青光眼、冠心病与心力衰竭等。

3）一叶萩碱：每天 0.05~0.2 mg/kg 或每天 8 mg，肌内注射，每天 1 次。2~4 周为 1 个疗程。兼有自主神经和脊神经的兴奋作用。

（三）造血组织移植

1. 骨髓移植

其是治疗干细胞缺陷引起再障的最佳方法，且能根治。但由于人类组织相关抗原及骨髓来源等问题尚未完全解决，故不能作为常规应用。目前仅用于治疗急性或严重型再障。为防止移植排斥，移植前应用免疫抑制药，对移植前未曾接受过输血者，用 CTX 50 mg/（kg·d）共 4 天；对于移植前曾多次输血，已被血制品致敏的患者，除 CTX 外，尚需加用 ALG 及丙卡巴肼。据 Thomas 和 Storb 等报告，多次输血患者发生排斥反应为 30%~60%，死亡率达 80%，而未接受输血者，移植成功率达 81%。故对准备做骨髓移植的患者应尽量避免或减少输血（尤其是家庭成员的血）。移植后可使用 MTX 或 CsA 预防移植物抗宿主病，并注意预防感染。国外资料显示同基因骨髓移植成功率高，长期无病存活率达 84.6%；异基因骨髓移植治疗严重型再障，长期无病存活率也可达 70%。国内已开始应用异基因骨髓移植治疗严重再障，并已有获得成功的报道。

2. 脐血移植

脐血中存在骨髓所含有的各种类型造血干/祖细胞，而目前已培养出更原始的细胞。已有支持造血的特殊血细胞；脐血淋巴细胞功能不成熟，致敏 T 细胞杀伤力差；对人类白细胞抗原（HLA）不含抗原的反应性弱。因此脐血可能代替骨髓移植，国内外已有治疗重型再障成功的报道。

（四）其他

1. 粒细胞巨噬细胞集落刺激因子（GM-CSF）

重组（rh）GM-CSF 治疗重型再障的剂量为每天 15~500 μg/m²，静脉输注或皮下注射，疗程 7~14 天，间隔 14 天后再用。GM-CSF 是一种糖蛋白激素，来源于 T 细胞、单核细胞、原始纤维细胞及内皮细胞，可促进多种造血细胞增殖、分化。不良反应较轻，少数有畏寒、发热、乏力、骨和肌肉瘤。

2. 阿昔洛韦

其有抗病毒作用，对病毒引起的重型再障可能有效。剂量为每天 15 mg/kg，连续静脉滴注 10 天，无明显不良反应。

3. 左旋咪唑

其有增强辅助性 T 细胞（Th 细胞）的功能，兼有刺激造血干细胞的作用。用法为每天 3~5 mg/kg 分次口服，每周服药 2~3 天，持续治疗。

（五）脾切除

脾脏是阻留和破坏血细胞的场所，又是产生 Ts 细胞和各种抗体的器官，因此脾切除有助于改善患者血常规。脾切除有效率在 30%~60%，缓解率不高，术后出血常有不同程度好转，术前药物治疗无效者，术后可望有效。但脾切除不能作为本症的常规治疗，应有一定的指征，适用于慢性再障内科治疗无效、需要反复输血才能维持生存者，有脾脏肿大及脾脏过多破坏红细胞的证据，网织红细胞稍多、有溶血或免疫因素存在者可取得一定的疗效。急性再障不宜手术，骨髓增生极度减少及年龄较大者疗效不佳。术前反复感染者，脾切除要慎重。

（六）中医中药

再障属于祖国医学中的"虚劳""血证"。对本病的治疗应掌握急则治标，缓则治本的原则。按病情缓急、轻重，随证而施。

1. 辨证论治

1）肝肾阴虚：症见头晕耳鸣，午后发热，手足烦热，盗汗，出血较严重，鼻衄，齿衄，皮肤有瘀斑。舌红少苔，脉细数无力。

治宜：滋阴养血止血。

方药：六味地黄汤加减。

熟地 15 g，炙黄芪 20 g，枣皮 12 g，山药 20 g，丹皮 10 g，茯苓 10 g，泽泻 10 g，当归 12 g，白芍 12 g，阿胶 10 g，女贞子 12 g，旱莲草 12 g，紫草 10 g，仙鹤草 20 g，枸杞子 12 g。

出血严重者加犀角* 6 g。

2）脾肾阳虚：症见面色萎黄，身倦乏力，心悸、气短，畏寒肢冷，自汗，腰膝酸软。舌淡苔薄白，脉沉细。

治宜：健脾温肾。

方药：四君子汤合右归饮加减。

黄芪（炙）20 g，党参 15 g，生熟地 15 g，当归 12 g，白术 15 g，陈皮 10 g，补骨脂 15 g，肉桂 10 g，鹿角胶 10 g（烊化），仙鹤草 20 g，菟丝子 15 g，肉苁蓉 12 g。

2. 验方

1）参马鹿茸散：红参 30 g，制马钱子 10 g，鹿茸 10 g。共研细末，3~6 岁每天 0.9 g，6~9 岁每天 1.2 g，9~12 岁每天 1.5 g。分 3 次服，服 10 天停 5 天。共服 60 天为 1 个疗程。

2）川芎 15 g，丹参 15 g，红花 10 g，当归 15 g，鸡血藤 15 g。水煎服。

（蒋丽丽）

---

* 犀角：现用水牛角代。

第四节　特发性血小板减少性紫癜

特发性血小板减少性紫癜（ITP）是因为体内产生抗血小板抗体导致网状内皮系统吞噬破坏血小板，造成血小板减少的一种自身免疫性疾病，是小儿常见的出血性疾病。临床上分为急性和慢性两种亚型，其基本特点为皮肤、黏膜的自发性出血、血小板减少、出血时间延长、血块收缩不良及血管脆性增加，骨髓涂片可见巨核细胞数正常或增多，并有分化障碍。亦称自身免疫性血小板减少性紫癜。

一、病因

现认为急性 ITP 和病毒感染有关，慢性 ITP 多起病隐匿，病因不清。近年来随着免疫学的发展，人们对于其发病机制的认识有了很大的提高，不只是局限于传统的抗原抗体反应，而是更深入地涉及细胞免疫、免疫遗传等方面。

1. 急性 ITP 与病毒分子模拟

相对慢性 ITP 来讲，人们对于急性 ITP 发病学研究相对较少。原因可能是由于急性 ITP 多呈自限性过程，只要控制好临床并发症即可。但是，由于急性 ITP 多继发于病毒感染，表明感染可能是造成急性 ITP 的一个启动因素。Wright 等首先证实可能是由于"抗原分子模拟"打破了原有的免疫耐受，造成机体产生针对自身血小板的抗体。他们在对水痘病毒相关的 ITP 患儿的研究发现，患儿血清中的 IgG、IgM 可以被水痘病毒糖蛋白层析柱所纯化，并且洗脱下来的 IgG 分子可以和"O"型血型正常人的血小板发生交叉反应。Chia 等也发现，HIV 表面的糖蛋白可以和 HIV 相关的 ITP 患者血小板发生交叉反应。Semple 等进一步证实急性 ITP 患者的反应性 T 细胞活性与正常人比较没有差别，表明在急性 ITP 发病中，T 细胞并不是介导抗血小板免疫的关键因素。上述这些研究表明，至少在某些急性 ITP 患者中，抗血小板抗体的出现是由于抗病毒抗体与自身血小板之间交互反应所诱发的结果。这也有助于我们理解为什么许多 ITP 儿童患者可以未经治疗而自愈——随着感染源的清除，抗体逐渐消失，抗血小板反应也渐趋终止。然而，还有一些悬而未决的问题，就是为什么仍然会有 20%~30% 的患儿会发展成为慢性 ITP？能否在早期就发现这些患者发展成为慢性 ITP 的端倪？这里面还有很多工作有待我们去认识和探索。Coompath 等推测在这些患儿中，可能是由于感染期发生的免疫失调导致 B 细胞产生的交互反应性抗血小板自身抗体（IgG）在体内的持续存在和扩散有关。但总的说来，尚无办法预测哪些患者可能发展成为慢性 ITP。

2. 血小板免疫

众所周知，免疫靶向组织异常表达自身抗原可以被自身反应性 Th 细胞所识别，这是造成自身免疫性疾病的重要原因。近来的研究还证实，血小板是一个活跃的"免疫事件参与者"。从免疫学角度讲，ITP 属于器官特异性自身免疫病。血小板作为本病的免疫靶点，无疑发挥着至关重要的作用。一系列研究表明，作为血小板表面特征性糖蛋白——血小板糖蛋白（GP），是自身抗体主要的攻击对象，按免疫原性由强到弱依次排列为：GPⅡb/Ⅲa、Ⅰa/Ⅱa、Ⅳ和Ⅴ，以及其他一些血小板表面的决定簇。Kuwana等人进一步证实ITP患者的CD4$^+$T细胞主要对GPⅡb/Ⅲa的氨基末端呈高反应性。此外，Sinha等证实那些在正常细胞表面不存在的HLA-Ⅱ类抗原可以在特定条件下被诱发出来，这一事件与自身免疫性疾病的发生密切相关，因为它们可以激活通常处于静止状态的自身反应性Th细胞。Semple等用流式细胞仪分析证实，HLA-DR的血小板百分比与血小板计数成反比关系，并且在生理条件下与巨噬细胞接触可以诱发血小板高表达HLA-DR；用炎性介质γ-IFN预刺激的巨噬细胞可以造成血小板表面HLA-DR表达率进一步提高，从而增强血小板的免疫原性，有利于网状内皮系统对血小板的吞噬和破坏。

3. Fcγ受体与巨噬细胞的亲和性网状内皮系统

其在ITP免疫发病机制中起着至关重要的作用，它承载的具有Fcγ受体（FcγR）的吞噬细胞对自身血小板起破坏作用。我们知道，抗体与抗原结合后其Fc段暴露，来自于肝脾的网状内皮系统（吞噬细胞）的FcγR与之结合，从而诱导吞噬。脾切除以及IVIG治疗ITP的有效性也证实网状内皮系统在ITP发病中的作用。吞噬细胞表达的FcγR根据其亲和力的不同通常可以分为3类：高亲和力的FcγRⅠ，既可以与IgG单体结合，还可以与IgG免疫复合物结合；而低亲和力的FcγRⅡA和FcγRⅢA只能与IgG免疫复合物结合。其中后两种在ITP发病中的作用尤为重要。Ericson证实，用单抗封闭FcγRⅠ，并不影响ITP患者的病情，而封闭后两种受体则可以提高血小板数目，提示后两种受体可能与血小板清除有关。对动物模型的研究也表明，用单抗阻滞FcγRⅡA和（或）FcγRⅢA可以避免网状内皮系统对IgG敏感抗原的吞噬。这些结果说明，低亲和力的FcγRⅡA和FcγRⅢA与ITP患者的血小板破坏密切相关。进一步研究表明，人类的FcγRⅡA和FcγRⅢA存在多态性，表现为与IgG结合的亲和力不同，从而导致不同个体的血小板破坏能力的差异。Pol等认为这些改变与免疫疾患的易感性有关。Parren研究发现，FcγRⅡA和FcγRⅢA等位基因变异能够明显地影响二者与抗原的结合能力。Donomme最近分析了98例儿童ITP的FcγRⅡAH131R和FcγRⅢAV158F的单氨基酸取代情况时发现，与健康人群比较，这些变异在ITP患儿的发生概率明显偏高。因此，FcγR多态性与ITP发病的易感性之间很可能存在着密切的关系。

4. 细胞因子与Th细胞

其在维持机体稳态方面发挥着重要的作用。根据细胞因子的分泌模式Th细胞可以分为2类：Th1细胞和Th2细胞。Th1细胞因子主要包括IL-2、IL-12、IL-15、TNF-α和γ-IFN，而Th2细胞因子为IL-4、IL-10、IL-13等。正常情况下，Th1/Th2细胞因子呈动态平衡，以维护机体处于相对稳定的状态，一旦这种平衡遭到破坏，一方不能有效制约对方，导致Th极化，就会产生免疫紊乱，乃至发生疾病。现发现，多种自身免疫性疾病都涉及了Th细胞极化，Th1细胞极化多与器官特异性自身免疫性疾病有关，而Th2细胞模式则多与全身性自身免疫性疾病有关。当前的研究表明，无论是儿童还是成人慢性ITP在疾病活动期主要体现Th1细胞极化模式。Garcia-Suarez等发现慢性 ITP 患者的 T 细胞经 PHA 刺激后能够分泌高水平的 TNF-α 和 γ-IFN，因此推测 ITP 患者淋巴细胞具有 Th1 细胞极化趋势。我们最近的研究发现慢性 ITP 患者血清瘦素水平明显高于正常人，而瘦素可以在上游调控 Th0 细胞向 Th1 细胞方向分化，从而导致 ITP 的 Th1 细胞极化模式。治疗后随着病情的改善，ITP 患者的 Th1 细胞极化模式可以转变为 Th2 细胞模式。我们对不同治疗时相的 ITP 患者 Th 细胞极化模式的研究发现，用 IVIG 和（或）地塞米松治疗有效的患者，短期内（治疗的第 2~4 天）就可以表现为 Th2 细胞模式。因此，逆转 Th 细胞极化模式，可能会成为 ITP 治疗的一个新方向。

5. 自身反应性 T 细胞

在 1991 年，Semple 和 Fredman 首先报道慢性 ITP 患者 CD4$^+$ Th 辅助细胞有缺陷。他们用自身血小板刺激外周血 T 细胞可以分泌 IL-2，表明慢性 ITP 可能是由于异常的 Th 细胞功能缺陷，从而驱动 B 细胞分化和产生自身抗体。在 1996 年 Filion 等人证实，正常个体所具有的灭能的 Th 细胞可以被 GPⅡb/Ⅲa 以及外源性物质所活化，并且 Th 细胞可以自身分泌 IL-2 导致耐受改变。这些结果表明 T 细胞对于自身血小板耐受机制可能与 IL-2 的转录后调节有关。后来 Shimomura 等又发现慢性 ITP 患者外周血中存在一组累积性的寡克隆，这些克隆的 T 细胞受体（TCR）具有高频率的 Vβ3、6、10 基因特性。以此推测，慢性 ITP 患者具有明确的 T 细胞克隆性累积，从而与 ITP 发病密切相关。其后，Kuwana 等人又进行了一系列的工作证实 GPⅡb/Ⅲa 的某些片段是 ITP 患者自身反应性 T 细胞的识别"热点"。最近的实验结果还显示脾脏可能是自身反应性 T 细胞的原发位点。

6. HLA 与遗传易感性

研究表明，HLA 分子与自身免疫性疾病密切相关。至少在一定程度上 HLA 分子多态性可以代表抗原与自身反应性 T 细胞之间的易感性。对于特定的自身免疫性疾病来讲，HLA 分子多态性区域内的小氨基酸片段对疾病的易感性/抵抗性有重要的影响。先前的研究表明，慢性 ITP 与 HLA-Ⅱ类分子（HLA-DR2）以及 HLA-A28、B8、B12 等 HLA-Ⅰ类分子相关，但是 Gramtama 和 Gaiger 等人的研究并没有发现 HLA 与慢性 ITP 之间存在着相关性。例如，HLA-DPB1*1501 等位基因与抗血小板抗体之间并无关联，而 HLA-DPB1*0402 等位基因的患者对于切脾治疗的反应很差。这些缺乏一致性的结果可能与 ITP 的异质性有关，尽管同样被诊断为 ITP，但因其病因不同，其遗传背景也不尽相同。因此有必要扩大样本量和人种范围才能明确界定 HLA 分子与慢性 ITP 之间的联系。最近，2 个日本的研究小组分别通过检测 HLA 血清型与等位基因得出不同的结论。Nomura 等人发现慢性 ITP 患者中与 HLA-DRB1*0410 等位基因相关的 HLA-DR4.1 出现频率高，推测这一现象可能是因为日本人和欧美人种族差异所致。然而 Kuwana 等人的研究则证实在患 ITP 的日本人中，HLA-Ⅱ类基因与自身抗体产生直接相关。例如 HLA-DRB1*0405 和 HLA-DQB1*0401 与抗 GPⅡb/Ⅲa 抗体形成有关，他们认为 HLA-Ⅱ类基因与自身抗体产生有关，而和疾病本身进展的关系并不是很大。总的看来，不同种族之间可能存在着明确的基因型、表型差异性。除前面谈到的 FcγR 多态性外，还有其他一些主要涉及有关细胞因子多态性与 ITP 相关性的遗传学方面的研究，例如，淋巴毒素 A 与 FcγR 多态性有一定的关联。最近 Atabay 等人证实在 ITP 患儿存在 TGF - β1 基因多态性。Pavkovic 等分析了 CTLA - 4 基因多态性与 ITP 之间的关系，但未发现阳性结果，可能与他们检测的样本量较少有关。这些细胞因子、信号分子在自身免疫性疾病发病和免疫反应中的地位和作用尚不完全清楚。

7. 其他

诸如幽门螺杆菌感染启动的免疫机制、巨核细胞的凋亡等尚处于探讨阶段，还有许多问题有待解决。

二、发病机制

ITP 的血小板减少是因外周破坏增加所致，^{51}Cr 标记的患者血小板寿期测定，显示其生活期缩短至 1~4 小时，甚者短至数分钟。现认为血小板的这种生活期缩短是与血液循环中存在特异的抗体相关。抗体来源途径有：

1. 来源于急性病毒感染后形成的交叉抗体。

2. 来源于抗血小板某种抗原成分的抗体，最近的研究认为 GPⅡb/Ⅲa、GPⅠb/Ⅸ、gPV 是这些抗体的主要靶抗原。

3. 来源于血小板的相关抗体主要为 IgG（PAIgG）。PAIgG 在 ITP 中多明显升高，且其水平与血小板破坏率成比例。关于 PAIgG 的来源并不十分清楚，分子量分析表明是一种组分真正的抗血小板抗体；另一种组分相当于 IgG 的免疫复合物，可能为非特异性吸附于血小板膜上的血浆蛋白。与非特异性吸附相关的 ITP，PAIgG 可不升高。由于上述抗体对血小板的损伤或结合，最终导致被单核巨噬细胞所清除。破坏场内所有脾、肝和骨髓，主要是脾脏。有研究表明 ITP 患者中 HLA B8 和 B12 表型较高，亦即有此表型的人发病的危险度较大。

三、临床表现

1. 急性型

此型约占 ITP 的 80%，多见于 2~8 岁小儿，男女发病无差异。50%~80% 的患儿在发病前 1~3 周有前驱感染史，通常为急性病毒感染，如上呼吸道感染、风疹、麻疹、水痘、腮腺炎、传染性单核细胞增多症等，细菌感染如百日咳等也可诱发，偶有接种麻疹活疫苗或皮内注射结核菌素后发病的。患者发病急骤，以自发性的皮肤、黏膜出血为突出表现。皮肤可见大小不等的淤点、淤斑，全身散在分布，常见于下肢前面及骨骼隆起部皮肤，重者偶见皮下血肿。黏膜出血轻者可见结膜、颊黏膜、软腭黏膜的淤点，重者表现为鼻出血、牙龈出血、胃肠道出血，甚至血尿，青春期女孩可有月经过多。器官内出血如视网膜出血、中耳出血均少见，罕见的颅内出血当视为一种严重的并发症，常预后不良；深部肌肉血肿或关节腔出血偶或见之。临床上除非严重出血者一般无贫血，不足 10% 的病例可有轻度脾肿大。有时病毒感染可致淋巴结肿大，此时要注意排除继发性 ITP。

2. 慢性型

病程超过 6 个月者为慢性 ITP。本型约占小儿 ITP 总数的 20%，多见于年长儿，男女之比约1:3，慢性ITP发病前多无前驱感染，起病缓慢或隐匿。皮肤、黏膜出血症状较轻，血小板计数多在（30～80）×10^9/L。皮肤淤点、淤斑以四肢远端多见，轻者仅见于皮肤抓痕部位。黏膜出血可轻可重，以鼻出血、牙龈出血及月经过多常见，口腔黏膜次之，胃肠道出血及血尿十分少见。本型可呈持续性或反复发作，后者发作与缓解交替，缓解期长数周至数年，最终约有30%患儿于发病数年后自然缓解，临床反复发作者可有轻度脾大。根据出血、血小板减少、骨髓象产血小板巨核细胞减少即可作出诊断，PAIgG测定对诊断有帮助。临床上做出诊断前需排除继发性血小板减少，如再障、白血病、脾功能亢进、微血管病性溶血性贫血、系统性红斑狼疮、药物免疫性血小板减少性紫癜、急性病毒感染等。

四、治疗

（一）一般疗法

急性病例主要于发病1～2周出血较重，因此发病初期，应减少活动，避免创伤，尤其是头部外伤。重度者卧床休息。应积极预防及控制感染，阿司匹林可致出血，亦须避免。给予足量液体和易消化饮食，避免黏膜损伤。为减少出血倾向，常给大量维生素C及维生素P。局部出血者压迫止血。若出血严重或疑有颅内出血者，应积极采取各种止血措施，慢性病例出血不重或在缓解期不须特殊治疗，但应避免外伤，预防感染，有时轻微呼吸道感染即可引起严重复发。对出血严重或久治不愈者应进行下述特殊疗法。

（二）肾上腺皮质激素

其为慢性型的首选药，一般认为肾上腺皮质激素的疗效系由于：①降低毛细血管通透性，减少出血倾向；②减低免疫反应，并可减少PAIgG的产生及抑制脾脏单核巨噬细胞对附有抗体血小板的吞噬作用。故在ITP患者早期应用大量肾上腺皮质激素后，出血现象可较快好转。目前仍主张在发病1个月内（特别是2周内）病情为中度以上或发病时间虽长，但病情属重度以上的患者应给予激素治疗。用药原则是早期、大量、短程。一般用泼尼松60 mg/（m^2·d）分2～3次或清晨1次口服。若出血严重，泼尼松可至120 mg/（m^2·d）口服或用氢化可的松100 mg/（m^2·d）或地塞米松10～15 mg/（m^2·d）静脉滴注，严重出血者也可采用地塞米松1.5～2 mg/（kg·d）静脉滴注，连用3～7天，或甲泼尼龙30～50 mg/（kg·d）静脉滴注，连用3天，待出血好转即改为泼尼松60 mg/（m^2·d）。一般用药3周左右，最长不超过4周，逐渐减量至停药。停药后即使血小板下降，只要出血不明显即可继续观察，不再用肾上腺皮质激素。若再次发生广泛出血，仍需加用肾上腺皮质激素治疗，待出血好转后改为隔天用药或仅用小剂量维持，使不发生出血即可。慢性患者需足量用药3～4周，出血多可停止，即可减量，当血小板升至50×10^9/L，即可停药观察。

（三）大剂量丙种球蛋白

对严重出血者效果较好。用量：每天400 mg/kg，溶于生理盐水中（配成3%溶液）静脉滴注，连用5天。

（四）免疫抑制药

慢性型出血不重，血小板计数始终在60×10^9/L以下，可用硫唑嘌呤或CTX6～

8周，也可用长春新碱每次 0.03 mg/kg，缓慢静脉滴注，每周 1 次，4～6 周若见效果，可延长间隔时间直至停药。

（五）血浆置换疗法

对于极重型 ITP 患儿，有条件者可采用血浆置换疗法，以清除血液循环中的大量抗血小板抗体，避免或减轻出血。

（六）其他治疗

1）出血严重时可配合使用卡巴克洛、氨甲苯酸等，合并纤溶亢进时可应用抗纤溶药物，如 6－氨基己酸等。

2）可应用 ATP、辅酶 A、氨肽素、利血生等药物，促进血小板生成。

3）达那唑为人工合成的男性化较低的雄性激素，与糖皮质激素有协同作用，主要不良反应为肝功能损害。用法：每天 15～30 mg/kg，分 2～3 次口服。疗程 2～4 个月，加用小剂量泼尼松 5～10 mg。作用机制：①纠正异常 T 细胞亚群调整 T 细胞免疫功能，降低抗体产生；②减少单核巨噬细胞对被 IgG 包被的血小板的清除作用。价格昂贵，作为治疗 ITP 第三线药物。

4）抗 Rh 球蛋白（抗 D）于 20～30 分钟静脉注射，剂量从 0.1～4.5 mg（从小剂量开始）连注 5 天。疗效多为暂时性（少于 30 天），故需维持治疗，已有维持 0.5～3 年者，特点为无免疫抑制作用，价格低廉。不良反应：可出现轻度溶血，胆红素轻度增高，暂时 Coombs 试验阳性。

5）葡萄球菌蛋白 A 柱吸附血浆输注。方法：抽取患者血浆 200～300 ml（成人）用灌注法通过特制的葡萄球菌蛋白柱（含 200 mg 纯化葡萄球菌蛋白 A），过滤后回输给该患者每分钟 10 ml，每周 1～2 次。作用机制不完全清楚。疗效可能与选择性除去免疫复合物或血小板抗体有关。

6）干扰素：剂量每次 300 万 U（成人），共 12 次，停药 1 周后血小板恢复正常，无明显不良反应，价格昂贵。

其他如重氮胸腺嘧啶脱氧核苷、载鬼臼毒素血小板、血小板激活因子对抗剂、抗－DIg、他莫昔芬等目前已应用于临床，并收到一定疗效。

（七）脾切除

切除脾脏是治疗 ITP 的重要手段之一。在没有肾上腺皮质激素疗法以前，脾切除被认为是治疗严重 ITP 最有效的方法。目前应用已较前减少。适应证：①经上处理无效，病程在 1 年以上，血小板持续在 50×10^9/以下，肾上腺皮质激素治疗无效或需大量肾上腺皮质激素才能控制出血者。②年龄在 4 岁以上。因年幼儿切脾后免疫功能下降而发生暴发感染，故尽量推迟到 4 岁以后行切脾手术。但遇出血极重，其他内科疗法无效的 2 岁以上小儿，也可考虑切脾。③骨髓中巨核细胞正常或增多者。如减少，系切脾禁忌证。④有人认为术前应用放射性同位素标记血小板检查体内肝脾扣留血小板情况，证实脾为主要破坏血小板场所者为切脾适应证，但此点尚未得到一致结论。⑤有人报告，术前测定 PAIgG 中度增高者切脾疗效好，明显增高者疗效差，PAIgA 不高的病例疗效也不理想。

（八）特殊情况的处理

1. 大出血或颅内出血

1）紧急输新鲜全血，补充血容量。

2）紧急止血：①输血小板，浓缩血小板每次用 0.15 U/kg，应尽快在 6 小时内输入，以保证较好止血效果，由于患儿血液循环中有抗血小板抗体，输入的血小板很快被损坏，故血小板数无明显增加，但可使毛细血管脆性得以改变而使出血减轻，输入的血小板有效作用为 1~3 天，应注意多次输入不同抗原的血小板后，患者体内可产生相应同种抗体，发生输注反应，患儿出现畏寒、发热等症状，输入的血小板会迅速破坏，处于血小板输注治疗无效状态。但如能选择 ABO、Rh 血型及 HLA 配合的供血者，则可能获得有效的输血小板治疗目的。②静脉输注大剂量丙种球蛋白，剂量、方法同前。③血浆置换：同前。④甲泼尼龙冲击疗法，每天 20 mg/kg，用 1 周，自第 2 周起每周递减1/2 剂量，静脉或肌内注射，每天 1 次，4 周为 1 个疗程。⑤脾切除。

2. 需做手术时的处理

一直应用肾上腺皮质激素的患者在手术前后应加大其剂量，如用氢化可的松静脉滴注，术前、术中均予 100 mg/m^2，必要时术后连续应用几天。剂量逐渐减少。

（蒋丽丽）

第五节　血友病 A

血友病 A 是先天性凝血障碍中最常见的一种出血性疾病，为性联隐性遗传，是血浆中因子Ⅷ的促凝活性部分（Ⅷ：C）减少或缺乏所致。

一、病因

血友病 A 是由于血中缺乏抗血友病球蛋白引起，其基因位在 X 性染色体上，是一种性联隐性遗传性疾病，女性传递，男性发病。现知女性传递者的第Ⅷ因子活性也较低，为20%~70%（正常人Ⅷ因子活性为 50%~150%），偶见女性传递者第Ⅷ因子活性极低，发生轻度出血，可能是由于携带血友病 A 基因的 X 性染色体极端"活跃"所致。此外，女性患者还可见于表现型为女性，染色体核型为男性的两性畸形者。

临床上所见血友病 A 约 70% 有家族史，而且同一家族患者中，缺乏第Ⅷ因子活性程度大致相同。只有个别家族的患者，不同时期第Ⅷ因子缺乏程度可有显著变化。约有30% 病例问不出肯定的家族史，这样的患者可能是由于 X 性染色体发生变异，也可能是由于通过这一连串女性传递后的偶然发病。

现已知人类的高度纯化因子Ⅷ是一种糖蛋白，主要由两部分组成：分子量小的部分，内含因子Ⅷ的促凝活性部分（Ⅷ：C）及促凝活性抗原（Ⅷ：C Ag）；分子量大的部分，称为因子Ⅷ相关蛋白（ⅧR）或血管性血友病因子（vWF）。血友病 A 患者血浆中ⅧR 并不缺乏，只是因子Ⅷ促凝活性减少或功能不良，85% 的血友病 A 是由于因子Ⅷ活性部分缺乏，10% ~15% 是由于功能不良。现已知控制Ⅷ：C 的基因点在 X 染色体长臂第二区 5 ~8 带。

二、发病机制

主要是血浆中Ⅷ：C 降低或缺乏。因子Ⅷ是内在凝血途径中主要凝血因子之一，当Ⅷ：C 缺乏或降低时，血液凝血活酶的生成出现障碍，因而影响血液的凝固。发病机制有几种假说：

（一）因子Ⅷ真正缺乏

患者血浆中加入正常人的血浆或提纯的因子Ⅷ补充后，患者的凝血障碍可得以纠正，提示因子Ⅷ缺乏。

（二）因子Ⅷ抑制物增多

从部分患者血浆中提出的因子Ⅷ与正常人的血浆中的因子Ⅷ同样能在体外纠正凝血障碍，认为患者体内可能有抑制物影响，使凝血活性降低。

（三）因子Ⅷ无凝血活性

有人推测血友病 A 的发病机制可能是由于控制因子Ⅷ生物合成的基因失调，即性染色体发生变异，产生了一种与因子Ⅷ蛋白质含量相同而没有凝血活性的因子。

三、临床表现

一般有家族遗传史，几乎全部为男性发病。出血症状为本病的主要表现，终身有轻微损伤或手术后长时间出血的倾向。关节积血在本病症状中最具特征性。重症病例血液中的因子Ⅷ仅为正常量的1% 以下，常在 2 岁以前就有出血。患者出血部位多且严重，常有皮下、肌肉及关节等部位的反复出血，关节畸形多见。中度型血液中Ⅷ的量为正常的1% ~5%，起病年龄在童年时期后，以皮下及肌肉出血居多，但反复发作次数减少。轻型病例因子Ⅷ的含量为正常的 6% ~30%，出血多在青年期，出血轻微，可正常生活。亚临床病例只有大手术后才发生出血，因子Ⅷ的量为正常的 30% ~50%，实验室检查可证实为本病。

四、治疗

（一）一般治疗

避免创伤，有活动性出血时，应限制活动，尽量避免肌内注射和手术。忌用阿司匹林、保泰松和吲哚美辛类抑制血小板功能的药物。

（二）替代治疗

1. 输新鲜全血或血浆

适用于轻症患者，输全血 2 ml/kg 或血浆 1 ml/kg 可提高患者血中Ⅷ因子2%。

2. 冷沉淀物

冰（-20℃）冷沉淀制剂中，每袋含因子Ⅷ的活性平均为 100 U，可使因子Ⅷ的血浆浓度提高到正常的 50% 以上。

3. 因子Ⅷ、Ⅸ浓缩剂

其为冻干制品，每单位的因子Ⅷ、Ⅸ活性相当于 1 ml 正常人新鲜血浆内平均的活性。每瓶内含 200 U。每千克体重注入 1 U 的因子Ⅷ，可使体内因子Ⅷ的活性升高约 2%，但注入每 1 U 因子Ⅸ仅提高活性 0.5% ~ 1%。因子Ⅷ及Ⅸ在循环中的半衰期短，必须每 12 小时补充 1 次，以维持较高因子水平，控制出血。对早期出血少、关节积血，一般用 10 U/kg 即有效。对明显的关节积液或危险部位出血，应按病情加大剂量。对中度或严重出血及进行手术前准备，应强调首次大量的替代治疗，并持续维持有效浓度，直至出血被控制或创口愈合为止。

4. 凝血酶原复合物

每瓶 200 U，相当于 200 ml 血浆中含有因子Ⅸ，适用于血友病 B。

（三）对症及药物治疗

1. 防治出血

①如轻微割破、鼻出血，可用纤维蛋白泡沫、吸收性明胶海绵、凝血酶、肾上腺素等局部压迫止血。②关节出血：局部冷敷、制动、固定于功能位，防止关节畸形。

2. 去氨加压素

去氨加压素（DDAVP）是一种人工合成的抗利尿激素的同类物质，有抗利尿作用及增加血浆内因子Ⅷ水平的作用，静脉注射后可使Ⅷ：C 及ⅧR：Ag 提高 2 ~ 3 倍。Ⅷ：C 增加的程度与其基础浓度成正相关，常适用于轻型血友病患者和血友病传递者，对严重血友病止血则无效。每次剂量为 0.3 ~ 0.5 g/kg，溶于 20 ~ 30 ml 生理盐水中，缓慢静脉注射，注射后 30 ~ 60 分钟作用达高峰。因该药可激活纤溶系统，需同时合用氨甲环酸或 6 - 氨基己酸。每 12 小时 1 次，疗程为 2 ~ 5 天，DDAVP 也可滴鼻，每次 0.25 ml（1 300 g/ml）以提高因子Ⅷ的水平。

3. 抑制纤维蛋白溶解药物

其可保护已形成的血凝块不溶解，与替代疗法同时使用，可减少输血或因子Ⅷ的量。常用 6 - 氨基己酸、氨甲苯酸或氨甲环酸等，有血尿时忌用。

4. 达那唑

其是一种合成的雄性同化激素。可提高因子Ⅷ浓度，减少出血倾向，减少输注因子Ⅷ制品量。大剂量长期使用可能成为治疗血友病的一种新治疗手段。

5. 女性避孕药

有人认为复方炔诺酮可以提高Ⅷ因子浓度，对血尿、深部组织血肿等有一定疗效。

6. 肾上腺皮质激素

其对控制血尿、加强急性关节积血的吸收、减少局部炎症反应均可有一定疗效。与输血或因子Ⅷ浓缩剂合用可减少输血量及浓缩剂的量。

（四）基因治疗

血友病 B 的基因疗法已获成功。

（蒋丽丽）

第六节 白血病

小儿急性白血病是血液系统的恶性疾病，其发病率在小儿恶性肿瘤中居首位。

一、病因和发病机制

目前引起白血病的病因不完全清楚，但已确知它非单一因素引起。其中比较肯定的因素有病毒感染、放射、化学毒物或药物、遗传等。现分述如下：

（一）病毒感染

目前哺乳动物的病毒病因已获确认。动物的致癌病毒分两大类：即 DNA 肿瘤病毒和 RNA 肿瘤病毒。鼠类、鸡、猫、牛、羊和灵长类的白血病是由 C 型 RNA 肿瘤病毒引起的。

（二）放射因素

早在 1930 年关于电离辐射的致白血病作用已在鼠类的动物试验中获得证实。关于电离辐射对人类白血病的作用，通过照射人群流行病学调查，也已得到肯定。证据如 1945 年日本长崎、广岛原子弹爆炸后白血病的发病率增加了数十倍。

（三）化学因素

多种化学物质或药物可诱发白血病，其中主要有苯长期接触者白血病的发病率比一般人高。其次是氯霉素、保泰松等。常用的抗癌药烷化剂，在动物试验和细胞培养系统中已证实有致癌作用。霍奇金淋巴瘤多发性骨髓瘤等多种癌肿患者经长期烷化剂治疗后，患非淋巴细胞白血病的发病数显著增高。

（四）遗传因素

单卵双胎中如有一人患白血病，另外一人患白血病的机会每五个人中有一人。比双卵双胎的发病率高 12 倍。其类型主要是急性粒细胞白血病和急性淋巴细胞白血病。染色体缺陷者易致白血病。

（五）细胞遗传学

某些染色体的异常与白血病发生直接有关。染色体的断裂、易体可使肿瘤基因发生移位和被激活。如慢性粒细胞白血病的 Ph 染色体显带分析为 t（9；22）（q34；q11），即 9 号染色体上的细胞源瘤基因 *C - ABL* 易位至 22 号染色体的长臂之一的远端。急性早幼粒细胞白血病是位于 17 号染色体上的维 A 酸受体基因（*RARA*）与 15 号染色体上的 *PML* 基因之间重排。

（六）其他血液病

某些血液病最终都以急性白血病为其结局，如骨髓纤维化、真性红细胞增多症、原发性血小板增多症、骨髓增生异常综合征、恶性淋巴瘤、阵发性血红蛋白尿、多发性骨髓瘤等。

白血病的特异性病理改变为异常白细胞的增生与浸润。非特异性病变则为出血、组织营养不良与坏死、继发感染等。

二、分类

白血病的分类根据细胞的分化程度、自然病程的长短分为急性和慢性两大类，再根据细胞的类型分为若干型。如急性白血病又分为急性淋巴细胞白血病和急性髓系白血病。我国参照法、美、英三国血液学家共同拟定的 FAB 分类，提出以下分型。

（一）一般分类

1. 一般类型白血病

1）急性白血病

（1）急性淋巴细胞白血病：①第一型（L_1）；②第二型（L_2）；③第三型（L_3）。

（2）急性髓系白血病：①急性髓细胞白血病微分化型（M_0）；②急性粒细胞白血病未分化型（M_1）；③急性粒细胞白血病部分分化型（M_2）；④急性早幼粒细胞白血病（M_3）；⑤急性粒—单核细胞白血病（M_4）；⑥急性单核细胞白血病（M_5）；⑦红白血病（M_6）；⑧急性巨核细胞白血病（M_7）。

2）慢性白血病：①淋巴细胞白血病；②粒细胞白血病；③粒—单核细胞白血病；④单核细胞白血病。

2. 特殊类型白血病

1）低增生性白血病；

2）淋巴肉瘤白血病；

3）组织细胞（网状细胞）肉瘤白血病；

4）浆细胞白血病；

5）多毛细胞白血病；

6）嗜酸性粒细胞白血病；

7）嗜碱性粒细胞白血病；

8）难分型的急性白血病等。

小儿时期以急性淋巴细胞白血病为主，占小儿白血病的 75% 以上；急性髓系白血病占 20% ~ 25%；慢性只占 3% ~ 5%。

（二）MIC 分型

除上述形态学分类外，还可以结合免疫学、细胞遗传学进行分型，即 MIC 分型。

三、临床表现

（一）发热及贫血

约有 60% 的患儿就医的主诉为发热及面色苍白。发热常呈不规则热型，可能系白血病细胞增生，代谢亢进所造成的"癌性热"，或因正常白细胞减少，吞噬作用减弱以及身体免疫功能低下而引起继发感染所致。贫血多由白血病细胞浸润，影响红细胞的生成，且红细胞生存期缩短所致。

（二）出血

出血多在皮肤、口腔及鼻腔等处，一般为淤点或淤斑，但亦有持续多量出血者。其次为消化道及泌尿道出血，多表现为大量呕血、便血或尿血。出血与血小板减少、毛细血管受白血病细胞浸润破坏有关。有时严重出血倾向系 DIC 造成。

（三）肝脾肿大

通常淋巴性白血病较粒细胞性白血病的肝、脾肿大严重，而慢性白血病又较急性白血病明显。早期肝脾肿大不明显。

（四）淋巴结肿大

多见全身浅表淋巴结稍大，质软或偏硬，无压痛。

（五）疼痛

骨及关节或全身性疼痛，有时类似风湿热。以急性淋巴细胞白血病为多见。

（六）神经系统症状

可表现为截瘫和面神经瘫痪等。主要是由于白细胞直接浸润神经系统或周围神经组织受压所致。

（七）突眼

白血病细胞侵犯颅骨、眼眶骨、鼻旁窦等处，由于浸润压迫引起复视、失明、耳聋、耳痛等。因肿块切面外观呈绿色，故也称绿色瘤。大多见于急性粒细胞白血病。

（八）泌尿系统症状

1/2 患者于病程中出现微量蛋白尿及尿中出现红细胞和管型。少数有肉眼血尿。

（九）呼吸系统症状

气管、支气管及肺脏都可以发生白血病细胞浸润，由此可继发感染，如支气管肺炎、胸膜炎及血性胸水等。

（十）心血管系统症状

据尸检统计，1/3 病例具有心脏病变。亦有因白血病性心肌炎而引起心力衰竭者。

四、治疗

治疗原则：按型选方案，尽可能采用强诱导化疗方案，采取联合、足量、间歇、交替、长期治疗的方针。治疗包括：诱导缓解、巩固治疗、髓外白血病预防、早期强化、维持治疗及晚期强化。

（一）一般治疗

1. 防治感染

加强口腔、皮肤、黏膜清洁消毒护理，加强保护隔离；化疗前应做结核菌素试验，尽可能清除急慢性感染灶；可预防性应用复方新诺明，酌情应用大蒜注射液、冰冻血浆、丙种球蛋白等；并发细菌感染时应选择敏感的抗生素治疗；并发真菌感染者可选用制霉菌素、克霉唑等；并发疱疹病毒感染可用阿昔洛韦治疗；怀疑并发肺孢子菌肺炎者，应及早用复方新诺明治疗。

2. 输血和成分输血

明显贫血者可输血。血小板减少致出血者，可输浓缩血小板。因粒细胞减少并发感染而抗生素治疗无效者，可输浓缩粒细胞。

3. 预防高尿酸血症

诱导化疗期充分水化及碱化尿液，对于白细胞大于 $50 \times 10^9/L$ 者，要同时服别嘌呤醇每天 $200 \sim 300 \ mg/m^2$，共 7 天。

4. 其他

并发 DIC 时可用肝素治疗。加强营养，注意休息。

（二）化学药物治疗

目的是杀灭白血病细胞，解除白血病细胞浸润引起的症状，使病情缓解，以至治愈。中华医学会儿科学分会血液学组总结国内治疗急性白血病的经验，制订治疗方案如下。

1. 高危型急性淋巴细胞白血病的化疗

1）诱导缓解

（1）方案 1：VDLP 4 周。长春新碱（VCR）每次 $1.5 \ mg/m^2$，静脉注射，每周 1 次，共 4 周；泼尼松每天 $60 \ mg/m^2$，口服，$1 \sim 28$ 天；柔红霉素（DNR）每天 $20 \sim 30 \ mg/m^2$，静脉注射，每周 1 次，第 1、8、15、22 天，或连用 3 天；门冬酰胺酶（L - ASP）每天 $6\,000 \sim 10\,000 \ U/m^2$，静脉注射或肌内注射，于第 $1 \sim 15$ 天内共给 10 次或隔天 1 次，共用 10 次。

（2）方案 2：CODP + L - ASP。CP（泼尼松、VCR）同上；DNR 每天 $30 \sim 40 \ mg/m^2$，第 $1 \sim 2$ 天；CTX $600 \sim 1\,000 \ mg/m^2$，静脉注射，第 1 天；L - ASP 剂量同方案 1，于第 $15 \sim 28$ 天共给 10 次。

诊断时白细胞 $>100 \times 10^9/L$ 者先用 VP（VCR + 泼尼松）方案 1 周左右，低增生性白血病或伴显著感染者，亦可先用 VP 方案 1 周左右，待好转后再开始正式诱导方案。

2）巩固治疗（4 周）CAT 方案：CTX $600 \sim 1\,000 \ mg/m^2$，静脉注射，第 1 天；阿糖胞苷（Ara - C）每天 $75 \sim 100 \ mg/m^2$，分 2 次肌内注射，第 $1 \sim 4$ 天、$8 \sim 11$ 天；6 - 硫鸟嘌呤（6 - TG）或 6 - 巯基嘌呤（6 - MP）每天 $75 \ mg/m^2$，口服，第 $1 \sim 21$ 天。

3）早期强化治疗（4 周）

（1）强化方案 1：用 VDLP 2 周，然后继用替尼泊苷（VM - 26）+ Ara - C 2 周。具体方法：VM - 26 $160 \ mg/m^2$ + 10% 葡萄糖液 $500 \ ml/m^2$，静脉滴注 4 小时，继给 Ara - C $200 \sim 300 \ mg/m^2$，静脉滴注 1 小时，每周 $1 \sim 2$ 次。

（2）强化方案 2：COAP 2 个疗程（VP 同上，CTX $600 \sim 800 \ mg/m^2$，静脉注射，第 1 天；Ara - C 每天 $100 \ mg/m^2$，分 2 次肌内注射，第 $1 \sim 7$ 天）。待血常规恢复后再用第二个疗程。

4）维持及加强治疗

（1）维持用药：6 - TG（或 6 - MP）每天 $75 \ mg/m^2$，持续口服；MTX 每次 $20 \sim 40 \ mg/m^2$，静脉注射或口服，每周 1 次，连用 4 周休息 1 周，再用 4 周休息 1 周，如此反复维持，遇强化治疗时暂停。

（2）加强治疗：每隔 $10 \sim 12$ 周用 COAP 强化 1 个疗程或 VCP 2 周。

（3）加强强化治疗：维持治疗期每年第 6 个月用 VDP + VP - 16 1 个疗程〔VP 方案

同前，柔红霉素（DNR）每天 20～30 mg/m²，静脉注射，连用 2～3 天；VP - 16 每天 100～150 mg/m²，静脉注射，连用 2～3 天]。每年第 12 个月用 VM - 26 或 VP - 16 + Ara - C 1 个疗程（同早期强化方案）。注意 DNR 累积量不超过 450 mg/m²。

维持治疗期间：三联（MTX、Ara - C、地塞米松）鞘内注射，每 3 个月 1 次。总疗程：维持治疗至持续完全缓解（CCR）3.5～4 年可停药观察。

5）髓外白血病的预防

（1）三联鞘内注射：于诱导治疗期间每周鞘内注射 1 次，巩固及早期强化治疗期间，各用 1 次（表 13 - 1）。

表 13 - 1　不同年龄三联鞘注药物剂量

年龄/岁	MTX/mg	Ara - C/mg	地塞米松/mg
~1	6	12	2
~3	9	18	2
~9	12	24	4
~14	15	30	4

（2）大剂量甲氨蝶呤—四氢叶酸疗法（HDMTX - CF）：于巩固治疗休息 1～3 周血、尿常规及肝、肾功能正常时开始治疗，每 10 天为 1 个疗程，共 3 个疗程。每疗程 MTX 3.0 g/m²，1/6 量（每次不超过 500 mg）作为突击量在 30～60 分钟快速静脉滴入，余量于 12 或 24 小时内匀速滴入。于突击量 MTX 滴入后。行三联鞘内注射 1 次，滴注 MTX 开始后第 25～36 小时（即输完后 12 小时）时用 CF 解救，首剂 60 mg/m²，以后 24 mg/m²，每 12 小时 1 次，共 6～8 次。治疗前后 3 天口服碳酸氢钠 1.0 g，每天 3 次，必要时治疗当天给 5% 碳酸氢钠溶液 3～5 ml/kg 静脉滴注，使尿 pH 值 >7。用 HDMTX 当天及后 3 天需水化治疗（每天 2 000～3 000 ml/m²）。HDMTX 治疗期间同步用 VP 方案。

（3）颅脑放疗：用于 3 岁以上患儿，于完全缓解后 6 个月开始，总剂量是 18 Gy，分 15 次于 3 周期间完成，同时每周鞘内注射 1 次。放疗期间口服 6 - TG（或 6 - MP）和 MTX，或用 VP 方案。

2. 标危急性淋巴细胞白血病的化疗

1）诱导缓解：方案同高危型急性淋巴细胞白血病。

2）巩固治疗：方案同高危型急性淋巴细胞白血病。

3）髓外白血病预防：三联鞘内注射及 HDMTX - CF 疗法同高危型急性淋巴细胞白血病；对标危急性淋巴细胞白血病可不用颅脑放疗，而采用定期重复 HDMTX - CF 疗法。如有条件，也可酌情行颅脑放疗，总剂量为 18 Gy。

4）早期强化治疗：同高危型急性淋巴细胞白血病。

5）维持治疗：6 - TG、MTX 维持用药同高危型急性淋巴细胞白血病；每 4 周用 VP 加强 1 周，或每隔 10 周用 VCP 或 VDP 加强 2 周，未行颅脑放疗者可每半年重复 HD-MTX - CF 疗法 1～2 次，已行颅脑放疗者每半年用 COAP 方案强化 1 次。总疗程维持至完全缓解 3～3.5 年，然后停药观察。

3. 急性非淋巴细胞白血病的化疗

1）诱导缓解：

（1）方案 1（DA 疗法）：DNR 每天 30 ~ 40 mg/m²，静脉注射，第 1 ~ 3 天；Ara – C 每天 150 ~ 200 mg/m²，分 2 次静脉注射或肌内注射，第 1 ~ 7 天。

（2）方案 2（HA 疗法）：H（高三尖杉酯碱）每天 4 ~ 6 mg/m²，静脉注射，第 1 ~ 9 天；Ara – C 同 DA 方案。

（3）方案 3（DA + VP – 16 疗法）：DNR 每天 20 mg/m²，静脉注射，第 1 ~ 4 天、15 ~ 18 天；Ara – C 150 mg/m²，分 2 次肌内注射，第 1 ~ 4 天、15 ~ 18 天；VP – 16 每天 100 ~ 150 mg/m²，静脉注射，第 1 ~ 4 天、15 ~ 18 天。

2）巩固治疗：共 6 个疗程，每疗程 28 天，即用大剂量阿糖胞苷（HDAra – C）与 DA、HA、VP – 16 + Ara – C 方案交替治疗半年。具体方案如下：第 1、3、5 疗程用 HDAra – C 治疗。方案有 2 种：

（1）方案 1（HDAra – C + L – ASP 疗法）：Ara – C 每次 1 ~ 2 g/m²，每 12 小时 1 次，共 8 次，静脉注射，第 1、2、8、9 天，每 4 次 Ara – C 后 42 小时给 L – ASP 6 000 U/m²，静脉注射，第 4、11 天。

（2）方案 2（VP – 16 + HDAra – C 疗法）：先给 VP – 16 100 mg/m²，静脉注射，第 1 ~ 3 天，之后用 HDAra – C 每次 1 ~ 2 g/m²，每 12 小时 1 次，共 6 次，第 4、5、6 天。

第 2、4、6 疗程分别用 HA、DA、EA 方案（EA 即 VP – 16 每天 100 mg/m²，静脉注射第 1、2、3 天；Ara – C 每天 100 ~ 150 mg/m²，第 1 ~ 7 天）。

完成巩固治疗后可停药观察，亦可进入下述维持治疗。

3）维持治疗：选用 COAP、HA、EA、AT（Ara – C + 6TG）中的 3 个方案，定期序贯治疗，至完全缓解达 2.5 年停药观察，第 1 年每 2 个月为 1 个疗程，第 2 年每 3 个月为 1 个疗程。

4）中枢神经系统白血病预防：三联鞘内注射，诱导缓解期每 2 周 1 次，共 4 次。缓解后巩固治疗中第 2、4、6 疗程各鞘内注射 1 次，维持治疗期每 3 ~ 6 个月 1 次。M₄、M₅ 可加颅脑放疗。

5）复发病例治疗：对于急性白血病复发病例，需换用更强的诱导方案（例如大剂量化疗方法；换用新药去甲柔红霉素、米托恩琨、异环磷酰胺），停药复发者仍可试用原有效方案。

（三）睾丸白血病的预防和治疗

近年来对于睾丸是白血病细胞的庇护所已得到证实。在急性淋巴细胞白血病的治疗过程中，有 10% ~ 15% 的男孩发生睾丸白血病细胞浸润。对于白细胞高、T 细胞亚型和纵隔肿物的高危型急性淋巴细胞白血病患者，现在正试验进行睾丸白血病的防治。最好在化疗停止前做两侧睾丸活检，以判断有无睾丸复发的可能。对于睾丸复发者可进行两侧睾丸放疗（18 ~ 24 Gy）。

（四）其他治疗措施

在强烈化疗期间可酌情用大蒜注射液 1 ~ 2 支静脉滴注，每天 1 次，共 10 天；输注冰冻血浆 100 ~ 200 ml，每周 2 次，或大剂量丙种球蛋白静脉输入每次 2 ~ 4 g，每周 2

次。必要时输新鲜全血。预防性应用复方新诺明每天 25 mg/kg，每周 2~3 天，严防感染。

（五）造血干细胞移植

这是将正常的造血干细胞移植到患儿骨髓内使其增殖和分化，以取代患儿原来的有缺陷的造血细胞，重建其造血和免疫功能，从而达到治疗目的。造血干细胞取自骨髓者称骨髓移植，取自外周血和脐带血者分别称外周血造血干细胞移植和脐带血造血干细胞移植。造血干细胞移植法不仅可提高患儿的长期生存率，而且还可能根治白血病。随着化疗效果的不断提高，目前造血干细胞移植多用于急性非淋巴细胞白血病和部分高危型急性淋巴细胞白血病患儿，一般在第 1 次化疗完全缓解后进行，其 5 年无病生存率为 50%~70%；标危型急性淋巴细胞白血病一般不采用此方法。

（蒋丽丽）

第十四章　神经肌肉系统疾病

第一节　化脓性脑膜炎

化脓性脑膜炎（简称化脑），是由各种化脓菌感染引起的脑膜炎症。小儿尤其是婴幼儿较常见。其临床特征为发热、头痛、呕吐、惊厥、脑膜刺激征及脑脊液改变。自抗生素使用以来，化脑病死率已由50%～90%降至10%以下，但仍是小儿严重感染性疾病之一。由脑膜炎双球菌所致者称流行性脑脊髓膜炎，临床表现有其特殊性，为传染性疾病，不在本节叙述，本节着重介绍化脑的共同特点及其他较常见细菌引起的非流行性化脑。

一、病因与发病机制

病原菌种类与发病年龄有关，新生儿期以大肠杆菌、副大肠杆菌、金黄色葡萄球菌多见。婴幼儿以肺炎双球菌、流感嗜血杆菌多见，3岁以后以金黄色葡萄球菌多见。

细菌从呼吸道侵入者最多，也可由皮肤、黏膜或新生儿脐部创口侵入，经血液循环到达脑膜。患中耳炎、乳突炎、脑脊膜膨出等病时，细菌可直接侵入脑膜而发病。

小儿时期机体免疫能力较弱，血脑屏障功能也差，在新生儿和婴幼儿期更为明显，因此患病率较高。营养不良、恶性肿瘤或白血病患儿长期使用肾上腺皮质激素，或有先天性免疫缺陷等，其免疫能力差，甚易继发感染，甚至平常不致病或低致病细菌也可成为脑膜炎的病原。

二、临床表现

肺炎双球菌引起的脑膜炎发病率仅次于脑膜炎双球菌，其次为流感嗜血杆菌。由葡萄球菌所致者多为化脓灶所致的败血症的一部分。大肠杆菌性脑膜炎多见于新生儿。

（一）共同症状

感染中毒症状，颅内压增高和脑膜刺激征为各种病原菌所致脑膜炎的共同症状。病前可有上呼吸道或胃肠道感染，随即高热、头痛、精神萎靡、烦躁不安、嗜睡。重者谵妄、昏迷、惊厥，甚至休克、呼吸困难。多见面色发灰、凝视、脑膜刺激征（颈项强直，克氏征和布氏征）阳性。渗出物增多时出现颅内高压症，如频繁呕吐、心率减慢、血压升高及视神经盘水肿，甚至出现瞳孔大小不等，呼吸节律不整等脑疝征象。

（二）相异症状

1. 因年龄而异

1）新生儿期：感染中毒症状重而脑膜刺激症状轻。起病隐匿，常缺乏典型症状和体征，主要表现为少动、反应差、哭声小、拒乳、嗜睡、尖叫、凝视，甚至惊厥（或仅有面肌抽动）、面色发灰、前囟紧张及隆起。

2）2岁以内：症状趋于典型。多有发热、呕吐、烦躁、易激惹、精神萎靡、嗜睡或昏迷、颈项强直、前囟隆起，脑膜刺激征阳性。

3）2 岁以上：可自诉头痛、关节痛及肌肉酸痛，脑膜刺激征明显。

2. 因病菌而异

1）肺炎双球菌：多发于 1 岁以内，冬春多见。常继发于肺炎、中耳炎、乳突炎、鼻窦炎、败血症及脑外伤后。早期脑膜刺激征不明显，易形成包裹性脓肿，药物难入病灶，以致病程迁延，多次复发。并发症有硬脑膜下积液、脑脓肿、脑积水。脑脊液混浊，涂片可见大量肺炎双球菌。

2）流感嗜血杆菌：多见于 3 个月至 3 岁的婴幼儿。夏季少见。起病多急，常由咽部侵入，引起败血症，再发展为脑膜炎。脑脊液涂片易找到病菌。

3）葡萄球菌：各年龄组均可发生，而以新生儿及年长儿较多见，无明显季节性。常继发于化脓性感染，如新生儿脐炎、脓疱疮，也可伴有肺脓肿、骨髓炎等化脓灶，约半数患者可见猩红热样皮疹、荨麻疹样皮疹或小脓疱。脑脊液呈脓性混浊。

4）大肠杆菌：多见于新生儿。发病无明显季节倾向。病菌主要来自母体产道和婴儿脐部、肠道。预后差，病死率高。

三、治疗

（一）一般治疗

注意合理喂养，流质饮食，给易消化、营养丰富的食物。维持水、电解质和酸碱平衡。保持呼吸道通畅，及时吸痰，保持皮肤黏膜的清洁。

（二）抗生素治疗

1. 用药原则

①尽量明确病原体，根据药敏试验选择用药；②考虑到药物对血脑屏障的穿透能力，必须使用穿透能力差的药物时可同时加用鞘内注射；③注意足够的剂量和恰当的用药方法，脑脊液中达不到有效浓度的药物，应鞘内注射；④恰当的疗程，一般为 2～4 周；⑤脑脊液复查是指导治疗的重要依据。

2. 病原菌未明时

此时应选择对常见的脑膜炎双球菌、肺炎球菌和流感嗜血杆菌都有效的抗生素，如青霉素加氯霉素、青霉素加氨苄西林等。

3. 病原菌明确后的治疗

1）流感嗜血杆菌性脑膜炎：对青霉素敏感又无并发症者可用氨苄西林，如耐药则改用第二、第三代头孢菌素，疗程不少于 2 周。

2）脑膜炎双球菌性脑膜炎：无并发症者用青霉素每天 30 万 U/kg，静脉注射 7～10 天，对青霉素耐药者可改用第二、三、四代头孢菌素。

3）肺炎链球菌性脑膜炎：无并发症且对青霉素敏感者可用青霉素每天 30 万～60 万 U/kg 静脉分次注射，不少于 2 周，对青霉素耐药者选用头孢曲松，高度耐药者选用万古霉素和（或）氯霉素。

4）B 组链球菌性脑膜炎：选用氨苄西林或青霉素，疗程不少于 14 天。

5）大肠杆菌、铜绿假单胞菌、金黄色葡萄球菌性脑膜炎：选用头孢呋辛，疗程不少于 3 周或至脑脊液无菌后 2 周，也可联合应用氨苄西林及庆大霉素等。

（三）对症及支持疗法

保证足够的能量和营养供给，注意水电解质平衡；急性期应用肾上腺皮质激素，以减轻脑水肿、防止脑膜粘连、降低颅内压、控制惊厥、纠正呼吸循环衰竭等。

（四）防治并发症

1. 硬脑膜下积液

化脑治疗过程中，如发热不降或更高，出现明显的颅内高压症，颅骨透照检查阳性，则要及早做硬脑膜下穿刺，以明确是否并发了硬脑膜下积液。少量积液能自行吸收，液量多时需反复穿刺。首次穿刺最好不超过 15 ml，以后每次侧放液不超过 20 ml，以免颅内压骤然降低引起休克。每天或隔天放液 1 次，直至积液消失。

2. 脑室管膜炎

除全身抗感染治疗外还可行侧脑室控制引流，减轻脑室内压，并注入抗生素。

3. 脑性低钠血症

限制液体入量并逐渐补充钠盐纠正。

（蒋丽丽）

第二节　急性感染性多发性神经根炎

急性感染性多发性神经根炎又称吉兰—巴雷综合征（GBS），是一种周围神经系统疾病。自脊髓灰质炎在我国被消灭以后，它已成为引起儿童弛缓性麻痹的主要疾病之一。主要以肢体对称性、弛缓性麻痹为主；侵犯脑神经、脊神经，以运动神经受累为主，重症患儿累及呼吸肌。本病为急性发病，有自限性，预后良好。

一、病因和发病机制

尽管 GBS 发病机制仍未完全阐明，但免疫学致病机制近年来被广泛接受。特别是空肠弯曲菌与人体周围神经的某些部分很相似，感染人体后引起分子模拟性免疫反应，同时由于宿主个体的易感性，引起一系列的免疫学变化，导致周围神经的髓鞘脱失和轴索损伤。

二、病理变化

最主要的病理改变为周围神经的单核细胞浸润及节段性脱髓鞘。血管周围浸润的细胞主要是淋巴细胞及巨噬细胞，严重病例可发现多核细胞，陈旧损害则可能发现浆细胞。这些细胞来自血液，围绕于神经内膜及神经外膜的血管周围，形成血管鞘。

三、临床表现

约 2/3 患儿发病前 1～3 周有呼吸道、肠道等前驱感染。

（一）运动障碍

进行性四肢弛缓性对称性麻痹是本病的主要症状。起病多先有肌肉不适及疼痛，尤其在大腿前后侧显著，臀部及后背下方也常累及。继而出现肌无力，初始即为对称性。常自下肢开始，很快向上扩展，累及上肢及躯干，甚至脑神经支配的肌肉。腱反射多在发病早期即消失，即使较慢消失者也完全无法行走。受累部位的骨骼肌有明显萎缩，患儿不能坐起和翻身，不能抬头。

（二）感觉障碍

较轻，只在病初出现，持续较短，常为一过性。主要表现为四肢麻木，患儿自诉有痛、麻、痒等感觉异常。查体可见手套状、袜套状或节段型感觉减退。多数患儿于抬腿时疼痛。

（三）脑神经障碍

约 1/2 病例有脑神经受累，以面神经（Ⅶ）、舌咽神经（Ⅸ）和迷走神经（Ⅹ）较多见。表现为口角向健侧歪斜，鼻唇沟变浅、消失，眼裂大，头向后垂，吞咽困难，进食呛咳等。

（四）自主神经障碍

常有汗多，皮肤潮红或发凉，或心律不齐、心率增快等。重症患儿有呼吸障碍，表现为呼吸运动减弱、呼吸浅表、语言轻微而急促、咳嗽无力等。肋间肌和膈肌同时受累时，需准备人工呼吸。

四、治疗

GBS 患者的强化监护、护理和并发症的预防在治疗中是非常重要的。由于本病多属可逆性及自限性，所以在急性期，特别是在呼吸肌麻痹时，应积极进行抢救，采用综合的治疗措施，使患儿度过危险期。由于免疫学发病机制被广泛地接受，因此免疫治疗也被采用，包括静脉大剂量丙种球蛋白、血浆置换、肾上腺皮质激素等。

（一）一般治疗

由于患者瘫痪时间长，容易产生并发症，如坠积性肺炎、脓毒血症、压疮和血栓性静脉炎等，应予耐心细致的护理。

（二）脱水及改善微循环

在急性期可用甘露醇、甘油或呋塞米等脱水剂治疗以减轻受损神经组织水肿，同时应用山莨菪碱等改善微循环。

（三）免疫抑制药

肾上腺皮质激素治疗本病的疗效尚有争论，故目前不主张常规应用。在急性进展期，患者免疫功能亢进又无感染或其他禁忌证时，可选用地塞米松或氢化可的松静脉滴注，一般 3～5 天即可，亦有人采用地塞米松椎管内注射，以提高神经病变部位的药物浓度，对病变的改善可能更有益处。目前有试用硫唑嘌呤 2～2.5 mg/kg 服，疗程视病情与毒性反应而定。亦有使用 CTX 等治疗，但此类药物尚有骨髓抑制、肝脏损害等不良反应，故应用时须小心。

（四）免疫增强剂

有人提出对体液免疫功能低下者，可用被动免疫增强剂——丙种球蛋白，每次 2 ~ 5 ml 肌内注射，3 周 1 次，以促进体液免疫应答反应。对细胞免疫功能低下者，可试用转移因子、免疫核糖核酸治疗，能激活细胞免疫应答。转移因子一般采用皮下注射，注入上臂内侧或大腿内侧腹股沟下端，一次注射 1 支（2 ml），每周 1 ~ 2 次，1 月后改为 2 周 1 次。

（五）促代谢药

维生素 B_1、维生素 B_6、维生素 B_{12} 能促进神经系统代谢，可用一般剂量。对急性期患儿也可加用维生素 E 治疗，每天 100 ~ 200 mg 口服或鼻饲，可使急性期进展时间缩短，提前进入恢复期。

（六）抗生素

严重 GBS 患者的咳嗽反射和清除呼吸道分泌物的功能均减弱，分泌物不易排出，从而有利于细菌在呼吸道繁殖。首选青霉素族药物，或先锋霉素、头孢菌素，均可应用以防治感染。

（七）血浆置换疗法

其是近年来开展的新疗法，国外应用较多，从患者静脉放出血液，离心分为血细胞、血浆两部分，弃去血浆，将洗涤过的血细胞与血浆交换液体一并输回体内，5 ~ 8 次为 1 个疗程。但应注意有出血、血栓、感染、低血压、心力衰竭、过敏反应等并发症。

（八）血浆输入疗法

200 ml 血浆静脉输入，每周 1 ~ 2 次，可提高机体免疫力，有利于疾病恢复。

（九）呼吸肌麻痹的治疗

呼吸肌麻痹是本病的主要致死原因，必须采取积极有效的治疗措施。有明显呼吸肌麻痹的患者，要保持呼吸道通畅，必要时应做气管切开，并及时地使用人工呼吸器。气管切开指征如下：①Ⅱ度呼吸肌麻痹伴有舌咽、迷走神经麻痹或（和）肺炎、肺不张者；②Ⅲ度呼吸肌麻痹；③年龄较小，心功能及营养状况不良和不能耐受吸痰者或暴发型病例宜早期切开；④插管吸痰后缺氧状况仍不能改善者。近年来，有些资料报道经鼻气管插管代替气管切开治疗本病取得效果。由于经鼻气管插管损伤轻，致严重的不可逆的并发症少、操作简单、抢救及时并可重复应用，值得今后提倡应用。气管切开后严格执行消毒隔离制度及加强护理，注意防止交叉感染。

（十）恢复期的治疗

继续应用 B 族维生素、γ - 氨基丁酸、地巴唑、中药等治疗。加强肢体功能锻炼，有条件者可进入正规的康复医院。

（蒋丽丽）

第三节 小儿癫痫

癫痫是一种由于脑神经元异常过度同步放电所致的慢性反复发作性脑功能紊乱。由于脑内异常放电的部位和范围不同，临床表现为意识、运动、感觉、情感及认知等方面的短暂异常。此外，癫痫综合征是一组以症状和体征经常集合在一起表现为特点的癫痫。我国人群的癫痫患病率为 3.3‰~5.8‰，半数以上在 10 岁以内起病。

一、病因

通常将癫痫按照病因分为：①原发性，即未能找到任何获得性致病因素的癫痫，遗传因素可能起主要作用；②继发性或症状性，即具有明确的导致脑功能受累的病因者；③隐源性，指尚未找到确切病因者。

（一）遗传因素

其在小儿癫痫的病因中有重要的作用。遗传可以影响神经元放电，影响惊厥阈。许多对单卵双胎皆同时有癫痫，这一事实证明癫痫与遗传有关。家族史研究发现，特发性癫痫患者的亲属比一般人群的癫痫发病率高出数倍。特发性癫痫患儿的近亲中脑电图有癫痫波形者也比对照组多几倍。甚至在继发性癫痫中，近亲患病率也略高于一般人口。然而其遗传方式并不依照任何已知的规律。对癫痫患者的亲属做脑电图检查，发现符合常染色体显性基因遗传规律的痫性脑电活动异常，呈不完全外显率，也可能是多基因遗传。在症状性癫痫中遗传因素也起一定的作用。高热惊厥与癫痫有密切关系，也有明显的遗传倾向。因此，癫痫发病的倾向，即其预致性，是遗传性的，但是否表现为临床发作，则尚需结合多种环境因素，后者在原发性癫痫中尚隐蔽不明。

（二）继发性癫痫的病因

其可分为：①脑发育异常，如脑回畸形、胼胝体缺如、灰质异位、各种染色体畸变和遗传代谢病所导致的脑细胞及髓鞘发育异常、神经皮肤综合征等；②脑血管问题，如颅内出血、血管内膜炎、血栓、栓塞、血管畸形、胶原病等；③各种原因导致的脑损伤，病毒或细菌感染、药物或化学物质中毒、颅外伤、缺氧缺血、水和电解质紊乱、内分泌功能紊乱和低血糖、维生素缺乏等；④颅内占位性病变，颅内寄生虫、原虫、结核瘤、脑脓肿等；⑤神经变性病，如各种脱髓鞘病、慢病毒感染亚急性硬化性全脑炎等。

二、临床表现

根据本病发作时的表现，主要可分为以下几种类型。

（一）大发作

发作时突然神志丧失，呼吸暂停，发绀，瞳孔散大，光反应消失；抽搐开始为四肢强直，双手握拳，然后转为阵挛性抽动，口吐白沫，心率增快，血压升高，出汗流涎；

可有舌咬伤及尿失禁。年长儿可有先兆如上腹部不适等，婴幼儿大发作少见，常无先兆。发作一般历时 1~5 分钟，发作后入睡，醒后头痛、周身酸痛和无力，但对发作毫无记忆；有时在清醒前出现精神错乱和自动症。

（二）失神小发作

典型表现是患者突然停止一切活动，呼之不应，双目直视，茫然若失，阵挛性眼肌抽动，2~20 秒意识恢复。发作频繁，每天可达数次、数十次，甚至数百次之多。

（三）小运动型发作

早年发病，常见于 6 个月至 6 岁小儿，临床发作形式多样，如肌阵挛发作、失张力性发作、强直性发作、非典型失神小发作，有些病例是从婴儿痉挛症发展而来，伴智力落后，治疗困难。

（四）婴儿痉挛症

婴儿痉挛症又称 West 综合征，是婴儿时期所特有的一种严重的肌阵挛发作。多在 3~8 月时发病；典型发作为阵发性头及躯干急骤前屈，上肢伸直，然后屈曲内收，下肢屈曲，偶尔伸直。每次抽搐持续 1~2 秒，往往呈一连串的发作；抽搐后喊叫一声，部分患儿可有不完全或不典型的发作，常在入睡或醒后发作，每天发作几次至几十次不等。

（五）局限性发作

从一侧肢端开始，出现抽搐或异常感觉，迅速扩张到一肢或一侧肢体，发作短暂，自数秒至数十秒，一般无意识障碍。

（六）精神运动性发作

精神运动性发作又称复杂性部分发作，临床发作有精神、意识、运动、感觉及自主神经等方面的症状，发作前数小时或数天内患儿可有易激动、不安、头痛不适等先兆，婴幼儿常有恐惧感。每次发作数分钟或更长时间。

（七）癫痫持续状态

癫痫持续状态系指持续的、频繁的癫痫发作，形成了 1 个固定的癫痫状态。包括 1 次癫痫发作持续 1 小时以上或连续多次发作、发作间期意识不恢复者。

三、治疗

癫痫治疗的目的是控制发作、去除病因，尽可能减少脑损伤。治疗越早，脑损伤越小，预后越好。因此，必须抓紧时机，分析临床类型，坚持适当正规治疗。

（一）病因治疗

有代谢、内分泌紊乱者，如低血糖、低血钙等的治疗应针对病因采取适当措施。有局限性病灶者，如脑肿瘤、脑囊肿、脑脓肿、血肿等，应考虑手术治疗。但即使在顺利割除病灶的病例中，残余的病灶和手术瘢痕形成仍可使半数患者在术后继续发作，仍需药物治疗。

（二）药物治疗

1. 抗癫痫药物的应用

抗癫痫药物有些是广谱的，对各类发作都有效，有些药物只对某些类型有效，所以要合理用药，才能提高疗效，选药原则见表 14 - 1。

表 14 - 1　根据发作类型选用药物

发作类型	药物
简单部分性	苯巴比妥、卡马西平、丙戊酸、苯妥英钠、扑痫酮
复杂部分性	卡马西平、丙戊酸、苯妥英钠、扑痫酮
部分性发展为全身性	卡马西平、丙戊酸、苯妥英钠、氯硝西泮、苯巴比妥
失神发作	乙琥胺、丙戊酸、氯硝西泮
强直阵挛发作	苯巴比妥、卡马西平、丙戊酸、苯妥英钠、扑痫酮
肌阵挛发作	丙戊酸、氯硝西泮、乙琥胺、ACTH、扑痫酮
失张力发作	同上
婴儿痉挛	ACTH、皮质类固醇、硝西泮、氯硝西泮、丙戊酸

2. 运用抗癫痫药时应注意的有关事项

1）药物的选择需参照癫痫发作类型和治疗后的效果而定。用量一般自最低治疗量开始，逐渐调整剂量至能控制发作又不出现毒性反应为度。在儿科多数人主张先用苯巴比妥。尽量使用单一药物治疗；对混合型发作顽固的耐药病例需联合用药。

2）药物的更换应逐渐过渡，更换期间可在原药基础上加用新药物，然后逐渐减少或停用原药物。突然换药或停药，均可导致癫痫持续状态，应予避免。

3）凡原发性癫痫或继发性癫痫原因无法去除者，应进行有计划的、长期的药物治疗，一些继发性癫痫在病因治疗中或其后也需药物控制癫痫发作。颅内占位性病变所致的癫痫，在手术前后都需要进行一段时间的抗癫痫治疗。

4）大发作和局限性发作在完全控制后 2~5 年，小发作完全控制 1 年后，可考虑终止治疗。但停药必须通过缓慢减量，其过程在大发作和局限性发作不少于 1 年，在小发作不少于 6 个月，停药后若复发，则重新给药如前。精神运动性发作很少能完全控制，抑或有之也须长期地维持较小剂量。

5）用药期间除应经常进行躯体及神经系统检查外，还必须定期化验血常规及检查肾功能，以便及时发现中毒现象，并采取相应的措施。

（三）发作时的治疗

对强直阵挛发作患儿可扶其卧倒或躺在大人怀中，防止跌伤。解开衣领，保持呼吸道通畅。将毛巾或外裹纱布的压舌板塞入上下磨牙之间，以防舌部咬伤。惊厥时不可按压患儿肢体，以免发生骨折或脱臼。惊厥停止后，将头转向一侧，让分泌物流出，避免吸入窒息。如惊厥时间较长，或当天已有过发作，可给苯巴比妥肌内注射，否则不须特殊处理。对自动症者要注意防护，避免自伤或伤人。

（四）癫痫持续状态的治疗

对癫痫持续状态必须分秒必争，紧急抢救。持续发作时间越长，越难控制，病死率也越高（病死率约 10%）。治疗原则是选用的抗惊厥药物应具有以下特点：见效快，作用时间长，能保持有效的血药浓度，对呼吸循环的抑制作用最小，不影响患者觉醒；维持生命功能，预防和控制并发症；病因治疗。

1. 一般治疗

及时给氧，保持呼吸道通畅，防止缺氧加重，必要时做气管切开。如有高热、脱水，应降温补液。有脑水肿时，可给甘露醇，以降低颅内压。抽搐时可将毛巾或压舌板置入患者口中，以防咬伤唇舌。应用抗生素预防感染。

2. 控制发作可选用的药物

1）地西泮：地西泮是治疗各型癫痫持续状态的首选药物。剂量为每次 0.25～0.5 mg/kg。10 岁以内小儿一次用量也可按每岁 1 mg 计算。幼儿一次不得超过 5 mg，婴儿不超过 2 mg。静脉注射。

地西泮的优点是作用快，静脉注射后 1～3 分钟即可生效，有时注射后数秒就能止惊。如惊厥控制后再次发作，第一次注射地西泮后 20 分钟可重复注射 1 次，24 小时内可重复应用 2～4 次。地西泮原药液可不经稀释，直接缓慢静脉推注，速度为每分钟 1 mg；也可将原药液稀释（注射用水、0.9% 生理盐水、5% 葡萄糖液等）后注射，注射过程中如惊厥已控制，剩余药液不再继续注入。由于地西泮水溶性较差，静脉注射会有沉淀，甚至发生血栓性静脉炎，所以注射完后用少量 0.9% 生理盐水冲洗静脉。

应用地西泮时应密切观察呼吸、心率、血压。曾用过苯巴比妥或水合氯醛等药物者，更要注意呼吸抑制的发生。

根据药物学的研究，地西泮静脉注射后数分钟即可达血浆长效浓度，但在 30～60 分钟血浆浓度即降低 60%，故应及时给予长效抗惊厥药物。由于地西泮肌内注射吸收比口服还慢，所以不宜采用肌内注射给药。

2）氯硝西泮：本药是较好的抗癫痫持续状态的药物，一般用量为 1～4 mg，不超过 10 mg 静脉或肌内注射。注射后可使脑电图的癫痫放电立即停止。对于非惊厥性的癫痫持续状态也有较好的效果。可有嗜睡、肌弛缓等不良反应。

3）苯妥英钠：静脉给药 15 分钟可在脑内达高峰浓度。用法：一次苯妥英钠负荷量为 15～20 mg/kg，溶于 0.9% 生理盐水中静脉滴注，速度为每分钟 1 mg/kg，12 小时后给予维持量，按每天 5 mg/kg 计算，每 24 小时给 1 次维持量。

4）苯巴比妥：本药作用较慢，注射后 20～60 分钟才能在脑内达到药物高峰浓度，可在地西泮控制发作以后作为长效药物使用。用其钠盐每次 5～10 mg/kg，肌内注射。

5）副醛：本药抗惊厥作用较强，疗效好且安全，很少发生呼吸抑制。用量为每次 0.2 ml/kg，每次不超过 5 ml，肌内注射；也可肛门灌肠给药，用量为每次 0.3～0.4 ml/kg。最大量 8 ml，用矿物油或花生油稀释后灌肠，最好肠内保留 20～30 分钟。本药不宜用塑料管或一次性注射器注射，以免产生毒性物质。

（五）难治性癫痫的治疗

难治性癫痫常见因素有：小儿肌阵挛性癫痫和部分婴儿痉挛症易发展为难治性癫痫；1 岁内起病者较难治，而 2～3 岁起病者比 11～19 岁起病者预后好；继发于肿瘤以及部分外伤、感染、脑血管病或慢性退行性病变的癫痫较难治；有癫痫家族史并伴有精神障碍者，抗癫痫药物血药浓度已达治疗范围而脑电图仍有痫样放电者（卡马西平治疗者例外）可能较难治等。目前解决"难治"的主要途径是开发新药、扩大手术治疗的机会，以更合理、更复杂的方式使用现有药。

1. 药物治疗

①γ-氨基丁酸转氨酶抑制剂：以 γ-乙烯基-γ-氨基丁酸（GVG）为代表。此药是 γ-氨基丁酸的 γ-乙烯基衍生物，对中枢神经系统内的 γ-氨基丁酸转氨酶有不可逆性抑制。GVG 对难治性癫痫有辅助治疗作用，但不单独使用，当某个首选一线抗癫痫药物无效时，加用 GVG 后有 51%~57% 的患儿惊厥发作可减少 50% 以上。儿童剂量：开始为每天 50 mg/kg，分 2 次口服，可逐渐增量至每天 150 mg/kg，达到疗效后可适当下调剂量而效果仍佳。②二氨基氯苯三嗪（LTG）：此药作用类似苯妥英钠。对不典型失神及失张力型发作疗效较好，其次为强直阵挛发作。③氯巴占（CLB），此药与地西泮类相似，但作用较强，具有抗惊厥、抗焦虑和催眠作用。此药主要用于佐治难治性癫痫，儿童剂量范围是为每天 0.05~3.80 mg/kg（平均每天 0.75~1.50 mg/kg），每天分 2 次或睡前 1 次口服。

2. 外科治疗

近年来，借助于磁共振（MRI）、CT 和瓦达（Wada）试验（分测颈动脉注射异戊巴比妥测定消除癫痫灶源试验）等现代化检查手段，可有效地显示脑内较小结构的病变，如胶质瘤、脑萎缩区、海马区硬化灶、动静脉畸形等，并可确定手术的部位和范围。手术种类有切除局部皮层癫痫灶（如颞叶部分切除术）或半球皮质切除术、胼胝体切开术（阻断癫痫放电的扩散途径）以及立体定向脑深部结构（如杏仁核、视丘内侧区等）损毁术等。

3. 难治性癫痫的合理用药与联合用药

由于国外新药及外科治疗在国内多数地区尚难普及，故合理应用现有药物具有较重要的现实价值。临床上出现"难治"现象时，可从以下几方面着手：诊断和分型力求准确；注意调整剂量和药物血浓度；大剂量单药治疗。应用其他佐治药物：①钙拮抗药，钙离子超载拮抗药氟桂利嗪较好，其他如硝苯地平、尼莫地平效果均不明显。②别嘌醇，文献介绍某些癫痫性高尿酸血症的儿童应用别嘌醇治疗后，发作频率减少，甚至消失。该药可作为一种辅佐药物，用于门诊治疗难治性癫痫。

病程与预后决定于病因及是否进行正规的药物治疗。就多数患者而言，癫痫是一种终身性疾病，但经过治疗可望控制和减少发作，但生命寿期不受影响。新生儿和婴儿癫痫常由产伤或先天性颅脑病变引起，且伴智能低下，发作不易控制，预后较差。学龄期和青春期起病的癫痫为原发性，若能规则治疗，预后较好。继发性癫痫若能去除病因，可望控制发作。

其他如大剂量丙种球蛋白疗法、促甲状腺素释放激素等治疗性癫痫均有报道。

（六）中医治疗

除西医治疗外，可配合中医治疗，疗效较好。

1. 辨证论治

1）肝风痰浊：症见眩晕胸闷，突然跌倒，神志不清，抽搐吐涎或伴尖叫与二便失禁。苔白腻，脉弦滑。

治宜：涤痰息风，开窍定痫。

方药：天麻、胆南星、半夏、陈皮、麦冬各 10 g，茯神、远志、石菖蒲各 15 g，白僵蚕 12 g，全蝎 6 g，琥珀 2 g（冲服），并随症加减。每天 1 剂，2 次分服。

2）痰火内盛：症见突然昏仆，抽搐吐涎，或有叫吼，心烦失眠，素有情绪急躁，咳痰不爽，口苦而干，便秘。舌红苔黄腻，脉弦滑数。

治宜：清热化痰，息风定痫。

方药：龙胆草、黄芩、胆南星、枳实、半夏各 10 g，茯神、远志、石菖蒲各 15 g，白僵蚕 12 g，钩藤 20 g，全蝎 6 g，并随症加减。每天 1 剂，2 次分服。

3）心肾亏虚：症见病发日久，心血不足，肾气亏虚，多见头晕目眩，心悸，健忘，腰膝酸软，神疲乏力。舌苔薄腻，脉细而弱。

治宜：补益心脾，养血安神。

方药：熟地、山药、山萸肉、枸杞子、当归、杜仲各 15 g，远志 12 g，龙齿 30 g，大枣、人参、甘草各 10 g。

若伴有抽搐者，可加用全蝎、蜈蚣、白僵蚕等息风止抽之品。每天 1 剂，2～3 次分服。

2. 中成药

1）青阳参片：用治各种类型癫痫及小儿痉挛等。成人剂量为 15～20 mg/kg，一般每天 6～8 片，最多不超过 12 片；儿童 10～15 mg/kg，一般每天 1～1.5 片，最多不超过 2 片。每天 1 次，连服 2 天停 1 天或隔天服。

2）白金丸：由白矾、郁金组成。每次 3～6 g，每天 1～2 次。用治痰阻心窍引起的癫痫发狂，烦躁不安，神志不清。

3）癫痫宁片：成人每次 1.2～1.8 g，每天 2～3 次，视病情而定。儿童酌减。

4）磁朱丸：小蜜丸每次 3 g，每天 3 次；糊丸每次 6 支，每天 2 次，饭后服。

5）羊痫疯丸：每次 10 g，每天 1 次。用治痰涎壅盛，牙关紧闭，昏迷不醒，二目上视，角弓反张，癫痫发作。

6）桂芍镇痫片：每次 6 片，每天 3 次。用治各种类型癫痫。

7）小儿祛风定惊丸：6 个月以内小儿慎用，6 个月至 1 岁小儿每次 1/2 丸，1～3 岁每次 1 丸，均每天 2 次。

8）定搐化风锭：每次 1 丸（1.5 g），每天 2 次。

9）牛黄镇惊丸：每次 1 丸（1.5 g），每天 2 次。

10）琥珀抱龙丸：每次 1 丸（1.5 g），每天 2 次。

3. 单方、验方

1）代赭石 1 份，白胡椒 2 份。上药按比例共研细末，每次 0.5～1 g，每天 3 次。白萝卜汤送服。

2）吴茱萸适量，研细末，撒于脐窝内，外用胶布固定，7～10 天换药 1 次。适于癫痫发作期。

3）取石菖蒲 9 g 加水煎成 300 ml，分 3 次服用，1 个月为 1 个疗程，连用 2 年。

4）全蝎 1 条（不去头足）用干净瓦片焙干研成粉末，新鲜韭菜 250 g 洗净，将两者混合，用力搓揉韭菜至泥状，挤取汁液，把红糖 25 g 放入汁液中，然后将其置于饭锅中与饭同蒸，熟后取出，凉至温热，空腹 1 次服下。疗程根据癫痫发作次数灵活掌握，一月不足 1 次者，每周服药 1 次，或每天服药 2~3 次；一月发作 1~3 次，每周服药 2~3 次，一般服药 4~5 周；癫痫减少，5 周为 1 个疗程。为巩固疗效，连续服药 4~5 个疗程。

5）丹参、月石各 1 g，苯妥英钠 0.25 g。共研细末，分 10 次敷脐。治疗癫痫有良效。

6）鲜地龙（蚯蚓）50 条，半夏 12 g，郁金 30 g，生大黄 10 g，全蝎、蜈蚣各 1 g。将新鲜地龙 50 条洗净，用纱布包好，先放锅内煮 40 分钟，然后放入其他中药煎煮 15 分钟。于早晨空腹 1 次服下，每天 1 次，15 天为 1 个疗程。间断 10 天再服，共需 5 个疗程。同时加穴位封闭，取 20% γ-氨基丁酸 5 ml，加注射用水 15 ml 混合，取鸠尾（针深 4~6 分）、癫痫（针深 5 分）、大椎（针深 5 分）、腰奇（针深 2 寸），每穴位注入 2 ml。1 周 1 次，6 次为 1 个疗程，共需 4~5 个疗程，总有效率可达 92.74%。

7）生姜 9 g，生白矾 3 g。上药用木棒共捣为糊状，加水适量，于发作时频灌服。此方主要用于癫痫发作常迟迟不见苏醒者，即用于实证痰厥者为佳。

8）取青阳参原药粉 5~10 g，早晚各服 1 次。连服数月。治疗儿童难治性癫痫，效果较好。

9）取鲜鸡蛋 1 枚，全蝎 1 个（将活蝎在盐水内浸 6~8 小时，然后再用盐水煮死阴干即可）。制法：将鲜鸡蛋 1 枚破一缺口放入全蝎 1 个，立刻用厚湿草纸裹 4~5 层，埋入木炭中烧熟，去蛋壳连同全蝎一块食用。每天早、午、晚饭前各服 1 枚，连服 30 天为 1 个疗程，两疗程间停服 3~5 天，一般 1~2 个疗程即愈。本法适用于 3 岁以上的患儿，18 岁以上的成人病史 3 年以上者可加倍用量。

10）黄豆 500 g，白胡椒 70 g，地龙 50 g，远志 15 g。共置锅内，加水 2 000 ml，用文火慢慢煮干，拣取黄豆晒干，瓶装备用。早晚各取 15~30 粒嚼服，疗程不限。

11）丹参、月石各 1 g，苯妥英钠 0.25 g。共研细末，分 10 次敷脐。治疗癫痫有良效。

（蒋丽丽）

第十五章　儿科口腔疾病

第一节 口腔黏膜病

口腔黏膜病是指发生在口腔黏膜及其软组织上的类型各异、种类众多的疾病的总称。口腔黏膜病病因复杂，病种繁多，临床表现多样化，往往与全身状况关系密切。目前在分类方面尚未取得一致意见。本书的分类是以临床特征为主，兼顾病因和病理学特征，分为感染性疾病、变态反应性疾病、溃疡类疾病、大疱类疾病、斑纹类疾病和唇舌疾病等。

复发性阿弗他溃疡

复发性阿弗他溃疡又称复发性口腔溃疡，复发性口疮，复发性阿弗他口炎等，是口腔黏膜病中最常见的溃疡类疾病，患病率在20%左右，居口腔黏膜病的首位。一般发病没有季节性差别，但夏季发病相对稍少于其他季节。因具有明显的灼痛感，故冠以希腊文"阿弗他"——灼痛。本病周期性复发但又有自限性，为孤立的、圆形或椭圆形的浅表性溃疡。

一、病因

复发性口腔溃疡病因复杂，具体病因至今仍不明确，首先与免疫有着很密切的关系，有的患者表现为免疫缺陷，有的患者则表现为自身免疫反应，也就是各种因素使人体正常的免疫系统对自身组织抗原产生免疫反应，引起组织的破坏而发病。其次与遗传有关系。在临床中，复发性口腔溃疡的发病有明显的家族遗传倾向，我们常常看到，父母一方或双方若患有复发性口腔溃疡，那么，他们的子女就比一般人更容易患病。另外，复发性口腔溃疡的发作常常还与一些疾病或症状有关，比如胃溃疡、十二指肠溃疡、慢性或迁延性肝炎、结肠炎等消化系统疾病，也与贫血、偏食、消化不良、腹泻、发热、睡眠不足、过度疲劳、精神紧张、工作压力大、月经周期的改变等有关。其他因素如缺乏微量元素锌、铁、叶酸、维生素 B_{12} 等可降低免疫功能，增加复发性口腔溃疡发病的可能性。但临床患者补充上述药物，疗效报道不一。此外，微循环观察发现复发性口腔溃疡患者毛细血管静脉端曲张、丛数减少、管袢形态异常、部分毛细血管闭塞、血流速度减慢、血流量减少。血液流变学研究显示血黏度增高、血细胞比容增高等。随着一种或多种因素的活跃、交替、重叠就容易出现机体免疫力下降，免疫功能紊乱，也就造成复发性口腔溃疡的频繁发作。

二、临床表现

1. 轻型阿弗他溃疡

轻型阿弗他溃疡最常见，约占复发性阿弗他溃疡的80%。溃疡不大，一般直径为2~4 mm，呈圆或椭圆形，边界清晰，孤立散在，数目不多，每次1~5个不等。好发于角化程度较差的区域，如唇、颊黏膜，角化程度高的龈、腭部较少发生。发作时溃疡有"凹、红、黄、痛"特征，即溃疡中央凹陷，基底不硬，周边围有约1 mm的充血红晕带，表面覆有浅黄色假膜，灼痛感明显。轻型阿弗他溃疡复发有规律，一般分为发作期、愈合期和间歇期。发作期又细分为前驱期和溃疡期。前驱期有黏膜局部不适，触痛或灼痛感；24小时后出现白色或红色丘疹状小点；2天后上皮破损，进入溃疡期；再经4天后红晕消失，溃疡愈合，不留瘢痕。整个发作期一般持续1~2周，具有不治而愈的自限性。间歇期长短不一，因人而异。但一般初发间歇期较长，此后逐渐缩短，直至此起彼伏、连绵不断。轻型阿弗他溃疡因刺激痛影响语言、进食、心情，从而对生活质量产生不利影响。

2. 疱疹样阿弗他溃疡

溃疡小而多，直径小于2 mm，可有10~30个或更多。溃疡散在分布于口腔内，可发生于非角化黏膜，病变不成簇。溃疡周围黏膜充血，唾液增多，疼痛明显。相应局部淋巴结肿大，有时伴有头痛、发热等症状。发作规律同轻型阿弗他溃疡，愈合后不留瘢痕。

3. 重型阿弗他溃疡

重型阿弗他溃疡又称复发性坏死性黏膜腺周围炎或腺周口疮。患者都有口腔溃疡反复发作的病史。溃疡数目少，多为单发，2个以上少见，可伴有轻型口疮。溃疡直径大于5 mm，可为1~2 cm，周围黏膜水肿，边缘隆起，溃疡中央凹陷，呈弹坑状。病损持续时间长，可为3个月到半年。疼痛剧烈，有时伴有相应部位淋巴结肿大。溃疡波及黏膜下层及腺体，愈合后留有瘢痕。

三、治疗

药物治疗原则是消除致病诱因，增进机体健康，减轻局部症状，促进溃疡愈合。治疗方法及所用药物虽然较多，但还没有特效药物。所以治疗时应针对每个病例的致病诱因和对药物的反应有侧重地选用治疗方法和药物，包括局部治疗和全身治疗。局部治疗的目的是保持口腔卫生、消炎、止痛、防止继发感染及促进溃疡愈合。全身治疗的目的是缩短病程，延长间歇期，减少复发。

（一）局部治疗

1. 药物治疗

1）消炎：0.1%雷夫奴尔、0.05%氯己定含漱剂含漱；溶菌酶片20 mg、西地碘含片0.5 mg含化，每天3~4次。

2）止痛：1%丁卡因、0.5%达克罗宁表面涂布麻醉；0.5%~1%普鲁卡因含漱。

3）促进溃疡愈合：溃疡膜、溃疡散、养阴生肌散、西瓜霜喷剂等局部涂抹，一天数次。

4）糖皮质激素：局部封闭深大的腺周口疮经久不愈，可用曲安奈德在溃疡基底部注射，每周1次。

2. 物理治疗

病损区激光、红外线照射，可以止痛促进溃疡愈合。

（二）全身治疗

1. 维生素类

维生素治疗口腔溃疡可增强黏膜组织的修复再生能力，促进溃疡愈合。①维生素C：每次2片，每天3次。②维生素E：每次20 mg，每天3次。③维生素B_1：每次20 mg，每天3次。④维生素B_6：每次100 mg，每天3次。⑤维生素B_2：每次10 mg，每天3次。

2. 糖皮质激素

常用药物有以下几种。醋酸泼尼松：每次2.5～10 mg，每天3～4次口服。倍他米松：每次0.5 mg，每天3～4次口服。泼尼松：每次5 mg，每天3～4次口服。此类药只用于严重患者的短期突击治疗，目的是适当延长治疗时间。同时应严格掌握禁忌证。

3. 免疫增强剂

机制是通过加强细胞和体液特异性免疫反应，促使免疫功能低下患者的巨噬细胞及T细胞的功能恢复正常，减轻局部症状，促使溃疡愈合。①左旋咪唑：每次50 mg口服，每天2～3次，每周连服3天，隔周再服3天，3个月为1个疗程。②转移因子：每次2 ml肌内或皮下注射，每周1～2次，10次为1个疗程。③丙种球蛋白：每次3 ml肌内注射，每天1次，7天为1个疗程。④茯苓多糖：每次20～50 mg口服，每天2次。

4. 抗细胞代谢类

对复发性口腔溃疡重症者，抗细胞代谢药可抑制细胞的分裂增殖，阻止T细胞和B细胞向淋巴母细胞和浆母细胞转化，干扰嘌呤代谢，阻止抗体的生成。可选用以下药物：①硫唑嘌呤，每次25～30 mg，每天2次口服。②氨苯蝶啶，每次2.5 mg，每天2次口服。③6-巯基嘌呤，每次25 mg，每天2次口服。治疗期间须严密注意血常规及肝肾功能的变化。

5. 烃化类

常用环磷酰胺，每次25 mg，口服，每天2次。每个疗程以1周为宜，症状缓解后立即停药。本品主要作用在于破坏DNA，影响RNA和蛋白质的合成，抑制T细胞和B细胞的活动，重症复发性口疮患者可以选用。须注意检查肝功能及血常规。

6. 性激素

调整内分泌激素水平，促进蛋白合成，适用于女性与月经有关的口疮患者及更年期反复无常者。可选用己烯雌酚：每天0.25 mg，晚睡前口服，于月经结束开始，连服20天。甲羟孕酮：每天1 mg，服法同前。三合激素：每天1次肌内注射，7天为1个疗程，停药1周后再行第2个疗程。

7. 山莨菪碱

本品具有改善微循环，调节免疫功能等多种作用。文献报道用其20 mg，每天2次口服，连服 4 天为 1 个疗程，总有效率为 100%。较对照组差异显著。

8. 甲硝唑

甲硝唑 0.2 g，每天 3~4 次，连用 1 周或 2%~4% 的溶液含漱，无论显效快慢，都应巩固疗效 3 天以上。

9. 西咪替丁

有人以西咪替丁研末涂于患处，每天 4 次，治疗 20 例，取得了满意的效果。一般涂 1~2 天溃疡面开始缩小，大部分在 3 天左右治愈，个别患者时间稍长。此药不但可促使溃疡愈合，而且有明显的止痛作用，涂 1~2 次疼痛明显减轻，2 天后疼痛消失。

10. 维酶素

每次 7 片（每片 0.2 g），每天 3 次口服，2 个月为 1 个疗程。此药仅能较好地控制口腔溃疡的复发，尚不能根治。

11. 眼明注射液

每次 2 ml，每天 2 次肌内注射，轻型口疮 2 周为 1 个疗程，口疮性口炎 3 周为 1 个疗程。

（三）中医中药

实证可用清胃散、导赤散加减。虚实夹杂可用甘露饮加味。虚证依病情选用知柏地黄汤、补中益气汤等加减。

口腔单纯性疱疹

单纯疱疹病毒（HSV）对人体的感染非常多见，口腔、皮肤、眼、会阴、神经系统等是常易受侵犯的部位。一般认为人类是其天然宿主，世界上 1/3 以上的人群曾患复发性疱疹性口炎。

一、病因

该病由 HSV 感染引起。正常人中有半数以上为 HSV 的携带者。HSV 经呼吸道、口腔黏膜或破损皮肤进入人体。原发感染大多通过与患者直接接触获得，如通过接吻、使用疱疹性牙龈炎患者用过的餐具等。正常人的 HSV 感染大多局限于皮肤黏膜表层。特别易感者，如新生儿、严重营养不良或有其他感染的儿童、免疫缺陷和应用免疫抑制药者，可发生血行播散。原发性感染多为隐性，仅有 10% 的患者出现临床症状。原发感染发生后，HSV 可持续潜伏在体内。由于人体对 HSV 不产生永久免疫力，故每当机体抵抗力减弱时，如发热、胃肠功能紊乱、月经期、妊娠、感染、过度疲劳和情绪改变时，体内潜伏的 HSV 即活跃而引起发病。

二、临床表现

临床上分原发性和复发性两型。

1. 原发性单纯疱疹

6 岁以下儿童多见，尤多见婴幼儿。潜伏期为 4~7 天，后出现发热、头痛、疲乏不适、全身肌痛、咽喉肿痛、颌下淋巴结肿大、流涎、拒食、烦躁不安，经 1~2 天，口腔黏膜可出现广泛充血水肿，附着龈和边缘龈红肿明显、易出血，形成成簇的小水疱，疱小而透明，薄而易破，破后形成糜烂，并相互融合，外形不规则，面积较大，继发感染可有假膜覆盖。颊和唇部则覆以假膜和痂皮，表现为一种较严重的广泛性龈炎和口腔黏膜多处溃疡损害，即急性疱疹性龈口炎，经 7~10 天可自愈。极度营养不良、抵抗力虚弱儿童可伴发脑膜感染和坏疽性龈口炎。

2. 复发性单纯疱疹

原发性损害愈合后，30%~50% 可发生复发性损害。唇部（尤其唇红皮肤、黏膜交界处）易发，称复发性唇疱疹。如发生在口角，称疱疹性口角炎，其临床表现特征如下：

1）多发生于成年人。

2）精神紧张、发热性疾病、口腔局部刺激、创伤等是本病的激发因素，HIV 感染者可出现复发性疱疹性口炎。

3）全身及口腔损害均较轻。

4）口腔损害为成簇的小水疱、小溃疡，可融合成片。

5）好发于硬腭、牙龈、软腭及牙槽黏膜。

6）7~10 天愈合，不留瘢痕。

三、治疗

（一）抗病毒治疗

1. 阿昔洛韦

对于 HSV 原发感染者，阿昔洛韦不能阻 HSV 潜伏到机体内，故不能控制以后的复发。近来的研究认为，本品对免疫能力差的单纯疱疹患者效果较好。

阿昔洛韦抗病毒能力依次为 HSV-1、HSV-2、水痘—带状疱疹病毒及 EBV。对 CMV 无效。其血浆半衰期为 2.5~3.0 小时。用药方法及剂量为：一般原发性患者，200 mg 口服，每 4 小时 1 次（每天 5 次，成人），服 5~7 天，复发性口腔 HSV-1 感染者为 3~5 天。有免疫缺陷的患者或有并发症的患者（如 HSV 脑炎患者）可用静脉滴注，5~10 mg/kg，每 8 小时 1 次，服 5~7 天。口服阿昔洛韦的副作用轻微，仅有胃肠道反应。

2. 利巴韦林

利巴韦林又名病毒唑或三氮唑核苷，为一种强的肌苷酸（IMP）脱氧酶抑制剂，从而阻碍病毒核酸的合成，有广谱抗病毒作用（包括 DNA、RNA 病毒），对 HSV 有防治作用。本品口服每天 0.6~1 g，分 3~4 次；肌内注射每千克体重 10~15 mg，分为两次注射；0.1% 溶液滴眼治疗疱疹性结膜炎。本品不宜大量长期使用，以免引起严重的胃肠道反应，孕妇禁用。

3. 干扰素和聚肌胞

IFN 是机体细胞对病毒感染或一些非病毒诱生剂反应合成的一种糖蛋白，具高度生物活性，可促进机体的 NK 细胞和巨噬细胞对病毒的杀伤作用，并能抑制病毒在新入侵的组织细胞内的复制与增殖。外源性 IFN 和从受感染细胞中释放的内源性 IFN，通过作用于未感染细胞的细胞膜上受体，诱导生成多种胞质酶，破坏病毒 RNA，而影响病毒蛋白质的合成，限制病毒感染的扩散。IFN 还能抑制磷酸多萜醇氨基葡萄糖苷的合成，影响病毒糖蛋白囊膜的形成。IFN 抑制病毒具有种属的特异性、广谱性、高活性，作用迅速，相对无毒和无过敏性等特点。每天 1 ~ 2 次，肌内注射或皮下注射后均在 4 ~ 8 小时达到血药浓度峰值。不能通过胎盘。不良反应有发热、头痛和肌肉痛。大剂量可出现疲乏无力、胃肠不适、四肢麻木。偶可见白细胞、血小板和网状红细胞减少，可能与本品抑制造血细胞的分裂有关。若多次反复使用，部分患者的血中可出现抗 IFN 抗体而影响疗效。由于 α – IFN 治疗 HSV – 1 感染的效果并不高于阿昔洛韦，且副作用较多，价格较贵，一般不作为首选药物，但复发频繁或免疫力低下的患者可考虑采用。

聚肌胞是人工合成的 IFN 诱生剂，同时能刺激巨噬细胞，增加吞噬功能和抗体形成。肌内注射，12 ~ 24 小时达到血药浓度峰值，因此每天或间隔 1 天给药即可。对慢性和复发性 HSV 感染有一定的疗效。不良反应为一过性低热。

（二）疫苗和免疫球蛋白

疫苗是预防病毒感染最有效的方法，但 HSV 疫苗尚在研究中。注射免疫球蛋白可使机体获得短暂的抗病毒能力（即被动免疫），在 HSV 感染流行时，在一定的人群中使用，有预防和治疗的效果。

（三）免疫调节剂及其他

对 HSV 感染复发较严重而频繁的患者，除抗病毒药物外，还应选用免疫调节剂。

1. 胸腺素、转移因子、左旋咪唑

有报道用胸腺素 1 ~ 5 mg，肌内注射每天 1 次，治疗 1 ~ 12 岁的儿童患者，3 ~ 6 天均出现疗效。转移因子及左旋咪唑等对 HSV 感染均有辅助治疗作用。

2. 环氧合酶抑制剂

如吲哚美辛 25 mg，每天 3 次，口服；布洛芬每次服 200 mg，每天 4 次，使用 1 月至数月。有人认为本品可使复发性疱疹的复发频率和发作严重程度明显下降。

（四）局部用药

1. 口腔黏膜用药

口腔黏膜用药对原发性 HSV 感染引起的疱疹性龈口炎是不可或缺的，常使用的制剂有溶液、糊剂、散剂及含片。

1）0.1% ~ 0.2% 氯己定溶液，复方硼酸溶液（多贝尔漱口液），0.1% 依沙吖啶溶液漱口，皆有消毒杀菌作用。2% ~ 2.5% 的四环素水溶液漱口能消除继发感染，减轻症状（如止痛）。

2）抗生素糊剂，如 5% 金霉素甘油糊剂，或 5% 四环素甘油糊剂局部涂搽。0.5% 达克罗宁糊剂局部涂搽可止痛。

3）散剂，如锡类散、养阴生肌散、西瓜霜粉剂均可局部使用。

4）含片，可用氯己定片（5 mg），溶菌酶片（20 mg）、西地碘含片等含化。

2. 口周皮肤及唇部用药

1）5% 碘苷的二甲基亚砜液局部涂搽，据报道可缩短 50% 病程。可局部使用碘苷即疱疹净（IDU）。亦可用碘苷或阿昔洛韦滴眼剂涂搽。

2）5%阿昔洛韦软膏、酞丁安（增光素）软膏或人白细胞干扰素软膏局部涂搽。

3）唇疱疹继发感染时，可用温生理盐水、0.1%～0.2%氯己定溶液或0.01%硫酸锌液湿敷。锌可抑制 HSV－1 DNA 聚合酶，进而直接影响病毒的复制。

（五）抗感染

一般抗生素及磺胺类药治疗本病无效，但使用广谱抗生素可预防和控制糜烂面的继发细菌感染，使病程缩短。

（六）对症治疗

全身发热时可适当给予退热药，常用小儿退热片。6个月至1岁每次1/3片，1～2岁每次1.5片，2～4岁每次1片，4～6岁每次1～1.5片，6岁以上每次2片。

（七）维生素及支持疗法

如口腔溃烂严重，进食困难及全身发热后影响全身营养，应全身支持治疗，根据病情，可选用：①复合维生素B，每次1～2片，每天3次。②维生素C，100～300 mg，每天3次。③5%葡萄糖氯化钠注射液或复方氯化钠注射液，静脉滴注，根据病情及体重确定给液量。

（八）收敛止痛药

这类药在于止痛以便于进食，增加营养，同时收敛溃烂面，促进溃疡愈合，药用：① 0.5%～1%丁卡因，饭前涂抹溃疡区。② 2%亚甲蓝，涂溃疡面，每天3次。③1%甲紫涂搽黏膜，每天2次。

（九）其他

也可选用中药治疗。

带状疱疹

带状疱疹是由水痘—带状疱疹病毒所引起的皮肤黏膜病，以出现单侧带状群集分布的水疱和神经痛为特征。

一、病因

水痘—带状疱疹病毒为本病的病原体，侵犯儿童可引起水痘，侵犯成年人及老年人则引起带状疱疹。机体患水痘后为不全免疫，病毒可长期潜伏于脊髓神经后根神经节或三叉神经节内，不能被体内的高效价抗体清除，当机体免疫力低下时，诱发带状疱疹。而患带状疱疹后则为完全免疫，很少复发。

病毒经空气传播进入呼吸道中繁殖，经区域淋巴结侵入血循环，扩散在身体各部位（潜伏期12～17天），全身出现斑丘疹和水疱，这就是儿童的水痘，此时病毒沉着于上皮样细胞中，而呼吸道及痘疤均可为传染源。水痘痊愈后，少数潜伏在神经节细胞中的病毒可在若干年之后在某些激惹情况下活化，沿着感觉神经轴索下行到神经支配的皮肤黏膜的细胞内增殖，发生串珠状疱疹，并按神经分布形成带状。

本病甚少发生于儿童，12岁后随年龄增长而发病率递增。20～50岁发病率稳定于

3‰，50 岁以上为 5‰，60 岁以上为 7‰。老年人不但发病率高，而且病情较严重，60岁以上患者疱疹消退后约有半数遗留顽固的疹后神经痛。

二、临床表现

1. 前驱症状

发病前 1~2 天常有低热、乏力。发疹部位有烧灼性疼痛感，最常见胸腹或腰部带状疱疹（约 70%），可出现牙痛；其次为三叉神经带状疱疹（约 20%），损害沿神经支分布。

2. 局部表现

病损部位先出现不规则的充血性红斑，数小时后起水疱，渐融合为大疱，成簇成串，数天后疱液吸收或破裂，1~2 周脱痂。遗留色素沉着，可渐退，不留瘢痕。损害常不越过中线。

剧痛为本病的一特征，少数患者似三叉神经痛，时间长、愈合后仍可痛，可出现偏头痛。

颜面及口腔损害沿三叉神经三支的分布范围出现。第一支累及额部皮肤、眼角膜，可致失眠；第二支累及上唇、腭、颞下、颧部、眶下皮肤；第三支累及舌、下唇、颊及颏皮肤。黏膜损害为溃疡面，形态不规则，表面有假膜。

如病毒侵入面神经膝状神经节可出现鼓膜外疱疹，表现为耳痛、面瘫及愈合后听力障碍，称赖—享氏综合征。

三、治疗

药物治疗原则是止痛、抗病毒、消炎、局部对症治疗和预防继发感染。

（一）全身治疗

1. 止痛剂

疼痛者给予镇痛药物，如阿司匹林、氨基比林、安乃近、吲哚美辛等。疼痛十分剧烈时可暂用磷酸可待因。也可用维生素 B_1，每天皮下注射 100 mg，维生素 B_{12} 肌内注射 100~500 μg。酒石酸麦角胺 0.5~1.5 mg 肌内注射或垂体后叶素 0.5~1 ml 肌内注射也有效。

2. 抗病毒剂

1）吗啉胍：成人每次 0.2 g，每天 3 次。

2）阿糖胞苷：取阿糖胞苷 100 mg 加入 5% 葡萄糖液 250~500 ml 静脉滴注，每天 1次，连续 5 次为 1 个疗程。用药后 12~48 小时疼痛减轻，疱疹停止发展。用药 3~8 天疼痛消失，疱疹干涸，结痂痊愈。

3）阿昔洛韦：取阿昔洛韦 400 mg，每天 5 次，共 5 天。对带状疱疹的治疗有益，但对某一些严重并发症如急性疼痛、神经痛等无显著疗效。文献报道使用阿昔洛韦每天 4~5 mg/kg，联用甲泼尼龙 40~80 mg，每 8 小时 1 次，共 5 天，比单用阿昔洛韦效果要佳。

4）溶菌酶：有广谱抗病毒作用。30~50 mg，每天 3 次口服，有一定疗效。

5）强力宁：文献报道用强力宁治疗 30 例，静脉注射 20 ml，使用维生素 B$_{12}$ 皮下注射，每周 2 次，症状可得到改善。

6）IFN：外用 IFN 软膏或肌内注射 α – IFN 能迅速减轻带状疱疹神经痛，缩短病程。Emodi 等用 α – IFN（1~3）×10^6 U 肌内注射治疗 39 例（9 例对照），疱疹在 24~48 小时即开始结痂。

3. 乌洛托品

每天 0.3~0.6 g，儿童每天 10~15 mg/kg，分 3 次口服，连服 3~4 天，服药 1~2 天皮疹消退，局部烧灼和疼痛感明显减轻，3~4 天疮面结痂，全疗程平均 10 天。

4. 转移因子

每次 4 ml 于上臂内侧皮下注射，一般 2 次即可。有减轻疼痛，缩短病程之效。

5. 糖皮质激素

在无严重并发症或禁忌证情况下，早期口服泼尼松（15~30 mg/d），连用 1 周，以减轻神经痛，特别是老年患者。

6. 西咪替丁

每次 0.2 g，每天 3 次，睡前加服 0.4 g，平均疗程 4 天。有人单用该药治疗 53 例，全部治愈，平均皮疹消失时间为 3.5 天，平均止痛时间为 4 天，一般服药 24 小时即见皮疹停止发展，神经性疼痛明显减轻甚至消失。

7. 3 – 乙酰乌头碱

镇痛消炎药，用注射用水稀释成 2 ml 后肌内注射，每天 1~2 次，据报道止痛总有效率 100%。

（二）局部治疗

1. 口内黏膜病损

若有糜烂溃疡，可用消毒防腐类药物含漱、涂布，如 2%~2.5% 四环素液、0.1%~0.2% 氯己定溶液或 0.1% 高锰酸钾液含漱；5% 金霉素甘油糊剂或中药西瓜霜、锡类散局部涂搽、撒布，0.1% 碘苷液涂布，具有抗病毒作用。

2. 口周和颌面部皮肤病损

疱疹或溃破有渗出者，用纱布浸消毒防腐药水湿敷，可减少渗出，促进炎症消退，待无渗出并结痂后可涂少量酞丁安霜或利福平涂剂，后者含利福平 1 g，泼尼松 0.4 g，维生素 E 1 ml 及适量的涂膜基质，用棉签或软毛刷将本品涂于患处皮肤，迅速形成薄膜，每天 1~2 次。利福平含有活性腙基，能选择性地抑制病原体 DNA 聚合酶的活性，从而干扰其合成，达到抑制病毒的目的；泼尼松有抗炎作用，薄膜剂可保护皮肤，避免局部刺激，防止继发感染。

（三）物理疗法

应用氦氖激光照射。周林频谱仪治疗，每次 30 分钟，每天 1~2 次，7 天为 1 个疗程。可减轻疼痛，缩短病程。微波、毫米波、氦氖激光、紫外光局部照射神经节部位或穴位，有一定的辅助疗效，其中紫外光照射的效果较好，可减轻疼痛和促使炎症渗出物的吸收，加快愈合。

（四）中医中药治疗

可辨证施治。例如，肝经实火者可用龙胆泻肝汤加金银花、菊花；老年体弱或兼有慢性疾病者，则用龙胆泻肝汤加黄芪、党参、桂枝等。此外还可采用针刺疗法增强人体的非特异性细胞免疫反应，有较好的止痛作用。主要选取曲池、合谷、足三里、三阴交、阳陵泉、太冲等穴，并配合局部的穴位注射。

手足口病

手足口病（HFMD）是一种儿童传染病，又名发疹性水疱性口腔炎。本病以手、足和口腔黏膜疱疹或破溃后形成溃疡为主要临床特征。

一、病因

最常见的病原体为柯萨奇病毒 A16 型与肠道病毒 71 型。我国主要为前者，此外尚有 A2、A4、A5、A7、A10 型及 B1 ~ 5 型等。柯萨奇 A16 型多在婴幼儿中流行，而肠道病毒常为较大儿童及成年人罹患。

传染源为患者和携带病毒的健康者。患者口咽部分泌物及唾液中的病毒可通过空气飞沫传播，或唾液、粪便污染手和用具传播，接触或饮用被污染的水源也可致病。

幼儿园是本病的主要流行场所，3 岁以下的幼儿是主要罹患者。本病可发生于四季，但夏秋季最易流行。

二、临床表现

潜伏期为 3 ~ 4 天，多数无前驱症状而突然发病。可有 1 ~ 3 天的持续低热、口腔和咽喉部疼痛，或有上呼吸道感染症状。皮疹见于发病后第 2 天，呈离心性分布，多见于手指、足趾背面及指甲周围，也可见于手掌、足底、会阴及臀部。起始时为玫红色斑丘疹，1 天后形成半透明的小水疱，如不破溃感染，常在 2 ~ 4 天吸收干燥，呈深褐色薄痂，脱落后无瘢痕。

口内颊黏膜、软腭、舌缘及唇内侧也有散在红斑及小疱疹，多与皮疹同时出现，或稍晚 1 ~ 2 天出现。口内疱疹极易破溃成糜烂面，上覆灰黄色假膜，周围黏膜充血红肿。患儿可有流涎、拒食、烦躁等症状。本病的整个病程为 5 ~ 7 天，个别达 10 天。但少数患者可复发（据国内调查复发率仅为 3‰）。

三、治疗

（一）对症治疗

由于本病的症状较轻，预后良好，应注意患儿的休息和护理，给予稀粥、米汤、豆奶及适量冷饮，用淡盐水或 0.1% 氯己定溶液漱口，口服维生素 B_1、B_2、C。同时应注意患儿的全身情况，警惕并发症（心肌炎、脑膜炎）的出现。

（二）抗病毒治疗

可用利巴韦林口服。

（三）中医中药

可用口炎宁颗粒剂、板蓝根颗粒剂或抗病毒颗粒剂口服；特别是在幼儿园的群体发病情况下用中草药口服，有较好的疗效。

（四）局部用药

主要用于口腔溃疡。含珍珠粉和利多卡因的溃疡糊剂有止痛和促使溃疡愈合的作用。较大的患儿可给予西瓜霜或西地碘含片含化。

口腔念珠菌病

口腔念珠菌病是真菌——念珠菌属感染所引起的口腔黏膜疾病。口腔念珠菌病按其病变部位可分为念珠菌口炎、念珠菌唇炎与口角炎、慢性黏膜皮肤念珠菌病等。

一、病因及病理变化

本病为念珠菌感染。念珠菌为口腔常驻细菌，为条件致病菌，通常以孢子的形式存在，并不致病。只有在一定条件下，念珠菌本身毒力增强或患者的防御功能降低才致病。本病易感因素主要有：①分娩时胎儿经产道感染或哺乳器具感染；②口腔卫生不良及修复体不洁；③长期应用广谱抗生素及滥用免疫抑制药；④患有代谢性或内分泌性疾病（如糖尿病、甲减等）的患者；⑤维生素缺乏，如维生素 A、维生素 B_{12} 及叶酸等缺乏。其病理变化表现为白色病区为腐化的上皮和丛生的真菌，上皮钉突变长，结缔组织有坏死及炎性细胞浸润。

二、临床表现

1. 念珠菌口炎

1）急性假膜型：该型发生率为4%，以新生婴儿最多见，又称新生儿鹅口疮或雪口病。多在出生后 2~8 天发生，好发于颊、舌、软腭及唇。损害区黏膜充血，有散在的白色柔软小斑点，如帽针头大小，不久即相互融合为白或蓝白色丝绒状斑片，并可继续扩大蔓延，重者扁桃体、咽部、牙龈皆为白色假膜覆盖使满口如雪。患儿烦躁不安、啼哭、哺乳困难，有时轻度发热，全身反应较轻，少数病例可能蔓延到食管和支气管，引起念珠菌食管炎或肺念珠菌病。

2）急性红斑型：本型又称萎缩型。多见于成人，常由广谱抗生素长期应用而致，也称抗生素口炎。且多数患者患消耗性疾病（如白血病、营养不良、内分泌紊乱、肿瘤化疗后）。

3）慢性肥厚型：本型又称念珠菌白斑。见于颊、舌背及腭部。由于菌丝深入到黏膜或皮肤的内部，引起角化不全、棘层肥厚、上皮增生、微脓肿形成及固有层乳头的炎细胞浸润，而表层的假膜与上皮层附着紧密，不易剥脱。组织学检查，有轻到中度上皮不典型增生。念珠菌白斑的恶变率较高，应提高警惕。

本型的颊黏膜病损常呈对称分布于口角内侧三角区，呈结节状或颗粒状增生，或为附着紧密的白色角质斑块，似黏膜白斑，与颗粒状白斑不易鉴别。

4）慢性红斑型：本型又称义齿性口炎，损害部位常在上颌义齿腭侧面接触的腭、龈黏膜，多见于女性患者。黏膜呈亮红色水肿，有黄白色的条索状或斑点状假膜，有90%患者的斑块或假膜中可查见白色念珠菌。

2. 念珠菌唇炎

本病为念珠菌感染引起的慢性唇炎，多发于高龄（50岁以上）患者。一般多见于下唇，可同时有念珠菌口炎或口角炎。

Gansen将本病分为两型，糜烂型者在下唇红唇中份长期存在鲜红色的糜烂面，周围有角化现象，表面脱屑，因此极易与盘状红斑狼疮病损混淆，亦类似光照性唇炎。颗粒型者表现为下唇肿胀、唇红皮肤交界处常有散在突出的小颗粒，极类似腺性唇炎。念珠菌唇炎应刮取糜烂部位边缘的鳞屑和小颗粒状组织，镜检多次发现芽生孢子和假菌丝，并经培养证明为白色念珠菌时才能确诊。

3. 念珠菌口角炎

口角区的皮肤与黏膜发生皲裂，常有糜烂和渗出物，或结有薄痂，张口时疼痛或溢血。念珠菌口角炎多发生于儿童、身体衰弱和血液病患者。

儿童在寒冷干燥的冬季，因口唇干裂继发的念珠菌感染的口角炎也较常见。儿童的念珠菌唇炎和口角炎还有一个共同的特点，即唇周皮肤呈干燥状并附有细的鳞屑，伴有不同程度的瘙痒感。

三、治疗

（一）局部药物治疗

1. 2%~4%碳酸氢钠溶液

婴幼儿鹅口疮常用。哺乳前后洗涤口腔，造成口腔碱性环境，阻止白色念珠菌的生长和繁殖。轻症不用其他药物，病变在2~3天即可消失，但仍需继续用药数天，以防复发。也可用于哺乳前、后洗净乳头，以免造成交叉或重复感染。

2. 氯己定

具抗真菌作用。用0.2%溶液或1%凝胶局部涂布、冲洗或含漱，也可与制霉菌素配伍成软膏或霜剂，可加少量曲安奈德，以治疗口角炎、义齿性口炎等（可将霜剂涂于基托组织面戴入口中）。与碳酸氢钠溶液交替漱洗，可消除白色念珠菌的协同致病菌——革兰阴性菌。

3. 西地碘含片

西地碘含片为一种高效、低毒和广谱杀菌活性的分子态碘制剂。抗炎、杀菌能力强，用于混合感染，口感好，每天3~4次，每次1片含后吞服。禁用于碘过敏者。

4. 制霉菌素

用5万~10万U/ml的水混悬液局部涂布，每2~3小时1次，涂布后可咽下，疗程为7~10天。

5. 咪康唑

咪康唑的商品名为达克宁，局部用，口腔黏膜用散剂，舌炎及口角炎用霜剂，疗程为10天。

6. 其他药物

局部应用克霉唑霜、酮康唑溶液、西瓜霜或冰硼散等。

（二）全身抗真菌药物治疗

1. 克霉唑

成人每天 1.5～3 g，儿童每天 30～60 mg/kg，分 3 次服用。

2. 曲古霉素

肠溶片 5 万 U，每天 3～4 次口服；2 万～8 万 U/ml 混悬液含漱或局部涂搽，每天 2～3 次。

3. 两性霉素 B

用于广泛或较重症患者，每天 0.1～0.25 mg/kg，临用时以注射用水 10ml 将药溶解后按每毫克药物以 5% 葡萄糖液 30～40 ml 稀释后缓慢静脉滴注，每 1～2 天 1 次或每周 2 次。本药副作用多，治疗时应密切观察。

4. 酮康唑

本品为人工合成咪唑类抗真菌药物 200 mg，顿服。

5. 咪康唑

咪唑类抗生素，抗菌谱广，治疗念珠菌和隐球菌病的疗效肯定。治疗浅表真菌感染时宜用软膏，阴道白色念珠菌感染可用阴道栓剂。深部真菌病需静脉用药，每天用量为 600～3 000 mg，分 3 次给予，疗程 2～20 周不等。开始治疗宜给小剂量（200 mg），根据患者耐受情况调整用量。

6. 益康唑

本品作用机制同其他咪唑类抗真菌药，抗菌谱与咪康唑相似。对皮肤及口腔真菌感染、阴道念珠菌感染的治愈率高达 90% 及以上。口服 250 mg，2.5 小时后达血清浓度高峰，为 3 mg/ml，再过 1～2 小时血清浓度迅速下降，也可局部外用或静脉用药。

7. 伊曲康唑

本品为广谱抗真菌药，与酮康唑相似。成人每天 100～200 mg，儿童每天 3～5 mg/kg 顿服，疗程 2～5 个月。副作用较酮康唑轻，可有消化道反应、低钾血症、肝酶升高等。

8. 球红霉素

本品作用与两性霉素 B 相似，可使真菌细胞变形、溶解。对白色念珠菌所致的肺炎、败血症、消化道感染等疗效显著，对尿路真菌感染、真菌性阴道炎和小儿皮肤念珠菌病等均获较好疗效。用法：静脉滴注从小剂量（每次 0.2～0.5 mg/kg）开始，根据情况渐增至每次 3～4 mg/kg，溶液浓度以 0.01%～0.05% 为宜，静脉滴注维持 4～6 小时，每天或隔天用药 1 次，疗程 1～2 个月，也可根据情况选择外用。

9. 美帕曲星

本品为抗深部真菌药，作用机制同两性霉素 B，作用于念珠菌细胞外层甾醇部分，从而干扰微生物的正常代谢，抑制繁殖。对白色念珠菌具有较强的抗菌活性，适用于白色念珠菌阴道炎和肠道念珠菌病，也可用于阴道或阴道滴虫病。用法：每次 10 万 U，每 12 小时 1 次，3 天为 1 个疗程。对复杂、顽固或抗药性菌株可酌情延长，饭后服用为宜。副作用主要有恶心、上腹不适、肠胀气等胃肠反应。对本品过敏者禁用，孕妇慎用或不用。

10. 制霉菌素

对肠道感染有效，50 万 ~ 100 万 U，每天 3 次口服。直到粪便检查阴性、损害痊愈为止。

11. 大蒜素

大蒜素是一种低毒有效的抑制念珠菌的制剂，以 0.015% 浓度的大蒜注射液（50 ~ 100 ml），溶于 5% 葡萄糖液 500 ml 中静脉滴注，可控制系统性念珠菌病。

12. 10% 碘化钾溶液

每次 10 ml，每天 3 次口服。

13. 碳酸镁

每次 0.3 ~ 0.5 g，每天 3 次口服（使肠道成为碱性，不利于念珠菌生长）。

（三）增强机体免疫力

对于身体衰弱、有免疫缺陷或与之有关的全身性疾病，长期使用免疫抑制药的白色念珠菌感染患者，以及慢性念珠菌感染者，需辅以增强免疫力的治疗措施，如注射胸腺素、转移因子。

球菌性口炎

球菌性口炎是急性感染性口炎的一种，临床上以形成假膜损害为主，故又称膜性口炎。

一、病因和病理

在正常人的口腔内存在有一定数量的人群共有常驻菌，一般不致病。但如遇到感冒、发热、传染病、急性创伤、感染，以及滥用抗生素、激素、化疗和放疗等导致人体抵抗力降低，口内细菌增殖活跃，毒力增强，菌群失调，即可发病。以金黄色葡萄球菌、溶血性和草绿色链球菌、肺炎双球菌致病为多。病理变化为口腔黏膜充血水肿，上皮坏死糜烂，由于纤维蛋白原从血管渗出后与坏死组织凝固，上覆大量纤维素性渗出物和坏死组织、细菌、白细胞等组成的假膜，固有层大量炎细胞浸润。

二、临床表现

假膜呈灰白或黄白，较厚，微突出于黏膜表面，致密光滑，易拭去，遗留渗出糜烂面，有非特异性口臭，涂片可查出大量成堆的球菌，区域淋巴结肿大、压痛，全身症状较轻。

三、治疗

（一）局部治疗

1）给予 0.1% ~ 0.2% 氯己定溶液、复方硼酸溶液漱口。

2）5% 金霉素甘油糊剂涂搽，口疮膜贴有消炎、抗菌、止痛作用。

3）西瓜霜喷剂、锡类散局部撒布。

（二）全身治疗

1. 抗生素

一般可选用青霉素、庆大霉素、螺旋霉素等，疗效不佳时，可取患处假膜涂片或培养，结合血浆凝固酶实验及药物敏感试验，以选用对致病菌敏感的抗生素。

2. 维生素

补充维生素 B_1 10 mg、维生素 B_2 5 mg、维生素 C 100 mg，每天 3 次。

3. 其他

若有口渴思饮、心烦便秘、小便黄少等心脾积热症状，可口服口炎宁颗粒剂，每次 1~2 包。

坏疽性口炎

坏疽是某局部组织发生急性坏死后，合并腐败菌感染的一种特殊病理过程，即组织的腐败性坏死。发生在口颊的坏疽过去较常见，称为坏疽性口炎或走马牙疳。

一、病因

坏疽性口炎的直接病因是樊尚螺旋体和梭形杆菌，还合并产气荚膜杆菌与化脓性细菌的感染。儿童可在急性传染病如麻疹、猩红热、黑热病后期发生。成人多见于慢性消耗性疾病后期，如白血病、糖尿病、结核病等全身营养极差、抵抗力极度低下时。

二、临床表现

本病特点是早期常在单侧颊黏膜上出现紫红色硬结，迅速变黑脱落，遗留边缘微突起的溃疡面，向深层扩展，并有大量坏死组织脱离。同时，颊部皮肤肿胀发亮，腐烂脱落，终致内外贯通。病程中有特异性腐败恶臭，但患者疼痛感轻微。严重时病情恶化，可致死亡。如治疗及时，痊愈后常遗留颜面部及牙颌系统的严重缺损。根据以上临床表现即可做出诊断。

本病早期绝大多数出现坏死性龈口炎的症状，因此应早期诊断和治疗，以避免发展为坏疽性口炎。

三、治疗

1）1.5%~3% 过氧化氢清洗患部，现用氯己定溶液拭洗，每 1~2 小时 1 次，彻底除去坏死组织。

2）青霉素、链霉素联合肌注，必要时应采取静脉滴注。

3）甲硝唑口服或静脉滴注，每天用量 1 g，分次口服。静滴每瓶 0.5 g（溶于 5% 葡萄糖液 250 ml 中），首次 15 mg/kg，以后每 6 小时用 7.5 mg/kg。

4）加强支持疗法，补液，输血，给足量维生素 B、维生素 C。

（武蕾）

第二节 药物过敏性口炎

药物过敏性口炎是药物通过口服、注射或局部使用等不同途径进入机体内，使过敏体质者发生变态反应而引起的黏膜及皮肤的变态反应性疾病，严重者可累及机体其他系统。药物过敏所致病损，若在同一部位，以同一形式反复发生，则称为固定性药疹。多为Ⅰ型变态反应。

一、病因

由于过敏体质者使用药物引起变态反应而发病。引起过敏的药物一般以抗原性较强的化学药物所产生的反应最多，常见解热镇痛药、安眠镇静药、磺胺类药、抗生素类药。有些药物本身是完全抗原，如血清生物制剂及蛋白制品等，但多数药物是半抗原。药物过敏性口炎多为Ⅰ型变态反应，而接触性过敏性口炎多为Ⅳ型变态反应。除了局部使用药物外，充填和修复材料也可引起此病，如银汞合金、自凝塑料等。

初次用药一般经 4~20 天（平均 7~8 天）潜伏期后才发生过敏反应。如过去用药已产生过敏，再次用该药时可在数分钟至 24 小时（10 小时左右）发生药物过敏反应。

二、病理

组织病理变化表现为急性炎症。上皮细胞内及细胞间水肿，或有水疱形成。结缔组织水肿，可见炎症细胞浸润。早期嗜酸性粒细胞多，以后中性粒细胞增多，血管扩张明显。

三、临床表现

可单发于口腔黏膜，也可伴皮肤病损。轻型无全身症状，或仅有轻度全身不适、头痛、咽痛及低热等前驱症状。

病变多见于口腔前部，如唇、颊、舌前 2/3 区，上腭明显充血、发红、水肿，可出现红斑、水疱，疱破形成糜烂或溃疡。病变面积较大，外形不规则，表面有较多渗出物，形成灰黄或灰白色的假膜，病变易出血，在唇部因出血常形成黑紫色血痂，使张口受限，疼痛剧烈，口腔中唾液增多，常混血液，局部淋巴结可肿大、压痛。

皮肤病损好发于口唇周围、四肢下部、手足掌背及躯干等部位，出现斑疹、疱疹、斑疱疹。如皮肤损害重于口腔损害，则应诊断为过敏性皮炎。

若固定性药疹皮肤出现水肿性红斑，有灼热感，或红斑中心有水疱，经停用过敏药物及治疗处理后，病损于 10 天左右可消退，但遗留色素沉着，如再用该过敏药物常于数分钟或数小时后在原处又出现病损。复发时其他部位也可出现新的病损，好发于口唇及口周皮肤。

重型药物过敏性口炎可出现较重的全身症状，如高热（39~40℃）、咽峡炎、头痛、肌肉痛、关节痛等。除口腔及皮肤发生病损外，身体其他腔孔的黏膜，如眼睛、鼻腔、阴道、尿道、肛门等均可出现病损，发生炎症及糜烂等。有些严重患者气管、食管黏膜均可糜烂脱落，甚至内脏器官亦可受累，可出现电解质紊乱症状，称为中毒性表皮坏死松解症。

四、治疗

（一）寻找可疑致敏药物

立刻停用与可疑致敏药物结构相似的药物并拆除充填物、修复体。

（二）抗过敏药物

抑制药理活性介质的释放，降低机体对组胺的反应，减少各种过敏症状。可选用氯苯那敏、阿司咪唑、吡咯醇胺、赛庚啶等。

（三）局部注射

10%葡萄糖酸钙加维生素C做静脉注射可增加血管的致密性以减少渗出，减轻炎症反应。

（四）糖皮质激素治疗

视病情轻重，轻者可给泼尼松每天15~30 mg分3次口服，控制病情后逐渐减量。重症者可给氢化可的松100~200 mg、维生素C 1~2 g加入5%~10%的葡萄糖液1 000~2 000 ml中静脉滴注，每天1次。用药3~5天病情改善后停止滴注，以适量泼尼松口服代替。

（五）抗感染治疗

预防继发感染，谨慎选用一种与致敏药物在结构上不相似的抗生素，以免引起交叉过敏反应。

（六）中药

柴胡、防风、五味子、乌梅、甘草各9 g。用水煎服。

（七）局部治疗

局部治疗以对症治疗及预防继发感染为主。可用0.1%依沙吖啶溶液、0.05%氯己定溶液等做唇部湿敷及含漱。病损处涂抹消炎、防腐、止痛药膏，如抗生素及氟轻松软膏、中药养阴生肌散等。

（王艺颖）

第三节 多形性红斑

多形性红斑又称多形渗出性红斑，是黏膜、皮肤的一种急性渗出性炎性疾病，病损表面有大量纤维素性渗出物，黏膜和皮肤可同时发病，或仅侵犯皮肤，皮损为斑疹、斑丘疹、斑疱疹等，呈多形性。

一、病因

现认为发病与患者过敏体质、病毒感染、慢性病灶、结缔组织疾病、恶性肿瘤等因素有关，但临床上发病诱因或过敏原有时难以找到。

二、临床表现

本病好发于青年女性，常见于春秋两季，病程具有自限性，一般 2 ~ 3 周自愈。

1. 轻型

一般无全身症状。皮疹好发于手掌、手背、足底、足背、颜面、前臂等处，常对称发生。皮疹呈多形性，如斑疹、丘疹、风团、水疱等，典型者呈虹膜状。口腔黏膜病损分布广泛，可发生于唇、颊、舌、腭等部位。黏膜充血水肿，有时可见红斑及水疱。但疱很快破溃，故最常见的病变为大面积糜烂，糜烂表面有大量渗出物形成厚的假膜。有时渗出物过多，甚至形成胶冻状团块而影响闭口。病损易出血，在唇部常形成较厚的黑紫色血痂，疼痛明显，影响进食。颌下淋巴结肿大，有压痛。部分患者除口腔黏膜外尚可有其他黏膜如眼或外阴黏膜病变，但均较轻，仅表现为急性炎症。

2. 重型

常有严重的全身症状，如高热、乏力、肌肉痛、关节痛、头痛、咳嗽等，可有鼻炎、咽炎等。皮肤：除红斑外还出现大疱、丘疹、结节等，疱破后皮损形成大片糜烂面，疼痛明显。口腔黏膜：表现与轻型者相同。眼睛、鼻腔、阴道、尿道及直肠等部位黏膜均可发生糜烂。眼睛病变：有眼结膜炎，小丘疹或疱疹，严重时可引起角膜溃疡，脉络膜炎等，可致失明。此型又称多腔孔糜烂性外胚叶病，或斯—约综合征。

三、治疗

（一）全身治疗

1. 抗组胺药物

该类药物可阻断平滑肌、神经、毛细血管内皮细胞等组织上的组胺受体，从而与组胺起竞争性的拮抗作用，并有显著的中枢安定作用。①异丙嗪：每次 12.5 ~ 25 mg，每天 2 ~ 3 次。②氯苯那敏：其抗组胺作用与异丙嗪相似而副作用少，更适用于儿童。每次 4 mg，每天 2 ~ 3 次，儿童每天 0.35 mg/kg，分 3 ~ 4 次。

2. 钙剂

葡萄糖酸钙 10 ml，静脉注射，每天 1 次，或用多维钙片 1 ~ 2 片（每片 1.5 g），每天 2 ~ 3 次，能减轻炎症反应。

3. 皮质类固醇

皮质类固醇可促进蛋白分解，增加糖原异生，提高血糖，能排钾留钠，具有消炎、抗过敏、抗内毒素、抑制免疫反应的作用以及减轻机体对损伤的病理反应，抑制成纤维细胞增生，刺激红细胞、血小板及嗜中性粒细胞的增加，促使淋巴及嗜酸性粒细胞的减少。病情较重时，可用泼尼松每天 30 ~ 60 mg，分 3 ~ 4 次口服。

4. 抗生素

为清除感染病灶，可同时用抗生素，以预防和控制感染。

5. 其他

尚可选用维生素 C 0.3 g，每天 3 次；10% 硫代硫酸钠 10 ml，每天 1 次静脉滴注；40% 乌洛托品 2~4 ml，每天 1 次静脉注射，10 次为 1 个疗程；关节疼痛时给予阿司匹林、水杨酸钠、吲哚美辛或布洛芬等；便秘者给予硫酸镁。

（二）局部处理

以消炎、收敛、止痒和防止继发感染为原则。轻症者外用炉甘石洗剂或皮质类固醇类霜剂；对大疱性或糜烂性损害先抽取疱液，然后用 0.1% 呋喃西林湿敷，口腔可用 3% 硼酸溶液漱口，眼部用生理盐水或 3% 硼酸溶液冲洗，然后以氯霉素和醋酸可的松眼液交替点眼，睡前涂红霉素眼膏以预防眼球结膜粘连。

（王艺颖）

第四节　流行性腮腺炎

流行性腮腺炎是由腮腺炎病毒引起的急性呼吸道传染病。临床以腮腺非化脓性肿胀、疼痛伴发热为特征，并有累及各种腺体组织的倾向，如唾液腺、胰腺、睾丸和卵巢等，小儿易并发脑膜炎。

流行性腮腺炎病毒是单股 RNA 病毒，属副黏病毒组，只有一个血清型。病毒外膜有血凝素抗原（V 抗原），核壳有可溶性抗原（S 抗原），均能用补体结合试验检测。S 抗体在病程 2~6 周即出现，但持续时间短；V 抗体出现较晚，可持续 6 月至 1 年。该病毒在外界的抵抗力弱，不耐热，加热 56℃，20 分钟即可灭活，对紫外线、乙醚、氯仿和一般消毒剂均敏感。低温下能存活数月至数年。

流行性腮腺炎在世界各地均有流行，全年均可发病，温带地区以春、冬季最多，夏季较少，热带无明显的季节性差异，呈流行或散发。在托儿所、幼儿园、部队以及卫生条件不良的人群中易造成暴发流行。国外有文献报道，本病在普遍使用疫苗前，由于易感人群的累积，每隔 7~8 年发生一次大流行，随着生活条件的不断改善及对易感人群进行预防免疫，本病的发病率已大大下降。但近十多年来我国又有逐步上升趋势。

一、发病机制和病理

腮腺炎病毒从呼吸道侵入人体后，在局部黏膜上皮细胞和面部淋巴结中复制，然后进入血流，播散至腮腺和中枢神经系统，引起腮腺炎和脑膜炎。病毒进一步繁殖复制后，再次侵入血流，形成第二次病毒血症，并侵犯第一次病毒血症未受累的器官，因此临床上出现不同器官相继发生病理变化的情况。

腮腺炎的病理特征是非化脓性炎症，腮腺导管的壁细胞肿胀、导管周围及腺体壁淋巴细胞浸润、间质组织水肿等病变可造成腮腺导管的阻塞、扩张和淀粉酶潴留。受阻的淀粉酶可经淋巴管进入血流，使血和尿中淀粉酶增高。睾丸、卵巢和胰腺等受累时亦可出现淋巴细胞渗出和水肿等病变。

二、临床表现

注意流行情况，如多发于冬春两季，儿童多见，既往无腮腺炎病史，病前 2～3 周有与腮腺炎患者接触史，无腮腺炎减毒活疫苗接种史。

1. 潜伏期

潜伏期 2～3 周。

2. 前驱期

多数无前驱症状，少数有短暂的前驱期，如畏寒、发热、厌食、头痛、恶心、呕吐、全身不适等症状。

3. 腮肿期

起病 1～2 天感觉腮腺部肿痛，张口咀嚼及进食酸性食物时疼痛加剧，腮腺肿大逐渐明显。体温可上升达 38 ℃ 及以上。腮腺肿胀一般先由一侧开始，1～2 天后波及对侧，也有两侧同时肿大或自始至终仅一侧肿大者。腮肿特点以耳垂为中心向各方向肿大，将耳垂向上、向外推移，下颌骨后沟消失。肿胀表面皮肤不红，边缘不清，触诊时微热，并有弹性感及轻度压痛。腮腺管口红肿。腮肿于 1～3 天达高峰，全身症状加重，腮肿 4 天后逐渐消退，全身症状亦渐消失。整个病程 7～12 天。部分患儿仅有颌下腺或舌下腺肿而无腮腺肿大。

三、治疗

（一）一般治疗

患者需隔离至腮腺肿胀完全消退，卧床休息，注意口腔清洁，饮食以流质及软食为宜，忌酸食。保证每天的液体入量。

（二）药物治疗

1. 干扰素

研究证实，IFN 具有广谱抗病毒作用。文献报道肌内注射 IFN 能提前缩小腮腺肿，促使体温下降，α-IFN 气雾剂局部应用较全身应用优。

2. 利巴韦林

利巴韦林为鸟嘌呤核苷单磷酸生物合成抑制剂，影响病毒 RNA 聚合酶，而起抗病毒作用。文献报道治疗本病效果较好。

3. 人体免疫球蛋白

文献报道本品通过增强机体抵抗力而对流行性腮腺炎有一定预防作用。

4. 转移因子

给予 1 支牛脾转移因子肌内注射，不加任何治疗腮腺炎药物，有发热者给退热剂。若 1 支肌内注射后症状未完全消除者，3 天后再注射 1 支。有人用此法治疗 21 例患者，达到治愈者 16 例。注射 2 支达到治愈者 5 例，其中双侧腮腺肿大 2 例，在 1 周内治愈。

5. 西咪替丁

每天 30 mg/kg，分 3 次服，有较好疗效。作用机制与本品有抗病毒和增强细胞免疫，促进病毒感染恢复有关。

6. 赛庚啶

据报道用本品每天 4 ~ 12 mg（随年龄调整）和西咪替丁每天 20 mg/kg 分次口服，共 4 ~ 7 天，治疗 9 例，其中 8 例治愈，平均退热时间及腮腺消肿时间均明显优于服用吗啉胍、板蓝根加外敷中药者。

7. 六神丸

每次 4 ~ 6 粒，每天 3 次，同时用 10 粒研碎，以食醋调后外敷，2 ~ 5 天即治愈。

8. 柴胡注射液

每次 2 ml，每天 2 次肌内注射。有较好疗效。

9. 其他

腮腺肿痛者局部用如意金黄散、五露散调敷，每天 3 ~ 4 次。也可用仙人掌捣烂外敷等。

（三）并发症的防治

1. 脑膜炎治疗

可予降温，口服泼尼松，成人每天 30 ~ 40 mg，连续 2 ~ 4 天，症状好转即停。颅内压增高者，酌情以甘露醇或山梨醇脱水 1 ~ 2 次。

2. 睾丸炎治疗

局部用丁字带托起，冷敷或普鲁卡因精索周围封闭，必要时口服泼尼松，以减轻症状。

3. 胰腺炎治疗

有剧烈呕吐、腹痛者，应予阿托品或山莨菪碱皮下注射，停止饮食，胃肠减压，静脉输入 10% 葡萄糖液及生理盐水，适量补充氯化钾，缓解后逐渐给予流质或半流质。早期使用泼尼松。

（四）中医治疗

1）蒲公英 30 g，夏枯草 15 g。水煎服，每天 1 剂，连服 3 ~ 4 天。

2）生大黄 3 ~ 4 g。研细加食醋，调成糊状，涂于纱布上。涂布范围同肿胀部位大小，敷于患处。外加一层塑料薄膜，以防药液外渗，每天敷 1 ~ 2 次，同时忌酸饮食，有高热者给以退热处理。总有效率 100%。

3）鲜品蒲公英适量，捣碎加鸡蛋清 1 个，调成糊状，外敷患处，每天 1 次，一般 1 周之内肿胀消退，疼痛消失，热退，多无并发症。

4）马铃薯 1 个，以醋磨汁，擦患处，干后再擦，不间断，效验显著。

5）用蚯蚓 2 ~ 3 条。清水洗净，整条放入杯中（不要弄断），撒适量白糖，片刻即有渗出液，将此液用棉球涂布腮腺炎的红肿部位，范围略大些，每天 2 ~ 3 次，2 ~ 3 天即可痊愈。

6）取明雄黄、白矾各等份，共研细末，用米醋拌匀（醋药之比 3:1）。每天外涂患处 4 ~ 6 次，有效率达 90%。

7）吴茱萸 12 g，贝母、大黄各 9 g，胆南星 3 g，共研细末，然后上药醋调敷脚心。患左敷右，患右敷左，双侧患病，左右均敷，每天换药 1 次。大多数病例单用敷药 1～3 天痊愈。

（王艺颖）